U0862254

中国口腔医学年鉴

YEARBOOK OF CHINESE STOMATOLOGY

2015 年卷

主　编　周学东

副主编　王　兴　俞光岩　张志愿
赵铱民　边　专　凌均棨
王松灵　夏　刚

四川科学技术出版社
·成都·

图书在版编目(CIP)数据

中国口腔医学年鉴. 2015年卷 / 周学东主编. —成都:四川科学技术出版社, 2016.8

ISBN 978-7-5364-8429-0

Ⅰ. ①中… Ⅱ. ①周… Ⅲ. ①口腔科学-中国-2015-年鉴 Ⅳ. ①R78-54

中国版本图书馆CIP数据核字(2016)第205819号

中国口腔医学年鉴2015年卷

主　　编　周学东
出 品 人　钱丹凝
责任编辑　任维丽
特约编辑　吴　婷
责任出版　欧晓春
出版发行　四川科学技术出版社
　　　　　成都市槐树街2号　邮政编码610031
　　　　　官方微博:http://e.weibo.com/sckjcbs
　　　　　官方微信公众号:sckjcbs
　　　　　传真:028-87734039
成品尺寸　185mm×260mm
　　　　　印张17.25　字数400千
印　　刷　成都市富生实业有限公司
版　　次　2016年8月第一版
印　　次　2016年8月第一次印刷
定　　价　80.00元
ISBN 978-7-5364-8429-0

■ **版权所有 · 翻印必究** ■

■本书如有缺页、破损、装订错误,请寄回印刷厂调换。
■如需购本书,请与本社邮购组联系。
地址/成都市槐树街2号　电话/(028)87734035
邮政编码/610031

《中国口腔医学年鉴》第十二届编辑委员会

主 任 委 员 周学东

副主任委员 王 兴 俞光岩 张志愿 赵铱民 边 专 王松灵 凌均棨 夏 刚

名誉主任委员 王翰章 邱蔚六 张震康 王大章 樊明文 吴求亮

编 委(按姓氏笔画排序)

丁 寅 第四军医大学
于世凤 北京大学
马 宁 吉林大学
马卫东 大连市口腔医院
马国武 大连医科大学
马 敏 宁夏医科大学
马绪臣 北京大学
亓庆国 山东大学
毛 靖 华中科技大学
牛卫东 大连医科大学
牛玉梅 哈尔滨医科大学
牛忠英 解放军第306医院
王 兴 北京大学
王 林 南京医科大学
王大章 四川大学
王佐林 同济大学
王建国 天津市口腔医院
王松灵 首都医科大学
王美青 第四军医大学
王贻宁 武汉大学
王健平 佳木斯大学
王勤涛 第四军医大学
王慧明 浙江大学
王翰章 四川大学
邓 锋 重庆医科大学
冯海兰 北京大学
归 来 中国医学科学院整形外科医院
田卫东 四川大学
白玉兴 首都医科大学
石 冰 四川大学
边 专 武汉大学
刘 敏 泸州医学院
刘天佳 四川大学
刘建国 遵义医学院
刘洪臣 解放军总医院
刘彦普 第四军医大学
孙 正 首都医科大学
孙 皎 上海交通大学
孙卫斌 南京大学
孙少宣 安徽医科大学
孙宏晨 吉林大学
朱 林 西藏自治区人民医院
朱洪水 南昌大学
毕良佳 哈尔滨医科大学
米方林 川北医学院
许 彪 昆明医科大学
闫福华 南京大学
余占海 兰州大学
吴友农 南京医科大学
吴亚菲 四川大学
吴求亮 浙江大学
吴补领 南方医科大学
宋宇峰 贵阳医学院
张 丁 北京协和医学院
张并生 山西医科大学
张志愿 上海交通大学
张连云 天津医科大学
张富强 上海交通大学
张蕴惠 四川大学
张震康 北京大学
李 伟 四川大学
李子坤 青海省人民医院

李长义　天津医科大学
李宁毅　青岛大学
李秉琦　四川大学
李铁军　北京大学
李新春　开封大学
李德华　第四军医大学
杨云山　山东大学
沈　刚　上海交通大学
谷志远　浙江中医药大学
邱蔚六　上海交通大学
陆支越　卫生部北京医院
陈　力　哈尔滨医科大学
陈　刚　天津医科大学
陈　智　武汉大学
陈万涛　上海交通大学
陈吉华　第四军医大学
陈扬熙　四川大学
陈　江　福建医科大学
陈谦明　四川大学
周　洪　西安交通大学
周　健　安徽医科大学
周　诺　广西医科大学
周延民　吉林大学
周学东　四川大学
周曾同　上海交通大学
屈志国　内蒙古自治区人民医院
易新竹　四川大学
林　野　北京大学
罗颂椒　四川大学
郑立舸　泸州医学院
郑家伟　上海交通大学
金　岩　第四军医大学
侯玉东　滨州医学院
俞立英　复旦大学
俞光岩　北京大学
宫　苹　四川大学
胡　敏　解放军总医院
胡　静　四川大学
胡勤刚　南京大学
赵　今　新疆医科大学
赵士芳　浙江大学
赵云凤　四川大学
赵守亮　同济大学
赵志河　四川大学
赵怡芳　武汉大学
赵铱民　第四军医大学
钟良军　浙江中医药大学
钟德钰　广东省口腔医院
倪龙兴　第四军医大学
凌均棨　中山大学
唐瞻贵　中南大学
夏　刚　国家卫生计生委
徐　欣　山东大学
徐礼鲜　第四军医大学
徐　韬　北京大学
栾文民　卫生部北京医院
聂敏海　泸州医学院
高　军　银川市口腔医院
宿玉成　北京协和医学院
巢永烈　四川大学
康　宏　兰州大学
曹选平　郑州大学
梁景平　上海交通大学
章锦才　广东省口腔医院
麻健丰　温州医科大学
黄世光　暨南大学
黄建文　台湾牙医师协会
黄洪章　中山大学
彭贵平　澳门牙医学会
曾祥龙　北京大学
温玉明　四川大学
程祥荣　武汉大学
葛建埔　台北牙医师公会
董福生　河北医科大学
蒋欣泉　上海交通大学
谢志坚　浙江大学
路振富　中国医科大学
漆　明　宁夏医科大学
樊明文　武汉大学
潘亚萍　中国医科大学
翦新春　中南大学
魏奉才　山东大学

序　　言

《中国口腔医学年鉴》是中国口腔医学领域唯一一部史书性、综合性、实用性和资料密集型的连续出版物，自1984年创刊至2015年已连续出版了23卷。本卷为2015年卷，选材基础时限为2015年1—12月。该书的编纂出版旨在客观、公正、全面地向国内外读者介绍中国口腔医学界的历史与现状。其汇集的重要资料主要体现于学科建设、人才培养、科学研究、医疗工作等领域，是了解和研究中国口腔医学发展史的珍贵资料，也是中国口腔医学与国际口腔医学广泛交流的重要平台。

本卷栏目主要内容按照回顾与论坛、医疗工作、教育、科学研究、学会工作和人物分类。"回顾与论坛"栏目特别刊载了中华口腔医学会王兴会长、刘洪臣副会长关于中国口腔种植发展、全科口腔医学方面的文章，也刊载了来自中华口腔医学会种植专业委员会、护理专业委员会、麻醉学专业委员会、牙周病学专业委员会、口腔黏膜病学专业委员会的文章。

"教育"栏目汇总了2015年度中国高等学校口腔医学专业学生的培养文献，介绍了2015年度中国高等学校口腔医学博士、硕士研究生及本科生招生培养简况。特别刊载了全国七年制硕士招生与培养改革的相关材料。"科学研究"栏目重点介绍中国高等院校口腔医学院、口腔医院科技成果获奖和获得的科研基金资助项目，介绍了2015年公开出版发行的口腔医学专著、教材等。"学会工作'栏目刊载了2015年新成立或换届的中华口腔医学会及其口腔医学专业委员会与学组组织机构名录，记载了2015年度在中国召开的口腔学术会议、各类展会、学会简讯及院校新闻动态。"人物"栏目，特别记录了新增的中国工程院院士、第七届国家卫生计生委突出贡献中青年专家、首届全国优秀护理部主任奖、全国岗位学雷锋标兵、全国29名新增列口腔医学博士研究生导师等。此外，人物特载专篇回忆宋儒耀教授。

《中国口腔医学年鉴》在编纂出版过程中得到了全国口腔医学院(系)、口腔医院以及众多口腔医学专家们的鼎力支持和热心帮助，受到广大读者的厚爱和关心，出版单位与编委会保持着长期友好的合作关系，在此谨致衷心谢意。为进一步办好《中国口腔医学年鉴》，不断丰富和充实内容，提高质量，欢迎广大读者提出宝贵的建议和意见。

借史鉴今，我们当砥砺前行，共创中国口腔医学事业的辉煌明天。

《中国口腔医学年鉴》第十二届编辑委员会

2016年7月

目　次

回顾与论坛

中国口腔种植的发展——回顾和展望

中华口腔医学会
北京大学口腔医学院　王　兴

一、历史回顾和发展现状

自 20 世纪 80 年代至今,中国口腔种植的发展大体可以分为三个阶段:

(1)1980—1995 年,重复的弯路:如同 20 世纪 60 年代国际上口腔种植走过的弯路一样,由于缺乏现代口腔种植的基本理念,使用的种植体质量欠佳,此时口腔种植的医生、护士、技师缺乏规范系统的专门培训,导致大量种植失败病例、使口腔种植的声誉受损,也使一批早年开展口腔种植的医生信心受到打击。

(2)1995—2005 年,规范发展的历史时期:自 1995 年起一系列现代口腔种植理念、规范的培训在中国展开,国际上公认的一系列高质量的种植体系统开始进入中国并由几家著名大学率先使用,绝大多数的口腔专科医院成立了由口腔颌面外科、口腔修复科和牙周科医生组成的口腔种植科,开始了中国口腔种植规范发展的新阶段。

(3)2005 年至今,飞速进步与发展但仍亟待进一步规范:在这一时期,在我国每年都有较大规模的高水平国际、国内口腔种植学术会议举办,大量的中国口腔种植医生走出国门,积极参加一系列国际学术交流和口腔种植专业培训。前年,我在希腊参加欧洲骨结合学术大会(全球影响力最大的,也被公认为水平高的国际口腔种植学术会议)的时候,大会主席告诉我,中国有 270 多位参会者,是参加会议的第二大代表团。近年来在我国几大口腔设备器材展会上,我们也欣喜地看到学会、厂家、商家都邀请了诸多国际知名口腔种植专家做讲演、做培训。所有这些都展现了中国口腔种植发展的良好势头。我国 6 所大学还为本科生开设了口腔种植课;许多综合医院的口腔科和民营口腔诊所也开始开展口腔种植。

特别值得关注的是,2013 年 4 月 23 日国家卫生和计划生育委员会为加强我国口腔种植技术管理,规范口腔种植技术临床应用行为,加强口腔种植技术医疗质量管理与控制,保障医疗质量和医疗安全,印发了《口腔种植技术管理规范》(卫办医改发[2013]32 号),并要求从颁布之日起在全国范围内开始执行。这个管理规范对我国口腔种植的准入有了一个最低的门槛。其特别强调的是人员准入的资格、种植技术的准入资格以及对医疗设施环境的准入资格等三个方面。我相信这个文件的执行必将有力地推动我们口腔种植事业的规范、有序、健康发展。

(4)在我国种植体使用数量每年都在以 30%-40% 的速度增长,几家具有实力的中国厂家也在研发高质量的国产种植体系统。2007 年,在我国使用的种植体有 3.7 万-5 万套,2008 年 8 万-10 万套,2012 年大约 30 万套。有 7 个国产种植体系统和十多个国外的种植体系统在中国注册使用。

二、喜中有忧

(1)目前口腔种植呈现出一派大干快上的劲头,各专业的口腔医生(口腔颌面外科、口腔修复、牙周科），各综合医院口腔科，各民营口腔医疗机构，都因口腔种植良好的经济效益和社会效益，快马加鞭地上口腔种植项目。这让我有些担忧。因为在我国口腔种植从业人员特别是口腔种植医生的标准化规范培训尚不普遍；能够从事这样标准化、规范化培训的机构尚十分欠缺；许多从事口腔种植的医生、护士、技师还没有接受规范系统的培训。因此也有一些医疗单位、一些医生种植失败病例较多，质量较差、并发症较高。这让我担心会不会重复过去走过的弯路？更何况这样一个比较昂贵的口腔医疗项目无论如何保证质量，都是我们的职业道德使然，都是我们口腔执业者的责任。从我们自身的职业声誉、职业前途，我们也应该不懈地追求高水平、高质量，但前提是老老实实接受规范化培训，并量力而行地开展自身技术确有把握的种植修复病例。应该严格按照国家卫计委管理规范的要求，杜绝盲目地冲动，确保我国口腔种植程序不断地健康规范发展。

我也衷心地希望我们口腔种植专委会的专家们、委员们意识到自己肩负的历史责任，那就是带动、促进所在单位、所在地区口腔种植的健康规范发展，承担起培训的责任与义务！

（2）迄今为止，尚没有一个能够与国际一流品牌相媲美的国产种植体系统及其相配套的设备、器械、材料供我国口腔种植医生、技师选择使用。我国的种植体市场基本是国际品牌垄断的市场。我们看到的欧美国家产品不用说，他们已占了先机，但是像我们的邻国韩国，也几乎占据了中国市场的半壁江山。这对我们这样一个拥有 13 亿人口的大国，不能不说是一件令人悲哀的事情。这既有国家产业政策层面的问题，也有一份我国口腔种植医学工作者是否应尽而没有尽到的责任？

（3）学术交流的水平和质量尚有待进一步提高；大样本多中心临床前瞻性研究尚属空白，这将不利于提高我国口腔种植在国际上的影响力。同样在目前流行的一系列口腔种植修复技术中，我们还难以看到中国口腔医生的首创。我们还只是处于学习和应用西方国家所创造的各种技术的阶段。

三、对中国现代口腔种植发展的一点思考

正像任何其他学科的发展一样，口腔种植包括口腔种植本身在广泛临床应用的基础上也在不断地进步与发展。让我感触颇深的是：20 世纪末，21 世纪初期，我曾经错误地认为种植体本身已发展成熟，其形状设计、表面处理、连接方式在国际同行间已完全取得共识，似乎其后的问题仅仅是如何能更好、更规范地临床应用这些种植体。现在看来这个认识是完全错误的。

近年来，一方面人们对种植体植入的要求已不仅仅是追求五年内不发生脱落的成功率，而是有了更高的目标和要求。具体体现在：追求更长期稳定的种植修复效果（包括功能的、美学的，十年的甚至是终生的）；追求更快速地结合骨结合，从而缩短种植疗程；追求更少的并发症（包括种植体周围炎、种植体折断等）；更简便的操作（包括种植外科和种植修复）。

为了上述目标的实现，近年来种植体本身及其配套器械不断地改进与更新，表现出如下特点：

（1）自攻性设计，简便了外科植入程序，为初学者提供了一定的宽容度，提高了种植体的初期稳定性，有利于种植体的骨结合。

（2）亲水表面处理，加速骨结合，缩短疗程，对骨质条件较差者有优势。

（3）短种植体，3 mm 直径的种植体扩大了种植体植入的适应证，使种植临床的适应证和外科植入操作更加简便。

（4）连接方式的不断改进，由外连接到内连接，现在又出现了内外连接结合的连接方式，其目的在于预防种植体断裂，防止种植体内感染并便于种植修复的美学处理。

（5）骨水平、平台转移设计的理念。

（6）种植外科工具、修复工具的创新设计及新材料的应用，为医生提供了极大的便利。

四、迎接数字化口腔医学时代的到来

近年来以口腔 CBCT 诊断技术、椅旁数字化印模采集技术和 CAD-CAM 修复体设计与加工技术为代表的数字化口腔医学时代已经到来。它将全面更新口腔医疗的诸多领域，给口腔医生的诊疗工作带来新的理念和技术，也必将促进口腔医学的全面进步与发展！这些数字化技术的应用，常常是始于口腔种植，这就要求我国口腔种植工作者不仅要尽快地学习、熟悉、掌握这些数字化技术，而且肩负着推广这些口腔医学数字化技术的责任。这些技术不仅会极大提高我们的种植临床工作质量，同时也将极大地提高我们的工作效率，最终造福我们的患者。

任何对数字化口腔医学技术的忽视，都将使我们这支队伍在不久的将来被时代所淘汰。让我们以极大的热情迎接数字化口腔医学时代的到来！我衷心的希望我们口腔种植的团队中尽快涌现一批数字化口腔医学技术的专家，推动数字化口腔医学技术在我国的应用与普及！

[关键词] 口腔种植；历史回顾；发展现状；思考

我国全科口腔医学的起步与发展

中华口腔医学会
解放军总医院口腔医学中心 刘洪臣

全科口腔医疗是口腔医学，特别是口腔临床医学重要的组成部分，是口腔医疗的基础，是口腔临床医学的一个重要专业。全科口腔医疗有其特殊的诊疗范围，并涉及社区口腔医疗工作以及社区的口腔卫生管理，以及协调患者的转诊和会诊及咨询专家，并参与医疗救治和支持。国际口腔医师主要分为全科口腔医师和专科口腔医师，而全科口腔医师是从事全科口腔医疗及基本口腔医疗服务的主体，国内及目前口腔医师尚未从真正意义上实施全科口腔医师和专科口腔医师制度，但多年来许多专家一直在为此努力，特别是 20 世纪 80 至 90 年代，一些赴国外研修的医师介绍国外的一些情况，提出全科口腔医师与专科口腔医师的问题和探讨。国内全科口腔医疗近二十余年得到了长足发展，现将其起步与发展总结如下。

一、我国全科口腔医疗的起步

1996 年，在笔者的建议和召集下，北京十余家综合医院口腔科主任和代表举办了座谈会，商议综合医院口腔科的发展方向，会议确定综合医院口腔科的发展有别于口腔专科医院，其业务范围应与国际接轨，应采用以全科口腔医疗为主的口腔医疗模式。在笔者的倡导下，确定每年举办一次综合医院口腔科全科口腔医疗研讨会和口腔科主任联席会议，促进综合医院口腔科的发展，得到了与会者的响应。至今会议已举办 18 届，学术影响迅速扩大，参加人数从最初的几十人到 2014 年的 1 800 人次；特别是口腔科主任联席会议，由最初的北京市十余名口腔科主任到目前全国二百余名口腔科主任参与。国家卫生和计划生育委员会以及总后勤部卫生部有关部门领导、中华口腔医学会、北京医学会、北京口腔医学会以及北京大学口腔医学院、首都医科大学口腔医学院的领导与专家均多年多次出席会议并给予指导。科主任们就各自科室的发展和管理经验进行交流，获得较好的效果，极大地推动了综合医院全科口腔医疗的发展。解放军总医院口腔科等单位在全国率先在科内各专科开展全科口腔医疗服务，取得很好的效果，较好地促进了综合医院口腔科以及民营和社区口腔医疗的发展。口腔专科医院综合科等科室也采取了全科口腔医疗的模式，特别是北京大学口腔医（学）院综合科，连续多年派出多名医师到国外进行考察、进修和学习，获得较好的效果。

2005 年，时任中华口腔医学会会长的张震康教授出席了北京综合医院全科口腔医学发展论坛及综合医院口腔科主任联席会议并发表了重要讲话，对全科口腔医疗的推广给予了充分的肯定。刘洪臣等教授建议成立综合医院全科口腔医疗专业委员会，得到张震康教授的肯定和支持，张教授建议由下一届中华口腔医学会领导决定。2007 年，刘洪臣、尹玲等专家建议成立全科口腔医学专业委员会，得到王兴会长的支持。2008 年，解放军总医院刘洪臣教授、北京同仁医院刘静明教授、中日友好医院徐宝华教授、北京大学第三医院王霄副教授、北京大学人民医院高承志教授等五单位专家联合发起了成立中华口腔医学会全科口腔医学专业委员会的提议，并经中华口腔医学会会长、秘书长办公会议和常务理事会批准成立以综合医院口腔科为主的全科口腔医学专业委员会，全科口腔医学专业委员会随即进入成立筹备阶段。

二、中华口腔医学会全科口腔医学专业委员会的成立

为从组织层面推动全科口腔医学的发展，中华口腔医学会于 2009 年批准成立中华口腔医学会全科口腔医学专业委员会，每届专业委员会任期 3 年，目前已是第三届。

中华口腔医学会第一届全科口腔医学专业委员会于 2009 年在天津成立，北京大学第三医院李伟力教授当选主任委员。第二届于 2012 年在西安换届，刘洪臣教授当选主任委员。第三届于 2015 年在广州成立，实行大委员制，采用现任、前任、候任主任委员的核心团队工作模式；徐宝华教授当选为主任委员，刘洪臣教授为前任主任委员，王霄教授为候任主任委员。

三、全科口腔医学专业委员会的组织建设与专科会员发展

中华口腔医学会全科口腔医学专业委员会坚持每年召开两次常委会和一次全委会，通报各项工作。委员会推动民主和谐办会，重要事项均经过常委会讨论，无法举办会议时，则通过网络通讯会议征求意见。

（1）推动全科口腔医学在全国的普及：确定全国各级口腔医疗机构全科口腔医疗的发展目标，特别是 2015 年 5 月于深圳由主委工作会提出、经常委会讨论，确定了增加口腔专科医院和民营口腔医疗机构的人员担任新一届专业委员会委员，现阶段人数暂不超过总数的 1/5，若再增加，则需经全体常委会讨论决定。

（2）推动各省市口腔医学会全科口腔医学专业委员会的建立：现已有北京、上海、天津、辽宁、湖北、江苏、广东、云南、安徽、山东等省市相继成立了省市口腔医学会全科口腔医学专业委员会，极大地促进了各省市全科口腔医学的发展。

（3）发展专科会员：全科口腔医学专业委员会是以综合医院口腔科为基础建立的，综合医院口腔科有其特殊性，缺少人事权、财务权及自主权，令专科会员的发展遇到前所未有的困难，初期仅约 30 名专科会员。经多次工作强调，推动实行大委员制，调动积极性，至今已发展专科会员 1 661 名，且人数仍在持续攀升。经多年工作总结发现，由省市口腔医学会全科口腔医学专业委员会组织发展会员，可取得较好的效果。

（4）实行大委员制：坚持各省委员数与专科会员数协调，常委由具备较高学术造诣的口腔主任医师担任，副主任委员候选人则根据各省市全科口腔医学专科会员的发展状况、学术活动开展情况、开展工作的热情与能力选择，原则上为当地全科口腔医学的学术带头人及省级或市级口腔医学会全科口腔医学专业委员会主任委员。

四、全科口腔医学专业理论的发展及学科建设与学术交流

2009 年，刘洪臣教授在《中华老年口腔医学杂志》上发表了题为“口腔全科医师”的文章，这是国内第一篇关于全科口腔医疗的文章，并于 2010 年应《中华口腔医学杂志》邀约，发表了题为“全科口腔医师与全科口腔医疗”的述评，从全科口腔医疗和全科口腔医师的定义、范畴、特点、诊疗范围、社会服务以及培训等方面，对全科口腔医师与全科口腔医疗作了系统全面的论述，特别强调口腔医师首先是一个全科口腔医师，再经过培训成为口腔某一专科医师，得到当时卫生部相关部门领导的重视，并建议将当时口腔医疗专业的口腔内科、口腔颌面外科、口腔修复、口腔正畸 4 个专业加上全科口腔，成为 5 个专业，从执业范围和临床层面促进了全科口腔医疗的发展，至今已发展成 11 个专业，仍包括全科口腔的学科专业。

（1）学术会议的开展：中华口腔医学会全科口腔医学专业委员会自 2009 年成立至 2015 年，共举办了 6 次全国全科口腔医学学术会议，使人们对全科口腔医疗有了新的认识和提高，推动了全科口腔医学的发展。全科口腔医疗现呈现蓬勃发展的局面。

①全国性学术会议：2009 年 9 月在天津举办了全国第一次全科口腔医学学术年会；2011 年 10 月在上海举办了全国第二次全科口腔医学学术年会；2012 年 9 月在西安举办了全国第三次全科口腔医学学术年会；2013 年 11 月在武汉召开了全国第四次全科口腔医学学术会议，出席会议人员达 500 人次；2014 年在深圳召开了全国第五次全科口腔医学学术会议，出席人员 230 人次；2015 年召开的全国第六次全科口腔医学学术年会，出席人员四百余人次。②省、市级学术会议：北京、上海、湖北、辽宁、广东、云南等地每年举办了较多的全科口腔医学学术年会，有的已成为全科口腔医学的品牌会议，如北京与湖北等地的全科口腔医学学术年会规模和影响均较大。许多省市区举办了国家级和省市级全科口腔医学继续教育班，从不同的程度对全科口腔医学进行了探讨。

（2）标准制定：2014 年 7 月，中华口腔医学会全科口腔医学专业委员会承担了关于全科口腔住院医师规范化培训的有关工作和标准的制定，并制定了全科口腔医师执业范围。2015 年 7 月由刘洪臣、陈莉莉、江泳教授组成专家组，制定口腔医学同等学力、全科口腔医学考试大纲以及撰写题库。

（3）学术交流：中华口腔医学会全科口腔医学专业委员会于 2013 年和 2014 年分别在武汉和深圳举办了第一次、第二次两岸四地全科口腔医学研讨会，加强了内地与香港、澳门、台湾地区以及国际间全科口腔医学的学术交流，促进了各地全科口腔医学的发展。目前，香港特区已成立全科口腔医学会，而台湾地区正在筹备成立全科口腔医学会。

（4）专著、期刊出版：虽然全科口腔医学的内部教材已在部分院校使用，但目前尚无正式出版的全科口腔医学专著。人民卫生出版社正在组织编撰《全科口腔医学教材》。2012 年《中国全科口腔医学杂志（电子版）》创刊，由徐宝华教授担任主编。

（5）跨学科病例展示：由中华口腔医学会主办的口腔跨学科病例展示，已举办两届。2014 年第一届由民营口腔医学分会承办，2015 年第二届由全科口腔医学专业委员会和

民营口腔医学会举办。特别是2015年9月于上海举办第二届中华口腔医学会跨学科病例展示大赛，提高了口腔医师对全科口腔医学的认识，病例临床水平也得到明显提高，获得国内外的好评。

(6)住院医师规范化培训：自开展口腔住院医师规范化培训以来，北京等地已将住院医师规范化培训与全科口腔医师培训相结合，制订了培训方案和实施细则，也从更规范的层面推动了全科口腔医学和全科口腔医疗的发展。

五、展望

通过全国口腔专业人员和专家的共同努力，全科口腔医学及全科口腔医疗的理念在我国已得到普及，并被国际所接受。全科口腔医师与全科口腔医疗也已成为我国口腔医学的重要组成部分，无论是在口腔专科医院、综合医院口腔科，还是在民营或社区口腔医疗机构均已全面展开，全科口腔医学的发展将从以下几个方面取得突破：

(1)推动口腔医学教育改革：大学教育应以培养合格的全科口腔医师为目标，全科口腔医学可创新口腔医学教育模式，改变目前既非全科口腔医师又非专科口腔医师的培养方式。

(2)推动口腔医师职业变革：使全科口腔医师与专科口腔医师成为口腔医疗的主体。一名口腔医师首先应成为一名全科口腔医师，再经过培训成为口腔医学某一专业的专科口腔医师，才能为患者提供更全面和专科的口腔诊疗服务。

(3)促进口腔医疗模式改变：全科口腔医疗的实施将极大促进全国口腔医学的发展，使我国的口腔医疗模式从以大型综合医院、口腔专科医院为主，向以社区、基层并重的口腔医疗保健模式转变，实现人人享有口腔医疗保健的目标。

全科口腔医学有极其丰富的内涵，它不是口腔医学各专科基础医疗的集合体，除要明确全科口腔医疗的执业范围，提供全科口腔医疗的整体设计、诊疗服务外，全科口腔医师还应有更大的社会责任，包括健全社区、家庭的口腔医疗保健，特别是妇幼、老年人的口腔保健，进行社会口腔健康教育及促进社区的口腔卫生管理工作等，我国的全科口腔医学仍有大量工作要做。

［关键词］ 全科口腔医学；全科口腔医疗；专业委员会；学科建设；学术交流

中国口腔护理专业范畴与教育现状和展望

中华口腔医学会护理专业委员会
北京大学口腔医学院　李秀娥

口腔专业护理学是我国口腔医学和护理学发展过程中产生的一门年轻的交叉学科，是研究有关口腔疾病的预防保健、治疗及康复过程中护理理论与技术的综合性应用学科，既具有护理学的基础理论和实践，又突出了口腔医学的专业特点和特殊的专科护理技巧。与很多国家不同，护理人员已经成为中国的口腔专业团队人员的重要组成部分，椅旁辅助人员目前均由具有执业护士资格的护理人员担任。一门学科定位于某个专业之下，其重要的特点和标志是专业团体以及专业文献的接纳。我国唯一的护理学专业学术团体——中华护理学会下设口腔专业委员会，所有的护理学专业期刊均刊发口腔专业护理学内容的专业文章。2015年，中华口腔医学会口腔护理专业委员会成立，标志着口腔医学学术组织对口腔护理专业的肯定与重视。护理学专业在2011年版《学位授予和人才培养学科目录》中已经升级为一级学科，其二级学科细分势在必行，口腔护理专业在护理学学科框架下也将继续发展。

我国的口腔专业护理经过几十年的实践摸索，在护理理论和临床实践方面都取得了较大发展，已经形成了一套具有口腔专科特色的护理基础知识与技能，口腔专科护士的工作内容和范畴在不断延伸与拓展，但口腔护理的发展仍然滞后于口腔医学的发展，与国外的相关专业也存在一定的差距，仍然存在专业范畴不清、人才培养受到局限等方面的问题。

一、口腔护理专业范畴尚待明确

口腔医学专科性突出，是以口腔科医师为核心的多专业合作进行的。在欧美发达国家以及日本等国家，口腔治疗的配合工作是由牙科助理(dental assistant)(美国等)、齿科卫生士(dental hygienist)(日本)或牙科手术助理员/牙科护士(dental surgery assistant/dental nurse)(英国、中国香港等)完成的。申请者在具备规定的培训资历并通过规定的考试后，可通过相应的专业协会或卫生行政部门认证获得执业资格；在某些国家，获得基本的牙科助理资质后还可以通过学习和考试，获得高级别的助理资格，扩展自己的专业领域范畴，如正畸专业护士、预防牙科助理等。除椅旁配合外，部分专业的牙科辅助人员还可以在牙科医师的监督下进行较为独立的基本椅旁治疗工作，如正畸治疗师(orthodontic therapist)、牙科卫生士(dental hygienist)、牙科治疗师(dental therapist)等。国外牙科辅助人员的工作内容和范围不甚相同，但都表现了共同的趋势，如工作场所由医院扩展到家庭和社区；工作内容也更加丰富，从单纯配合医生完成治疗扩展为包括配合治疗、感染控制、疾病预防和卫生宣教等多种角色。在我国，配合口腔科医生进行椅旁治疗的工作人员主要为经卫生行政部门注册的执业护士，但目前国内尚缺乏口腔护士相应的职业定位与分类，严重制约了我国口腔护理专业的发展。因此，参考其他国家和地区经验，明确口腔护理专业范畴，是口腔护理专业人员亟需解决的问题。

二、我国口腔护理教育现状

多数从事口腔专科护理工作的护士为接受通科护理教育的毕业生，其课程设置更适应于临床内、外科等通科护理工作的需要，而口腔护理相关课程的缺失，不能满足口腔专科护理的需求。在进入口腔医疗机构工作后，护士的口腔专科知识、专业技能缺乏，难以在较短时间内胜任口腔专科的护理工作。随着学科发展和社会对专业人才需求结构的不断细化，划分方向的护理教育模式逐渐为我国护理教育工作者接受和采用。在高校大专或高等职业教育层次的招生专业目录中，护理学专业可分为社区护理、手术室护理、社区护理等专科方向。口腔专业护理教育是在口腔医疗机构对口腔专业护理人才需求的基础上形成的护理学专业的一个亚专业或专科方向教育。目前，国内有少数中等、高等职业院校或高等学校的大专学历层次提供口腔护理专业方向教育，但课程设置中口腔专科护理部分课时较少，招生人数有限，尚不能满足口腔专科护理人才需求。如有的学校课程设置中口腔护理专业方向课程仅占总课时数的6.24%。其原因，一方面是口腔护理专业范畴尚需明确，另一方面，可能与师资力量、实践设施等的制约有关；最为重要的是，受到护士执业资格考试的导向引导。无论将来从事任何方向的护理工作，均需通过全国统一的护士执业资格考试，而执业考试的内容仅包括护理学基础，内科、外科、妇产科和儿科护理学的相关内容。在不压缩相关课程的前提下增加设置口腔护理专业课程，实际上也增加了学生和教育机构的负担。因此，对于口腔护理专业的课程设置，仍值得教育管理人员探讨。

由于我国口腔护理专业学历教育系统尚不完善，口腔专科医院成为护士接触并学习口腔专科知识与技能的主要场所。各大医院承担起了口腔专业护士培养的任务。但是，由于在职培训模式在理论教学上缺乏系统性，示范操作缺乏规范性，其质量不能得到充分的保障，加之缺乏统一的考核评价标准，从而使得口腔专业护理人员知识、技能水平不一；另外，医院作为用人单位，选拔人才后仍需培训后才能适应工作需要，增加了用人单位的人力成本。

三、我国口腔护理专业范畴与教育发展展望

明确口腔护理专业范畴是决定口腔护理专业发展方向的基础性工作。遗憾的是，目前我国尚没有一个系统的、经过行政部门或专业团体认可的关于口腔护理专业范畴的表述。因此，尚需要口腔护理专业人员与相关人员，尤其是口腔科医师一道，进行不断的探索、争鸣。近年来，已经有学者注意到了相关问题，对国外尤其是英、美、日等发达国家的牙科辅助人员体系进行了较为深入的了解，这对确定我国口腔护理专业范畴有重要的参考价值。

在研究口腔护理专业范畴的过程中，需要注意以下两个方面：其一，是将我国的口腔护理专业简单地等同于牙医助理，还是扩展到牙科卫生士等具有部分独立功能的专业；另外，不同国家的牙科辅助人员，其临床工作的范畴也存在或多或少的区别。一般来说，牙医助理仅需要半年至两年的培训，这种培训可以是在专业的培训机构中进行，也可以是在诊所中进行，有的甚至不需要政府或专业组织的认证。而我国的口腔护理专业人员，是至少经过 3 – 5 年的护理学专业教育，获得相关的执业资质才能够入门的。其二，是从目前的口腔护理专业人员的从业范畴出发，还是从一个可以预期的未来出发。随着专业的发展，专业范畴会有扩大的趋势。我国目前口腔护理专业教育的缺失或薄弱，是造成目前口腔护理专业人员从业范畴狭小，扩展困难的主要原因。这也形成了一个似乎两难的问题，专业范畴的模糊导致专业教育缺乏必要方向；专业范畴的扩展缺乏必要教育的支撑。第二次和第三次全国口腔流行病学调查结果表明，单纯着眼于增加口腔医疗机构和医生并不能明显改善整个人群的口腔健康。口腔专业应强调预防，为人民提供更多的预防服务、项目和产品。口腔专业护理人员作为口腔卫生保健系统的重要力量，将被赋予更多的责任。在护理工作中，除了完成椅旁护理外，对患者进行就医指导、出院指导及口腔保健，使护理任务扩大到对患者个体、家庭、社会的全方位护理，乃至从疾病到健康的全过程。如在社区设立有资质的口腔健康教育护士岗位，进行口腔健康教育、解决基本口腔护理问题等，逐步扩展口腔护士的专业职能。

教育是一个专业生存发展的基础，护理教育水平的高低直接影响护理工作的质量和学科的进步。随着口腔医学、护理学的不断发展，为提高口腔护理工作的质量，口腔护理教育的发展迫在眉睫。在目前口腔护理专业范畴模糊的情况下，一手抓专业范畴确定，一手抓口腔护理专业教育发展，不失为一个能够使医院与学院相互促进的办法。

中国口腔专业护士应在护理学专业的学科框架内，通过护理学与口腔医学专业相结合进行培养。我国的口腔医学与国外的牙医学相比，其执业范围更广，口腔医学专业人才的培养均经历基础医学与临床医学课程。与之相适应的口腔专业护士培养，通过护理学与口腔专业护理学的渐进式课程教育，对于

培养高水平的口腔专业护理人才，提高口腔专业护理水平，具有非常重要的意义。另外，随着口腔种植手术、牙周手术、心电监护下牙齿治疗以及儿童口腔科、口腔外科等全身麻醉或镇静下不配合儿童口腔治疗或复杂牙拔除术等日间手术的开展和逐渐普及，对口腔科护理人员的要求也越来越高。在国外，一般是通过对取得牙医助理资格的人员进行再培训，获得高阶助理资格才能从事相关操作，而在我国，生命体征测量、无菌技术操作、给药、静脉穿刺技术等均属于护士的工作范畴，取得从业资格的护士即可进行相关操作。

首先，建立多种层次、多种形式的口腔护理教育体系。可在目前中专和大专学历口腔护理专业方向的基础上，在本科护理学专业学历教育层次上，适度培养一批口腔专业方向人才；在护理学专业的研究生教育层次中，适度招收部分研究生进行口腔护理专业方向研究，为口腔护理专业的发展提供储备力量。在成人高等教育、网络教育、高等教育自学考试等形式的护理学专业课程体系中设立口腔护理模块，为口腔科护士在职学习提供便利条件。适度降低基础医学和通科护理的课时数，增加口腔基础医学和口腔专科护理学的课程。开设口腔基础医学课程是提高口腔专业护士专业素质的重要保证。在目前的课程设置框架内，将口腔基础医学课程整合进现存的基础医学课程范畴内，不失为一种方法。如在正常人体机构与功能课程中，整合进入口腔解剖生理学的内容，相关内容由口腔医学系教师讲授，考核时按比例进行组卷评分。这种口腔护理教育体系既发挥了目前国内护理教育医学基础知识扎实的优势，与国内口腔医学教育体系及口腔医学的发展匹配，又克服了西方牙科助理教育缺乏与医学相关的护理知识的缺点。

其次，加强师资队伍建设和教材建设。受到当前护理学专业课程体系以及口腔医（学）院护理工作现状的影响，尽管目前相关专业方向的实习护生规模有所提高，但口腔专科护理的课堂和临床教学仍是较为薄弱的环节，应注重提高临床护理教师的教学能力，为口腔专科护理教育培养合格的师资队伍。目前虽然在个别高校有部分口腔护理专业方向的研究生导师，但与通科护理方向相比，数量仍极为有限，口腔医（学）院护理管理者应注重对部分高学历护士科研能力的训练。目前尽管有数种口腔专科护理教材，但仍非常有限，学历层次区分不明显，水平不一。编写若干本适合于不同层次的、适当分科的口腔护理学专业方向的系列教材也应成为努力的方向。

第三，加强在职培训。通过多种形式，如国内外进修学习、院内培训、有条件的单位举办不同范围内的讲座、学术会议等，提高口腔专科护士素质，以满足临床工作的需求。利用网络等媒体形式，提供专业培训，能够在更广泛的范围内为提高口腔专科护士的素质提供良好平台。

第四，发展口腔护理专科认证体系。充分发挥护理人员的专业技术水平和能力，发展护理的专科化已成为许多国家临床护理实践发展的策略和方向。近年来，专科护理发展迅速，国内已先后开展了急诊、糖尿病、ICU、手术室和肿瘤等的专科护士培训和认证。口腔科作为一个专科特色明显的学科，护士执行的各项操作具有口腔专科特点。因此在充分发展的前提下，建立相应的专科护士认证体系符合国家对护士规范化发展的总体要求，是口腔护理专业发展的趋势。

[关键词]　口腔护理学；教育现状；专业范畴；发展与展望

口腔种植发展趋势及思考

中华口腔医学会种植专业委员会
同济大学附属口腔医学院 王佐林

在经济发达国家和地区,口腔种植治疗已经成为牙齿缺失或者牙列缺失的首选修复方式。伴随我国居民收入的不断增加,受教育水平及健康意识的不断提高,越来越多的牙科医师开始为患者提供种植治疗以修复缺失的牙齿。与此同时,我国口腔种植体植入数量也逐年呈现大幅度增长的趋势。

随着种植治疗的蓬勃发展,相关的治疗技术、手段、材料也随之改进和进步,同时也出现一些问题及矛盾。主要的发展及矛盾包括以下几个方面:

一、种植体设计的不断完善及国产种植体的发展

随着口腔种植技术的成熟,医生及患者对于种植治疗能够提供的修复效果要求越来越高。如对于即刻种植即刻修复的要求,对于骨密度低的缺牙部位种植的要求,对可用骨组织高度不足的缺牙部位种植的要求,对减小手术治疗创伤的要求等。因此口腔种植体生产厂家和科研机构也在不断地进行相关科研及试验,改进种植体材料、优化表面处理、改良螺纹形态、螺距等方面设计,以适应更多的临床情况。

目前我国在口腔种植学的基础研究和临床应用和欧美先进国家仍有较大的差距。应用于国内诊疗中的就有数十种口腔种植体产品,而国产种植体系的市场占有率微乎其微。这反映出中国相关基础研究的薄弱,尤其是产业基础薄弱的问题。中国医师在向患者解释其种植产品全部依赖进口时,更多是因为国内产品的性能无法令临床医师完全满意而造成的无奈。

以往我国生产的牙种植体制作精确度不够高、配套设施不够齐全、相关零部件不够完善,难以形成完整的体系以更好地供应于市场。国产种植系统没有一个在设计理念、连接方式、表面处理、上部结构、加工工艺和加工误差上能够达到国际一流种植系统的水准。同时也鲜有基础研究结果支持和证明其长期使用的效果。除价格低廉外,尚难以与进口种植体相抗衡。

如何吸取进口牙种植系统的长处,开发出符合当前牙种植体设计理念的种植体,并保证制作精度,以证明其骨结合和长期稳定的效果是国内种植体系发展需要思考的问题。目前威海威高公司设计的威高种植体及常州创英集团的创英种植体是应用于临床最多的两种国产种植体系。如何通过组织国内科研院校举行多中心的临床试验以证实其种植体系的可靠性、便利性及安全性,如何保证种植体及相关配件、工具的供应和服务是除牙种植体设计本身之外,研发者需要关注的事项。

二、数字化技术在口腔种植手术设计中的广泛应用

种植手术规划是在手术前为患者做出治疗方案,从而确定种植体在牙槽骨内的生物定位、种植体规格等方案的制订,是种植成功的一个重要环节。尽管具有丰富临床经验的种植外科医师能够根据全景X线片显示的缺

牙区域解剖结构，在手术中把握种植体的位置、方向和深度，但是对于一些复杂病例，尤其是当多牙缺失、颌骨结构异常或有骨缺损等情况存在时，往往容易判断失误，从而导致牙槽骨侧壁穿孔、根神经损伤或种植体植入位置欠佳等现象。如何最大限度地利用牙槽骨骨量，使种植体的植入位置既符合生物力学原理，又能保证修复学的效果，并有利于种植体的长期稳定，越来越受到国内外学者的广泛关注。

数字化导板是基于计算机断层扫描数据，由专业的种植软件设计，利用工业成型技术加工而成。可分为牙支持式导板，骨支持式导板和黏膜支持式导板。牙支持式导板适用于缺失牙较少的牙列缺损，导板覆盖在邻近缺损区的基牙上获得固位；骨支持式导板适用于无牙颌以及缺牙较多的牙列缺损，导板直接覆盖在颌骨表面，手术时需要翻开黏骨膜瓣，直接暴露出骨面，导板与骨面紧密贴合；黏膜支持式导板主要适用于无牙颌患者，导板直接覆盖在牙槽嵴的黏膜上，不需要翻开黏骨膜瓣。牙支持及黏膜支持式导板可以进行不翻瓣的微创种植治疗，同时也需要术者有更丰富的经验，在视野不佳的情况下判断黏膜厚度及下方的骨组织质量。

种植外科导板作为最终的信息载体，其作用与意义在于不仅可以事先确定种植体植入的位置、数量和植入时的三维方向，还可调节上部结构，修复所需确定的上下颌骨位置关系与咬合及殆力分布状况。其将种植手术的设计理念通过术中导板准确与精确定位和引导赋予实现，对种植修复这一复杂工程的安全以及功能与美学效果的获取均有重要的临床意义。

目前临床诊疗正朝着微创化和计算机辅助的外科方向发展，在口腔领域，计算机辅助种植牙技术把原本复杂的种植手术简单化，既减小了手术风险，缩短了手术时间，又减少了病人的焦虑与痛苦。然而，我们需要注意的是，导板制作过程中存在误差，并且由于制作步骤较多，步骤中产生的误差会产生叠加。因此，至少保证 2 mm 的安全区避免伤及重要解剖结构是必要的。使用种植导板产生的并发症目前主要有外科并发症和修复并发症，多发生于计算机辅助不翻瓣手术后即刻负载的病例，由于植入的种植体与预制的修复体之间不适合引起的。临床医生应该充分了解其可能产生的误差与并发症，采取预防措施，正确选择适应证。

以往的数字化导板设计主要通过 Simplant、Nobelguide 等软件完成。近年来国内的天津彩立方软件、杭州六维软件填补了国内在导板设计制作方面的空白，并发展迅速。

三、口腔种植材料的发展

近年来，种植体修复实现最佳的功能和美学效果的方式和治疗方案发生显著改变。纯钛种植体由于其良好的生物相容性和机械性能通常为种植材料的首选。同时钛的灰色可能会带来美学问题。在某些情况下，可能存在一定程度的软组织退缩，不美观的金属暴露。何种材料兼具良好生物相容性与机械性能，且与牙齿颜色相近，是学者们研究的热点问题。目前口腔种植中主要涉及的材料包括钛及钛合金和陶瓷。

钛及钛合金：由于钛表面形成的氧化膜，使钛与骨组织能够形成良好的骨结合，因此钛作为种植体材料，一直被成功地应用于口腔种植治疗中。工业纯钛（cpTi）根据氧含量不同划分为四级；四级纯钛氧含量约占 0.4%，一级纯钛氧含量至少占 0.18%。纯钛等级的机械差异主要是由于微量元素造成的。铁增加耐腐蚀性，铝增加强度降低密度，钒可以阻止铝的腐蚀。钛的紧密六角形晶体结构叫作 α-Ti（α 相）。当加热到 883℃时，钛从紧密六角晶体结构转换成体心立方晶体或称 β 相。钛具有活性，可以自发的在其表面形成致密的氧化膜。当温度低于 882.5℃，钛

是二态的金属并以 α 相存在；当温度大于 882.5℃时，钛从 α 相转变为 β 相。钛具有高被动性、厚度可控性、快速形成性、受损后瞬间自我修复性、耐化学腐蚀性、催化活性的化学反应性以及与骨相近的弹性模量等，都是钛作为骨内植入材料首选的原因。其不足之处在于钛应用于美学要求高的病例并非最佳的选择，尤其是薄龈生物型者，会显著表现出黯淡的灰色。

陶瓷：陶瓷属惰性材料，具有良好的强度和物理特性，如最小的导电导热性能、美学性能。陶瓷常常用于种植术后的修复体中，具有与天然牙相近的颜色，同时也具有一定的脆性。

氧化锆：氧化锆曾主要用于骨内种植体植入后的上部修复。Cranin 和同事 1975 年发表第一篇关于氧化锆的研究，表明陶瓷种植体能够形成良好的骨结合，并有更少的菌斑附着从而改善软组织健康。基于美观考虑，陶瓷种植体可以作为一种选择代替钛种植体。多态氧化锆晶体形式结构存在的方式有三种：单斜晶体（M）、立方晶体（C）和正方晶体（T）。在室温下可以获得氧化锆单斜晶体结构；当温度达 1 170℃时，转变为氧化锆立方晶体结构；当温度上升至 2 370℃时，转变为氧化锆正方晶体结构。室温下单斜晶体不稳定且易变成碎片。纯氧化锆立方晶体结构可以通过加入氧化钙、氧化镁和氧化钇达到稳定，这样导致的多相材料混合称为部分稳定氧化锆（PSZ），与单斜晶体阶段、立方晶体阶段和正方晶体阶段的结合顺序有关系。正方多晶体氧化锆（TZP）包含正方晶体阶段，只能通过室温下添加氧化钇形成。稳定的氧化钇 TZP 具有低孔隙度、高密度、高抗弯性和抗压强度以及适用于生物医学的应用的特点。

钛锆合金：钛锆合金与纯钛相比，有更好的机械性能，如能增加使用寿命和具有更好的抗疲劳强度。经过酸蚀和喷砂处理后的 TiZ1317 的单相结构与钛种植体表面结构相同。薄种植体和种植体部件需要经受很强的压应力，因 TiZ1317 具有良好的机械性能及根据材料显示了类似纯钛的良好的生物相容性，所以使用 TiZ1317 可以生产直径较细的种植体和种植体部件。

种植体表面纳米技术是将纳米材料粉碎成纳米级的粉沫后固定在种植体表面，使其具备良好的机械特性及耐用性的优点。纳米陶瓷材料在塑性、韧性、硬度及强度等性能方面较处理之前均有所提高。抑菌纳米微粒及纳米控释系统通过包裹和溶解的作用使其位于纳米粒子的内部，或者是通过附着和吸附的作用使其位于纳米控释系统，从而最终可以达到缓慢稀释或者是控制稀释药物的目的，更有利于种植义齿周围组织炎症的预防和治疗。

四、口腔种植诊疗的蓬勃发展与基础教育和继续教育之间的矛盾

随着中国经济的发展，口腔种植修复方式为越来越多的患者所接受，更多医生从事口腔种植修复工作。这些医生主要来自于种植、口腔外科、口腔修复、牙周病专业。近几年口腔种植相关培训及继续教育也得到了迅猛发展。口腔种植诊疗临床技术是目前继续教育学习班中学习的重要内容。

与遍地开花的口腔继续教育培训班相矛盾的是，相关的基础教学及高水准的继续教育体系还不完善。尽管在本科和研究生口腔外科及口腔修复学教学中都会涉及口腔种植学的内容，大部分口腔院校中并未设置单独的口腔种植学专业课程。同时所授知识往往从单一学科的角度进行讨论，忽略了口腔种植学是涉及口腔颌面外科学、口腔修复学、牙周病学、殆学、技工工艺学等多学科的综合性学科。学员所学知识用于指导临床工作还远远不够，培养出的专科口腔种植医师更是屈指可数。人民卫生出版社《口腔种植学》第一

版教材的编写正是旨在为口腔专业本科学生提供规范系统的相关知识讲解和介绍。

进入工作岗位的医生大多数通过种植体公司举办的相关培训获得相应临床知识，主要是通过参加种植培训班、阅读专业书籍或期刊，或通过进修学习种植技术。很多讲座或者继续教学项目，特别是种植体公司赞助的项目，通常都会展示使用特定种植系统，讲述的绝大部分均为功能上和美学上都非常成功的病例。这样的病例通常是在诊疗过程中进行过筛选，过程细节和最终结果上都无可挑剔的，而种植体的不良反应及并发症则讳莫如深，很少被提及。这会给口腔医生造成种植技术很简单、容易掌握的错觉。尤其是目前越来越多缺乏外科手术及急症处理经验的医生开始开展手术，无形增大了种植诊疗的风险。因此口腔种植基础及继续教育还有待进一步规范化。

[关键词]　种植体；数字化技术；种植材料；教育

口腔颌面外科麻醉新进展

中华口腔医学会麻醉学专业委员会
第四军医大学口腔医学院　徐礼鲜

医疗 20 世纪医药科学的发现和进步比之前所有世纪的总和还要多，在医学科学的快速进步和医学模式的转变大潮中，我国颅颌面外科也取得了突飞猛进的发展，如颅颌面联合切除治疗口腔颌面恶性肿瘤、巨大神经纤维瘤，使用显微技术对切除后缺损进行游离组织移植整复，严重颅颌面畸形、唇腭裂畸形和颞下颌关节疾病治疗已经达到甚至超过世界水平。尤其对口腔内肿瘤、口颌部面部巨大肿瘤、张口困难、头颈部疤痕粘连等患者的气管插管极为困难，需根据手术要求采取多种方式进行气管插管，绝大部分需要在全身麻醉下完成手术，麻醉恢复期要求患者能及时清醒以利于维持呼吸道通畅，还应避免使用对呼吸影响较大的药物以免造成术后呼吸抑制，同时要努力维持患者术后舒适无痛，以促进术后快速康复。口腔颌面部血管丰富，出血多，而且口腔颌面外科手术操作精细复杂，手术时间长，对麻醉医生的要求不同于其他专科，尤其是显微手术中要求麻醉医师行控制性降压以提供清晰的手术野，减少出血量。此外，颌面外科手术要求麻醉医生既能在术中管理好患者呼吸道，又需求麻醉器械和管道等远离手术区以免影响手术操作。

近年来，随着药物、医疗技术和颌面外科的飞速发展也对口腔麻醉学科提出了更高的要求，并极大地推动了麻醉学科快速的发展。本文就口腔颌面外科麻醉的相关进展进行综述。

一、麻醉药物新进展

麻醉学已经走过 170 年的发展道路，在历史发展进程中新药发明和应用是推动麻醉发展的最重要的组成部分。

1. 局部麻药

近年来投入使用的阿替卡因和甲哌卡因由于其组成成分的一些优势使其开始在口腔治疗中居主导地位。阿替卡因的商品名称为碧蓝麻，其主要成分是 4% 盐酸阿替卡因和 1/100 000 肾上腺素，具有麻醉起效时间快（约 2 – 3 分钟）对组织浸润性强等特点，常规采用黏膜下局部浸润方法即可完成对上、下颌后牙行拔牙、牙体预备及牙髓治疗等手术需求，碧蓝麻的出现被称为口腔无痛局麻手术的历史性突破。盐酸甲哌卡因是一种氨基类局部麻醉剂，主要用于感觉及运动神经纤维，见效快，药效持续时间长，能有效阻碍神经传导。在麻醉剂中加入肾上腺素可减缓盐酸甲哌卡因吸收速度，以确保麻醉时间和效果，并在一定程度上减小了用量。国外广泛的临床应用证明，盐酸甲哌卡因是一个在性价比上较有优势的局部麻醉药，在国外局麻药市场上占有重要地位。预计盐酸甲哌卡因将逐步取代普鲁卡因的市场份额，成为临床麻醉的首选药物。其主要用于口腔及牙科治疗中的局部浸润麻醉（神经传导阻滞型）。

另外，利多卡因胶浆作气管插管润滑剂在保持血流动力学平稳、降低应激反应、麻醉迅速、提高患者配合程度以及缩短插管时间等方面具有许多优点，并且操作简便、安全，适合临床推广应用。

2. 吸入麻醉药

吸入麻醉药物一般分为气体麻醉药物和挥发性麻醉药物两类。气体吸入麻醉药物主要包括氧化亚氮和氙气。挥发性吸入麻醉药物又分为羟基烷、卤代羟基烷和卤羟三类。羟基烷主要是乙烷，卤代羟基烷包括甲氧氟烷、安氟烷、异氟烷、七氟烷和地氟烷。卤羟类主要包括氟烷和氯仿。吸入麻醉药物均以气体形式通过呼吸道进入人体内发挥麻醉作用。虽然静脉麻醉药物异丙酚在临床已得到广泛使用，但由于吸入麻醉药物具有麻醉效能强、可控性好的特点，因而在全身麻醉中特别是在麻醉维持过程中依然占据主导地位。近年来新型吸入麻醉药物的临床应用和机制研究都取得了很大进展。七氟烷是一种卤代吸入性全身麻醉剂，临床广泛用于成年人和儿童的全身麻醉的诱导和维持，具有低溶解特性，更适合低流量技术的应用，明显提高了吸入麻醉的可控性和安全性。

3. 静脉麻醉药

丙泊酚被称为跨世纪的新型静脉麻醉药，它起效快、血浆清除率高、血药浓度降低快，适合连续输注给药；麻醉后苏醒迅速、平稳、无精神症状，极少引起术后恶心呕吐，被广泛应用全麻诱导、维持和全凭静脉麻醉，在重症监护病房（intensive care unit，ICU ）及门诊手术麻醉中也成为首选药物之一。咪达唑仑是 1979 年合成的新型苯二氮革类药物，作用时间短，术后残余作用可被特异性拮抗剂氟马西尼有效拮抗，也是适合口腔颌面外科手术麻醉的静脉常用药物之一。

4. 镇痛药

阿片类新药包括镇痛阿芬太尼、舒芬太尼和雷米芬太尼，它们具有起效快、药效强、毒性低、安全范围广的特点。与芬太尼相比，麻醉后呼吸功能恢复迅速，降低了术后呼吸管理难度，适用于各类手术，尤其是门诊手术。此外，曲马多具有弱阿片样激动作用，还可通过作用于去甲肾上腺素、5 - 羟色胺等单胺类神经递质缓解疼痛，具有镇痛作用强、持续时间长、药物依赖性低、滥用潜力小、治疗剂量不抑制呼吸的特点，可用于缓解临床各种中度疼痛。

5. 肌松药

罗库溴铵是中时效非去极化肌松药，起效速度快于目前任何非去极化肌松药，而且心血管系统影响小，很少引起组胺释放，不升高眼压及颅内压，肌松作用易被新斯的明或吡啶斯的明逆转。美维松、阿曲库铵及顺式阿曲库铵是中短效非去极化肌松药，主要通过血浆假性胆碱酯酶灭活，体内代谢迅速，适用于肝肾功能不全的病人。

6. 新型肌松药拮抗剂

Org25969 是一种全新的肌松药拮抗药，它是环糊精（Cyclodextrin）的衍生物，为晶状结构复合物。这种新型肌松药的拮抗药并不作用于胆碱酯酶，对毒蕈碱样受体和烟碱样受体无作用，能够直接和氨基甾类肌松药以 1∶1 比例形成化学螯合，使得肌松药分子离开乙酰胆碱受体，从而迅速逆转深度神经肌肉传导阻滞作用，不引起血流动力学的显著改变，是一种有希望替代胆碱酯酶抑制剂的新型肌松药拮抗药。0rg25969 的高水溶性使得其制剂在静脉注射时能够很好地被耐受。Org25969 能够有效地逆转氨基甾类肌松药的神经肌肉传导阻滞作用,但对苄异喹啉类肌松药和去极化肌松药无效。由于 0rg25969 的作用机制不涉及烟碱样胆碱受体,曾有人推断它既可以由来拮抗非去极化肌松药的作用也可以拮抗去极化肌松药的作用,在现有离体和在体的动物实验中,0rg25969 都表现出其拮抗作用的选择性,即只可以有效拮抗甾体类肌松药,对非甾体类肌松药包括琥珀胆碱无拮抗作用。

7. 新型选择性抗胆碱药

盐酸戊乙奎醚商品名长托宁能通过血脑屏障进入脑内,由于 M 受体选择性高,与阿托品相比抑制唾液分泌作用强,但不增加心率,不升高眼内压。长托宁主要用于麻醉前给药以抑制唾液腺和气道腺体分泌,用于有机磷毒物(农药)中毒急救治疗和中毒后期或胆碱酯酶老化后维持阿托品化。

二、相关新技术进展

1. 靶控输注(target control infusion, TCI)技术

随着对麻醉药物临床药代动力学和药效动力学的深入研究,加上计算机技术及新型短效静脉麻醉药的临床应用,推动了 TCI 技术的应用和发展,从而使全凭静脉全身麻醉得以安全有效地实施,也保证了日间口腔门诊手术及微创手术快速发展。这使得麻醉医师不再局限在手术室内施行麻醉,还在口腔门诊诊室、放射科甚至外科病房施行麻醉。

2. 监测技术

监测技术的进步提高了麻醉质量并保障了颌面外科患者围术期的安全。近 20 年来,临床实时地测定脉搏血氧饱和度(saturation of pulse blood oxygen ,SpO_2)、呼吸末二氧化碳(End tidal carbon dioxde, $ETCO_2$)和动脉血压,能及时地了解病人的通气、氧合和机体的灌注状态,大大降低了口腔颌面外科麻醉围术期并发症和死亡率,显著提高麻醉的安全性。近来代数字化脑电图用于监测脑的功能状态,特别是脑双频指数(bispectral index ,BIS)来监测意识状态,这对于研究麻醉药物的药效学以及指导用药、提高临床麻醉的质量具有重要意义。

3. 气管插管技术

虽然临床上对气道困难的判断仍没有十分公认衡量标准,但在 2014 年中华医学会麻醉学分会颁布了困难气道管理指南,对规范困难气道处理流程,改善困难气管插管的不良状况,减少口腔颌面外科气道处理相关并发症都有明确的指导意义。指南认可了预充氧的重要性,进一步改良面罩通气分级,将预料的困难通气进一步分为明确的和可疑困难气道,诱导方式增加了保留自主呼吸情况下全麻诱导,并强调喉镜显露分级作为建立气道方法的依据等对口腔颌面外科困难气道处理临床操作具有重要的指导作用。随着临床对困难气管插管术研究的不断深入以及医疗器械的开发和研制,困难气道管理技术也不断改进。对于紧急气管插管困难的患者,应根据具体情况,选择合适的插管方法,必要时选择合适的辅助器械和诱导方法,可大大提高困难气道插管成功率。近年来的主要进展如下:

(1)视频喉镜　随着视频喉镜在临床应用越来越广泛,气管插管术也经过了不断改良。相对于传统直接喉镜,视频喉镜明显改善了喉部显露,尤其在困难气道插管中,为解决临床气管插管困难问题提供了新方法。主要优点:①喉部显露更加容易;②可改善喉部显露分级;③操作简便易学;④气管插管损伤小,提高气管插管的成功率;⑤与普通喉镜相比较,视频喉镜的设计中没有外露的照明装置电路接点,从而可降低接触不良故障。喉镜片采用特殊塑料制成,全封闭保护摄像头和光缆,所以清洁、消毒和灭菌处理更为容易。

(2)食管-气管联合导管　食管-气管联合导管(esophageal tracheal combitube, ETC)是美国 FDA 在 1988 年批准使用的新的急症气道处理用具,并在 2005 年国际心肺复苏指南得到推荐,适用于需要快速建立气道的患者,尤其适用于喉镜暴露不佳的患者。ETC 以它的独特优点被美国麻醉医师协会(american society of anesthesiologists, ASA)推荐为在插管和通气都发生困难的紧急情况下可选用的方法之一。具体操作方法为暴露咽喉部,用左手拉开舌和下颌,右手持联合导管沿舌根部向食管方向轻轻插入,插至门齿与导管管壁上刻度标示一致时,向气囊内充气,固定即可。

(3)光棒辅助气管插管　光棒(lightwand)是一种弯曲的可塑金属导管,尾部带有电池和开关,由干电池提供光源,其前端灯泡光滑呈椭圆形,是利用颈部软组织透光原理来引导气管插管的工具,为盲探下插管提供了可视的辅助工具,有效地提高了插管成功率。其插管手法为先检查光源,再用润滑剂分别润滑插管芯、套在管芯外部的气管导管前端及气囊,并将其折弯呈 J 型。左手推开下颌,当光棒前端到达舌后部时调整光索向前,至光斑最亮处即环甲膜处时,用右手保持光棒不动,左手将气管导管送人气管内。

(4)纤维光导支气管镜(fiberoptic bronchoscope, FOB)　近年来,FOB 已成为困难气管插管最常用的仪器,也是十分有效的手段,可经口或经鼻直视下进行气管插管。该技术损伤小,并发症少,适用于张口困难或颈部不能活动、解剖异常或特殊病理改变的口腔病人,以及困难气道小儿病人。

三、围术管理进展

1. 吸入麻醉诱导

由于七氟烷的血气分配系数低,使其成为很好的吸入诱导麻醉药,临床上对不能合作的儿童常常采用吸人诱导。七氟烷在环路内预充技术可运用于儿童病人的诱导。在一项对比研究中,分别使用 2%、4%、6%、8% 的七氟烷加 50% 的 N_2O 诱导,发现浓度越高,诱导速度越快;浓度越高,气道的不良反应包括咳嗽、喉痉挛、呼吸抑制等的发生率亦越高;四个浓度组里,诱导时血压都比基线水平下降,下降的程度在基础值的 20% 以内,但 4% 和 6% 组观察到心率的显著增加。因此认为,6% 的七氟烷诱导迅速,不良反应发生率低,可推荐用于儿童的吸入诱导。七氟烷单次肺活量吸入诱导技术亦可用于儿童病人诱导,尤其是大于 9 岁者。在小儿被麻醉后再进行静脉穿刺,能提高成功率。并且有研究证明,在使用七氟烷诱导意识消失后 2 分钟进行静脉穿刺,能减少穿刺时的体动和喉痉挛的发生。

2. 口腔门诊快通道麻醉

复合麻醉随着手术麻醉“快通道”观念的普及,对临床麻醉提出了机体生理影响小、应激反应小、术后恢复快、便于术后镇痛等要求,加之高龄病人手术比率增加,局部麻醉、区域神经阻滞重新引起重视;短效静脉麻醉药如异丙芬、咪唑安啶,短效麻醉性镇痛药如瑞芬太尼和阿芬太尼,短效肌松药如美维松等药物的复合广泛应用,使得口腔门诊全身麻醉下治牙得到快速发展。

3. 麻醉循环管理

口腔颌面外科手术的发展对麻醉技术提出了新的要求。由于口腔显微外科手术操作精细复杂,手术时间长,手术中要求循环、呼吸稳定,出血少。手术初期进行肿瘤根治术时,要求麻醉医师提供控制性降压,减少出血量,然而在游离组织移植手术时要求根据显微血管吻合的不同阶段保持相应的血压值,使有效循环血量维持于较高水平,以利于吻合后的微血管通畅,保证移植处组织有足够的血流灌注,与此同时保持手术野清晰及减少出血。因此控制性降压与急性高容量血液稀释联合技术在口腔颌面外科麻醉中得到广泛应用。

4. 静脉自控镇痛(patient controlled intravenous analgesia, PCIA)

口腔颌面手术后疼痛是影响患者恢复最常见的问题,少数患者甚至因为恐惧术后疼痛而放弃或推迟手术治疗时间而致使病情加重。PCIA是近年来广泛应用于口腔颌面外科外科术后的一种镇痛方法,具有简单方便、安全有效、价格低廉等特点。PCIA是指术后患者根据自己的镇痛需要自我控制镇痛药物给药的时间和剂量,将静脉镇痛药用法个体化,以最低的镇痛药物浓度取得满意的镇痛效果。PCIA对减轻患者痛苦,维持患者的生理和心理平衡,减少并发症都有明确的作用。

5. 麻醉后监测治疗室(post-anesthesia care unit, PACU)和ICU

随着口腔颌面外科危重疑难病人施行复杂麻醉和手术的增加,手术的结束并不意味着麻醉作用的消失和主要生理功能的完全复原,再加上手术麻醉期间已发生的循环、呼吸、代谢等功能的紊乱未能彻底纠正,麻醉后仍有发生各种并发症的危险。由于麻醉事业的发展,监测技术的进步,麻醉手术后的病人仍需要由经过专业训练的医护人员精心治疗护理,促使病人早日康复。对于全身麻醉病人,应使其神志完全恢复清醒,各种神经阻滞麻醉病人局部感觉运动功能应完全恢复正常,病人循环、呼吸、肝、肾等重要生理功能恢复正常并处于稳定状态。对于已发生麻醉并发症的病人应积极进行治疗。因此,麻醉恢复室和重症监测治疗室对麻醉病人的恢复、危重病人的监护、麻醉并发症的防治等方面都发挥着重要作用,是现代麻醉科室的重要组成部分。它的建立和完善与否,是衡量现代化医院先进的重要标志之一。

[关键词]　口腔麻醉;疼痛诊疗;危重病监护治疗;口腔舒适化

光动力抗微生物化疗法在牙周病治疗中的应用回顾与前景展望

中华口腔医学会牙周病学专业委员会
哈尔滨医科大学附属第四医院　　毕良佳

光动力抗微生物化疗法(photodynamic antimicrobial chemotherapy, PACT)是近几年发展起来的一种抗微生物的新型方法,是基于光动力疗法(photodynamic therapy,PDT)提出的概念。微生物如同肿瘤细胞一样,对光敏剂有较强的吸收能力,受到相应波长的激光激发后,在能量跃迁过程中产生的氧化活性分子(radical oxygenspecies,ROS)等物质可以杀伤目标细菌、真菌、病毒等微生物。细菌对光敏剂的优先聚集性可确保不损伤周围正常的组织和细胞。PACT和PDT的原理相同,其区别就在于应用的领域不同,而PACT则是PDT在微生物领域内的延伸与创新,可以说是其发展的分支学科,具有相同的特点和优势,如疗效确切、治疗选择性高、损伤少、无耐药性和可重复使用等等。根据PACT的优势及其卓越的表现,国内外科学家认为这种方法有望攻克长期困扰口腔科的难题,逐渐将这项技术运用到口腔疾病的治疗当中,具有广阔的应用前景和较大的临床推广潜力许多学者纷纷开展了此方面的研究。

一、光动力抗微生物化疗法的发展历程

1. 光动力抗微生物化疗法的基本原理

光动力学的三个重要元素是光敏剂、光源和组织中的氧，其中光敏剂在光动力发生过程中起了关键性的作用。病变组织能够优先吸收光敏性物质并呈高浓度富集，这些组织中的光敏剂在可见光、近红外光或紫外光等的激发下吸收光子能量，从基态跃迁至激发态。而光敏物质从激发态返回基态是通过物理退激或化学退激释放能量来完成的，光动力荧光光谱诊断就是依靠其物理退激过程中产生的荧光，而光动力治疗则是依靠其化学退激过程中生成的 ROS 等细胞毒性物质。

光动力的这一能量改变的过程主要通过Ⅰ型光反应和（或）Ⅱ型光反应的途径实现。这两种机制共同的基础是三重态光敏剂，不同之处在于三重态的光敏剂与何种物质反应，如何与氧分子作用，发生何种转移：Ⅰ型光敏反应是三重态光敏剂与底物直接作用，而Ⅱ型光敏反应是三重态光敏剂与三线态氧分子作用；Ⅰ型光敏反应先形成自由基，然后再与氧发生反应，Ⅱ型光敏反应是直接与氧分子发生反应；Ⅰ型光敏反应转移的是光敏剂上氢和电子等离子，而Ⅱ型光敏反应转移的是光敏剂吸收光子、激发光子时产生的能量。光敏剂的属性和剂量浓度、底物和氧的浓度以及光敏剂与底物间的键合作用等因素都对这两种机制作用的效果产生影响。在进行光动力治疗的过程中，Ⅰ型光敏反应和Ⅱ型光敏反应可能同时出现来保证光敏化的持续进行，这是由于单线态氧和 ROS 等细胞毒性物质的作用时间范围很小、存在时间短暂的缘故。光敏剂和底物的类型属性、靶向组织的部位决定了究竟是Ⅰ型光敏反应还是Ⅱ型光敏反应占主导地位，在大多数情况下Ⅱ型光敏反应起主要作用，同时Ⅰ型光敏反应产生的羟基自由基和氧离子自由基等基团也参与光动力杀伤的过程，对Ⅱ型光敏反应进行有效的辅助。

光动力的光损伤机制如上所述已经明确，然而光动力的靶向机制到目前为止还没有完全明了。靶向杀伤不是由一种机制引起，而是各种机制都起到一定的作用，然而究竟是哪几种机制如何作用，到目前为止还没有达成一致共识，有待于学者们进一步探讨研究。

2. 光敏剂的更新与发展

不论是 PDT 还是 PACT，治疗效果的关键都在于它所选择的光敏剂，光动力技术的应用和改进也都是随着光敏剂的不断发展进而逐步完善起来的，光敏剂的更新换代对于光动力的发展具有重要的推动意义。光敏剂是一种在适当波长的光激发下，能够与氧分子发生光氧化反应的化学物质，可以选择性地积聚于病灶部位，其光活化产物具有不同程度的细胞毒性，DNA、线粒体或细胞膜等都是其作用目标。在光敏剂的临床选择上，不仅要考虑他的理化性能和光活化效率，还要全方位地考虑他在人体内的作用与代谢情况：光敏剂要求化学纯度高、组成成分单一、结构明确、性质稳定，保证光动力反应迅速持久、不生成其它对人体有害的物质；光敏剂还要求光活化性强，能够产生足够的单线态氧及其他活性氧等细胞毒性物质，保证光动力治疗的效果；同时，光敏剂还要对病灶具有靶向选择性，健康组织应少吸收或不吸收，而在目标组织内则被优先摄取、高浓度聚集；光敏剂的吸收峰还应与波长为 600 - 900 nm 的激光相匹配，并且吸收能力强；从患者临床应用的角度考虑，光敏剂还应具备毒副作用小、避光时间短，便于用药，从身体中可以迅速排除等条件。

目前光敏剂已经历了三代，相关实验研究已获得很大的进展，并且有的光敏剂已获得生产批号，进入临床研究或使用阶段。

第一代光敏剂：最早一代的光敏剂已获多国政府的药监部门批准在临床使用。主要包括 por-fimer sodium（photofrinⅡ）、二血卟啉醚（dihaematoporphyrin ether，DHE）和血卟啉衍生物（hematoporphyrin derivative，HpD）等。由于处于光动力发展的初期，第一代光敏剂存在一些不足:①激发波长不够(最长的在630 nm 左右),限制了激光在组织中的穿透深度,不能够应用于较大的肿瘤的治疗;②第一代光敏剂对于红光的吸收能力普遍不强,影响光动力效果;③避光时间较长,光敏剂在组织体内滞留超过 4 周以上,干扰患者的治疗与生活;④理化性能不佳,组织选择性较差,容易引起皮肤过敏反应。

第二代光敏剂:鉴于第一代光敏剂的不足,第二代光敏剂在各方面性能都有所改进。它们作用波长较大,延长至 600 - 700 nm 之间,增加了激光在生物组织内的穿透能力,加强了光敏剂对吸收光谱中红光部分的吸收带,缩短了避光时间,减轻了药物毒性,并且表现出更加稳定和优良的光活性,更加符合理想光敏剂的特点。第二代光敏剂已基本进入临床研究阶段,但绝大多数尚未取得正式的临床使用批号。主要包括 5 - 氨基酮戊酸、金丝桃素、甲苯胺蓝、亚甲基蓝、酞菁类、初卟啉锡、得克萨卟啉、和血卟啉单甲醚。

第三代光敏剂:在第一代、第二代光敏剂研发的基础上,进一步提高了光敏剂的靶向性和光活性。主要包括酞菁类、肿瘤受体相应的抗体和配体、肿瘤组织表达的抗原以及脂质体和多聚体等等。目前,尚仍处在动物研究阶段。

第二代光敏剂是目前研究与应用最广泛的一代。其中,第二代光敏剂中的甲苯胺蓝是一种细胞核的染色剂,在组织中有较好的穿透深度,可停留在细胞核成分较多的组织中,早期被临床应用于筛选早期癌变及监测白斑,具有价格低、安全有效、无明显毒副作用的优势。近年来已被应用于 PACT 中,取得了较好的效果。另外,第二代光敏剂中的血卟啉单甲醚是由我国第二军医大学自主研发的一类单体卟啉光敏制剂。经实验室研究表明其结构稳定成分单一,光活化能力较强,单态氧产量丰富,对于肿瘤细胞杀伤能力显著,如消化道恶性肿瘤、神经胶质细胞瘤、色素脉络膜恶性黑色素瘤、乳腺癌均取得了较好的成效,同时对于皮肤病的治疗也取得了良好的效果。因此,其在抗微生物治疗的潜力也成为近年来关注的热点,有很大的临床应用空间和临床推广潜力。

二、光动力抗微生物化疗法治疗牙周病的优势

目前 ,牙周病对抗牙周致病菌的基础治疗包括机械性的控制菌斑和化学药物控制菌斑。机械性的方法包括刷牙 、龈上洁治、龈下刮治和根面平整。化学方法包括局部应用含有抗生素的含漱剂、局部缓释和控释药物 、全身用抗生素。另外,还有一种物理方法是应用高能量激光 ,通过光热效应杀灭细菌。这些方法在牙周治疗中被广泛应用 ,无论是单独应用还是联合应用 ,都能在一定程度上控制牙周病的发展,但是仍存在一些不足。

PACT 的抗菌作用已被很多研究所证实,由于具有起效快、副作用小、治疗时间短等优点,为临床治疗提供了一种新的诊疗思路,在各种感染性疾病的治疗中也逐步得到广泛的应用,如鼻窦炎症、皮肤炎症、腿部溃烂、烧伤感染、伤口金黄色葡萄球菌的感染等等。PACT 技术由于其自身的原理和机制,能够在很大程度上缓解临床治疗牙周疾病所面临的困难,具有很大的对抗牙菌斑和治疗牙周感染的潜力。与传统的机械法去除法相比,PACT 技术具有很多优势:在感染部位使用光敏剂药物,配合激光光照,光敏剂药物无毒副作用,不会对机体产生不良反应,而低功率激光也不会导致组织损伤,是一种微创或是无创的治疗技术。这种治疗可以局部使用,激光的光纤直径很小,可以随意弯曲,对于器械难以到达的如根分叉区等的特殊解剖结构或部位都能够有效到达,特别适合牙周病的治疗。PACT 能够应用在牙周治疗的各个阶段,不仅能够在活动期开展治疗,而且能够清除

维护期深牙周袋内残留菌群，进行牙周的预防和保健。PACT 技术与洁治、刮治等机械方法相比较，不需要复杂的操作技巧，使用便捷，易于掌握。与传统的抗生素相比，PACT 技术也有其独到之处：光敏剂与细菌表面带有异种电荷，使光敏剂能够与细菌相互吸引并结合，这种结合能力远远大于光敏剂与正常细胞之间的结合能力，使得 PACT 作用具有靶向选择性，避免了全身应用抗生素而导致的各种副作用。PACT 技术对各种微生物都有较好的抑制作用，包括各种耐药菌株和抗生素敏感菌株，在很大程度上解决了临床上耐药菌群难以消灭的问题，从而避免了全身应用抗生素而导致的诸多副作用；光动力反应过程中产生的自由基和单线态氧等细胞毒性物质通过氧化反应迅速对细菌进行杀伤，而细菌膜的代谢通道也不能够阻止这些小分子和离子的进入，所以 PACT 技术不大可能会产生耐药性。

鉴于以上所述，PACT 技术与抗生素等在抗菌方面工作机制不同及它所独具的优点，将会在预防和治疗牙周病领域具有广阔的应用前景，是一种能够显著改善患者口腔健康的治疗方新法。

三、光动力抗微生物化疗法在牙周病治疗中的应用回顾

由于 PACT 在牙周病治疗中的巨大潜力，可成为替代或辅助传统牙周病治疗的新型方法，学者们进行了大量的实验室研究，并逐步应用于临床治疗。

早期的研究证实光动力能够杀灭牙周病原菌 Pg、Aa、Fn 和龋病致病菌，如远缘链球菌、血链球菌和乳杆菌、黏放菌等。但这些研究都是利用单一的微生物培养基进行的。Sarker 等采集病人口腔中的龈下菌斑，观察光敏作用对菌斑样本中的牙周致病菌的作用，结果显示光敏作用对菌斑中的细菌同样有效。Drulis Kawa 等将 chlorin e6 和 polyvinylpyrrolidone 混合物作为光敏剂，作用于牙周龈下菌斑中分离出的厌氧菌，结果发现 20 种 G^+ 菌和 30 种 G^- 菌中的大部分菌都受到抑制。在动物实验中，低能量的二极管激光照射分别应用 chlorin e6 和 BLC1010 为光敏剂的牙周袋，发现较单用激光和未治疗组，其牙龈红肿、探诊出血等临床症状都有很大改善，而以 chlorin e6 为光敏剂对 Pg 菌的抑制作用则显著大于其他各组。

本项课题组是国内较早从事研究甲苯胺蓝介导 PACT 在牙菌斑细菌方面作用的专业人员，首次发现甲苯胺蓝介导的光动力能够有效杀灭口腔龈上菌斑微生物。研究结果表明在适宜的参数条件下，甲苯胺蓝介导的 PACT 能够有效杀伤龈上牙菌斑中的牙周致病菌，提示此法方法在体内亦有可行性，为进一步的研究提供数据支持。在接下来的研究中，本课题组经实验已证实甲苯胺蓝可应用于活体治疗，不仅能够有效杀灭牙周炎大鼠中的口腔细菌，而且对牙周组织安全可靠，对正常附着组织无损害，并且获得了最佳的药物应用浓度和光照强度及时间，这为甲苯胺蓝介导 PACT 治疗牙周病在临床的安全推广提供了有力的参考。我们又将甲苯胺蓝介导的 PACT 与与常规洁治、刮治进行比较，同样取得良好的治疗效果，说这种方法明具有强大的临床应用潜力。经实验研究我们发现了甲苯胺蓝介导的 PACT 还可有效地控制大鼠的口腔创口感染。数据表明此方法可作为抗微生物临床治疗的一种新选择，提示对于牙周局部感染也有极大的应用空间。

近期，本课题组也聚焦于新的光敏剂的疗效研究。血卟啉单甲醚是我国自主研发的第二代光敏剂，具有稳定的化学结构及优秀的物理性能，用于治疗肿瘤和鲜红斑痣等已有多年，但少有用于抗感染方面的报道。本课题组以临床常见、多发的牙周病为切入点，探讨血卟啉单甲醚介导的 PACT 的抗感染能

力，首次发现血卟啉单甲醚介导的光动力能够有效杀灭口腔龈上菌斑微生物，为临床治疗提供新的思路，为后续的临床应用提供一定的实验依据和数值参考。

四、前景展望

光动力抗微生物化疗法是近年来光动力疗法在微生物领域内的成功应用。光动力疗法由于组织选择性好、作用表浅，对深部组织无损伤，是一种局部治疗方法，尤其适合牙周疾病的治疗。其操作简单，治疗时间短，不易产生类似于抗生素的耐药性，可以多次重复使用，减少患者在基础治疗后需进一步采用手术治疗的概率。其治疗作用仅限于光照范围内，适用于病变范围局限的疾，没有明显的全身副作用，特别适用于一般情况差、不能耐受其他治疗方法的患者，减少患者痛苦以及手术费用，同时提升患者牙周治疗的舒适性，减轻对牙周治疗的恐惧心理。综上所述，光动力抗微生物化疗法是原有传统牙周病治疗方法的一种有发展潜力的替代或辅助治疗手段，有可能为成为治疗或者预防牙周病的一种切实可行的新方法，具有重要临床应用价值和社会应用前景。

［关键词］ 牙周病；光动力抗微生物化疗法；光敏剂；牙周病原菌；激光

口腔黏膜病学大事记

吴婷　周瑜　江潞　曾昕　陈谦明　整理
周曾同　孙正　华红　刘宏伟　栾文民　李秉琦　审校

表 1　两病(口腔白斑和口腔扁平苔藓及其癌变)协作组

机构设置	组长单位	解放军总医院　卫生部北京医院　北京医学院
	成员单位	解放军总医院　卫生部北京医院　北京医学院 四川医学院　湖北医学院　上海第二医学院 第四军医大学　广州军区总医院
主要人员(不完全统计)	解放军总医院	洪　民　周继林　曹家信　庞劲凡
	卫生部北京医院	韩宗琦　徐达奎　方祥忠　栾文民
	北京医学院	郑麟蕃　胡碧琼　徐治鸿
	四川医学院	萧卓然　李秉琦　王顺英　曾光明　黄亚筠　张文清
	湖北医学院	李辉萫　汪说之　徐学义
	上海第二医学院	许国祺　吴少鹏　史慧宝
	第四军医大学	韩桃娟　陆先愠　赵瑞芳
	广州军区总医院	戴策安　张元坚

1978 年 5 月成立

表 2 全国诊疗常规准与临床路径

序号	标准/临床路径名称	发表日期	执笔人
1	复发性阿弗他溃疡疗效评价的试行标准	2001 年	李秉琦 唐国瑶
2	口腔扁平苔藓（萎缩型、糜烂型）疗效评价标准（试行）	2005 年	周 刚 刘宏伟 林 梅 唐国瑶
3	口腔白斑病的定义与分级标准（暂行标准）	2011 年	陈谦明
4	口腔白斑诊疗指南（试行）	2011 年	蒋伟文 陈谦明
5	复发性阿弗他溃疡诊疗指南（试行）	2012 年	周 刚
6	口腔扁平苔藓诊疗指南（试行）	2012 年	周红梅
7	复发性口腔溃疡临床路径	2010 年	华 红 闫志敏
8	口腔扁平苔藓临床路径	2010 年	刘宏伟
9	口腔念珠菌病临床路径	2010 年	华 红 闫志敏
10	单纯疱疹临床路径	2010 年	刘宏伟

表 3 联合申报的全国科技项目

时间	项目名称	负责人	项目资助	意义
1983 年	口腔白斑与口腔扁平苔藓流行病学与防治的研究	洪 民	“六五”科技攻关计划	打基础，建学科，项目完成后出版了专著《口腔癌前病——白斑与扁平苔藓》，并于 1987 年获得国家卫生部科技成果乙等奖
2004—2006 年	口腔黏膜病的临床研究	陈谦明	“十五”科技攻关计划	传承、巩固队伍。项目副组长、组长周曾同、孙正、陈谦明分别继任第三届、第四届、第五届口腔黏膜病专业委员会主任委员；催生了口腔黏膜病学领域的杰青（陈谦明）、长江学者（陈谦明）、全国百篇优博（王智）和国家自然科学基金委口腔医学领域的第一个创新群体的产生
2015—2018 年	口腔黏膜潜在恶性疾患预警新体系多中心协同研究	陈谦明	国家卫生和计划生育委员会公益性行业科研专项	集优势、寻突破、求发展。期望能形成新的临床指南

表 4 国家临床重点专科建设项目

时间	建设专科名称	项目负责人
2013—2014 年度	四川大学华西口腔医院口腔黏膜病科	陈谦明
2013—2014 年度	上海交通大学第九人民医院口腔黏膜病科	周曾同
2013—2014 年度	北京大学口腔医院口腔黏膜科	华 红

表 5　国家级精品课程

时间	课程名称	课程负责人
2007 年	口腔黏膜病学	陈谦明
2008 年	口腔黏膜病学	周曾同

表 6　国家级精品资源共享课

时间	课程名称	课程负责人
2012 年	口腔黏膜病学	陈谦明
2012 年	口腔黏膜病学	周曾同

表 7　口腔学科专委会会议年表

时间	地点	会议名称	会议主题
1988 年 4 月	江苏常州	首届中华医学会口腔科学会口腔黏膜病学组成立会议 第一次全国口腔黏膜病学术会议	成立以许国祺为教授为组长，李秉琦教授、李辉莘教授为副组长的第一届中华医学会口腔科学会口腔黏膜病学组，标志中国口腔黏膜病学进入了振兴奋起阶段
1991 年 10 月	上海	第二次全国口腔黏膜病学术会议	邀请了王一飞教授、周来生教授等就其他学科与领域的进展进行了交流。
1995 年 6 月 21—25 日	湖南张家界	第二届中华医学会口腔科学会口腔黏膜病学组成立会议 第三次全国口腔黏膜病学术会议	着重补充了周曾同、陈谦明二位年青的常委，并商定为当时湖北医学院预留一个年轻常委席
1998 年 10 月 14—16 日	四川成都	第一届中华口腔医学会口腔黏膜病专业委员会成立会议暨第一次全体委员会议和常委会、第四次全国口腔黏膜病学术会议	中华口腔医学会成立以来的首次全国口腔黏膜病学术大会；会议期间成立了以李秉琦教授为主任委员的第一届中华口腔医学会口腔黏膜专业委员会，副主任委员为周曾同教授
1999 年	上海	第一届中华口腔医学会口腔黏膜病专业委员会第二次全委会议	启动研究复发性阿弗他溃疡疗效评价试行标准
2000 年	广东广州	第一届中华口腔医学会口腔黏膜病专业委员会第三次全委会议	讨论通过复发性阿弗他溃疡疗效评价试行标准
2001 年 8 月	吉林长春	第二届中华口腔医学会口腔黏膜病专业委员会成立会议 第五次全国口腔黏膜病学术会议	改选组成了以李秉琦教授为主任委员的第二届中华口腔医学会口腔黏膜病专业委员会，补选高文信教授为副主任委员

续表

时间	地点	会议名称	会议主题
2002 年 8 月 23—27 日	青海西宁	第二届中华口腔医学会口腔黏膜病专业委员会第二次全委会扩大会议	制订了口腔扁平苔藓(OLP)疗效评价试行标准(草案)。会议确定 2004 年在上海召开全国第六届口腔黏膜病学术大会
2003 年 11 月 7—9 日	广西南宁	第二届中华口腔医学会口腔黏膜病专业委员会第三次全委会议	讨论了口腔扁平苔藓 OLP 疗效评价试行标准(草案);落实第六届全国口腔黏膜病学术大会筹备事项
2004 年 10 月 21—24 日	上海	第三届中华口腔医学会口腔黏膜病专业委员会第一次全委会议第六次全国口腔黏膜病学术会议	本届会议改选组成了以周曾同教授为主任委员的第三届中华口腔医学会口腔黏膜病专业委员会,讨论并通过了“口腔扁平苔藓(萎缩型、糜烂型)疗效评价标准(试行)”,启动口腔白斑病的诊疗标准
2005 年 7 月 29—31 日	黑龙江佳木斯	第三届中华口腔医学会口腔黏膜病专业委员会第二次全委会议	讨论口腔白斑病的定义与分期标准、通报口腔专科医师培养与准入研究的初步成果,同意申请口腔黏膜病专科医师培养与准入制度。讨论建立口腔黏膜病专委会网页
2006 年 10 月 13—16 日	湖南长沙	第三届中华口腔医学会口腔黏膜病专业委员会第三次全委会议	讨论并初步通过了“口腔白斑病的定义与分期标准”。初步讨论了“口腔黏膜下纤维性变临床诊断标准(草案)”。同期举行了“海峡两岸口腔黏膜下纤维性变(OSF)专题研讨论会”,邀请海峡两岸 7 位专家做了专题报告
2007 年 7 月 26—31 日	新疆乌鲁木齐	第三届中华口腔医学会口腔黏膜病专业委员会第四次全委会议	会同口腔病理学专业委员会、口腔颌面外科专业委员会、口腔中西医结合学组作“口腔癌前病变多学科联合专题讨论会”
2008 年 3 月 28—30 日	辽宁大连	第三届中华口腔医学会口腔黏膜病专业委员会第五次全委会议	周曾同教授介绍换届改选的原则和初步设想。全体委员通过了换届改选的原则。孙正教授通报了关于第七次全国口腔黏膜病暨第五次全国口腔中西医结合大会会议日程安排等有关事项。陈谦明教授对《口腔黏膜白斑病的定义与分级标准》的几处重大修改做了说明,会议讨论通过了这项标准

续表

时间	地点	会议名称	会议主题
2008 年 10 月 29—31 日	北京	第四届中华口腔医学会口腔黏膜病专业委员会第一次全体委员会议暨常委会、第七次全国口腔黏膜病学术会议	改选组成了以孙正教授为主任委员的第四届中华口腔医学会口腔黏膜病专业委员会,会议期间中西医结合专委会成立
2009 年 7 月 23—24 日	内蒙古呼和浩特	第四届中华口腔医学会口腔黏膜病专业委员会第二次全体委员会议暨常委会	全体委员会议讨论了复发性口腔溃疡、口腔扁平苔藓、口腔念珠菌病、单纯疱疹等口腔黏膜常见疾病的诊疗指南;常委会讨论了制定诊疗指南的必要性以及 2010 年全球口腔医学华人大会的策划方案
2010 年 5 月 29 日	上海	第四届中华口腔医学会口腔黏膜病专业委员会第三次常委会	讨论了复发性口腔溃疡、口腔扁平苔藓、口腔念珠菌病、单纯疱疹临床路径
2010 年 12 月 3—4 日	福建厦门	第四届中华口腔医学会口腔黏膜病专业委员会第三次全体委员会议	“2009 年至 2010 年的工作简要回顾和 2011 年工作初步计划”的报告;继续讨论了复发性口腔溃疡、口腔扁平苔藓、口腔念珠菌病、单纯疱疹等口腔黏膜常见疾病的临床路径
2011 年 6 月 24 日	舟山定海	第四届中华口腔医学会口腔黏膜病专业委员会第四次常委会会议	对复发性口腔溃疡、口腔扁平苔藓、口腔念珠菌病、单纯疱疹等口腔黏膜常见疾病的临床路径,再一次讨论,形成最终意见,由执笔人定稿。对口腔黏膜专业的执业范围以及准入标准等相关问题进行了讨论
2011 年 9 月 23 日	江苏南京	第四届中华口腔医学会口腔黏膜病专业委员会第四次全体委员会议(中西医结合专委会共同召开)	会上向全体委员公布了复发性阿弗他溃疡、口腔扁平苔藓、口腔黏膜白斑病的临床路径,获得全体委员的一致通过;对目前实施的口腔黏膜病临床路径进行了解读
2012 年 3 月 9 日	广东广州	第四届中华口腔医学会口腔黏膜病专业委员会第五次常委会(和中西医结合专委会共同召开)	讨论两个专委会换届改选的工作安排以及关于 2012 年 10 月在成都召开全国学术大会的相关事宜

续表

时间	地点	会议名称	会议主题
2012年10月8—11日	四川成都	第五届中华口腔医学会口腔黏膜病专业委员会第一次常委会全委会 第八次全国口腔黏膜病学术会议	会议期间改选组成了以陈谦明教授为主任委员的第五届中华口腔医学会口腔黏膜病专业委员会;会议邀请了中国工程院院士邱蔚六教授、中华口腔医学会会长王兴教授、南京医科大学沈洪兵教授、周曾同教授以及来自University of British Columbia的张乐薇教授分别在大会上进行的特邀报告促进了口腔黏膜病临床、基础研究的学术交流,推动口腔黏膜病学的发展与提高,同期与美国颅颌面口腔研究所(NIDCR)联合主办了"免疫耐受与黏膜免疫国际会议"就免疫耐受与黏膜免疫的研究成果及现状进行深度探讨交流。首次评选了珠海亿胜口腔黏膜病学奖学金
2013年10月	上海	第五届中华口腔医学会口腔黏膜病专业委员会第二次常委会全委会	大会主题是口腔疑难病诊治交叉学科论坛,邀请了Buffalo大学牙学院院长、Burkert's Oral Medicine主编Michael Glick教授专题进行了讲演;会议通过了口腔黏膜病专业委员会与口腔领域著名期刊《Oral Surgery, Oral Medicine, Oral Pathology, and Oral Radiology》结盟事宜;适时修订口腔黏膜常见病临床指南,制定灼口综合征、天疱疮等的临床指南;建立"网络转诊平台";合作编写特色专著,合作申报重大科研项目并申请科研奖励等
2014年5月	江苏苏州	第五届中华口腔医学会口腔黏膜病专业委员会第三次常委会、全委会(和中西医结合专委会共同召开)	进一步突出了口腔黏膜病学与其他学科的交叉互动。初步重新讨论了如何重新规范性的"口腔白斑病"临床实践指南的问题,通过了专委会的会色、会徽
2015年5月	贵州贵阳	第五届中华口腔医学会口腔黏膜病专业委员会第四次常委会(和中西医结合专委会共同召开)	讨论两个专委会换届改选的原则、工作安排以及关于2016年10月在北京召开全国学术大会的相关事宜

续表

时间	地点	会议名称	会议主题
2015 年 10 月	北京	第六届中华口腔医学会口腔黏膜病专业委员会第一次常委会全委会 第九次全国口腔黏膜病学术会议	会议期间改选组成了以刘宏伟教授为主任委员的第六届中华口腔医学会口腔黏膜病专业委员会;同期举办了“三大洲口腔黏膜病会议——临床诊疗的全球视角”暨“亚洲口腔病学组成立大会”两个国际会议。从全球视角共同探讨口腔黏膜病学领域的诸多新问题

表 8　专委会国际交流年表

时间	地点	内容
1979 年	巴西	两病协作组成员郑麟蕃、韩宗琦等参加巴西第四届国际牙科大会
1982—1984 年	丹麦哥本哈根	首批中国口腔黏膜病学者赴欧洲进修从师著名的 Pindborg 教授
1984 年	北京	Pindborg 教授来北京举办培训班,口腔黏膜病学界学者郑麟蕃、胡碧琼、朱延馨、李辉莑、韩宗琦、栾文民、赵瑞芳、韩桃娟、黄亚筠、王大章、汪说之、徐学义、章魁华、徐志鸿、孙开华、于世凤、吴奇光等参加
1989 年	北京	国际著名口腔癌前病变专家 J. Pindborg 教授访问北京医院交流并为白班患者会诊
2004 年 10 月 21 – 24 日	上海	香港大学牙医学院院长 Samaranayake 教授、受邀来访并在第六次全国口腔黏膜病学术会议上做学术报告,会议同时还邀请了新藤润一(日本)和 Jung Pyo Hong 两位学者做了大会学术报告
2009 年 4 月 25 – 27 日	北京	北京大学口腔医学院、中国疾病控制中心性病与艾滋病中心、四川大学华西口腔医学院口腔疾病研究国家重点实验室、美国加州大学牙科学院和英国伦敦国王学院等联合主办第六届国际口腔健康与艾滋病大会。来自 20 多个国家和地区的 300 余名专家学者(外宾 101 名)应邀参加。中华口腔医学会口腔黏膜病专委会组织 90 余名专委会委员及研究生出席会议;刘宏伟、刘晓松等参加了大会学术交流
2009 年 11 月 6 日	台北	周曾同、孙正、刘宏伟、关晓兵出席第一届两岸三地家庭牙医学研讨会,分别做大会学术交流
2010 年 9 月 21 日	伦敦	刘宏伟、刘青作为口腔黏膜病临床实践讨论组的顾问,出席第五届世界口腔黏膜病研讨会
2012 年 11 月 11 日	成都	四川大学华西口腔医学举办“免疫耐受与黏膜免疫国际会议”,邀请 9 名国际免疫学专家共同探讨口腔黏膜疾病发病机制。陈谦明教授专题报告

续表

时间	地点	内容
2013 年 8 月 17 日	上海	美国 Buffalo 大学牙学院院长、The Journal of the American Dental Association 主编，Burkert`s Oral Medicine 主编 Mickeal Glick 教授应邀参加中华口腔医学会口腔黏膜病、中西医结合专业委员会 2013 年年会做了大会学术报告
2014 年 1 月		与口腔领域著名期刊《Oral Surgery，Oral Medicine，Oral Pathology，and Oral Radiology》结盟，陈谦明代表专委会任杂志编委
2014 年 4 月	美国奥兰多	刘宏伟、华红等出席美国口腔黏膜病专委会年会，刘宏伟作为邀请嘉宾主持病例讨论
2015 年 10 月	北京	第九次全国口腔黏膜病学术会议同期举办了“三大洲口腔黏膜病会议——临床诊疗的全球视角”暨“亚洲口腔病学组成立大会”两个国际会议。15 名国际学者及 300 余名国内学者从全球视角共同探讨了口腔黏膜病学领域的诸多新问题

医疗工作

国家卫生计生委办公厅关于开展 2015 年医疗卫生和传染病防治专项监督检查工作的通知

国卫办监督函[2015]58 号

各省、自治区、直辖市卫生计生委，新疆生产建设兵团卫生局、人口计生委：

为深入贯彻落实《传染病防治法》、《母婴保健法》、《计划生育技术服务管理条例》、《医疗广告管理办法》等法律法规，我委定于 2015 年在全国范围内开展医疗卫生和传染病防治专项监督检查工作。现将有关事项通知如下：

一、工作任务

（一）消毒隔离

一是监督检查辖区所有二级以上综合医院、结核病防治专科医院和开展血液净化、口腔诊疗的医疗机构，以及 30% 基层医疗机构，以感染性疾病科（含结核病科）/分诊点、血液净化诊疗、口腔诊疗、注射室等为重点，检查医疗机构建立消毒管理组织、制度及落实情况，医务人员接受消毒技术培训、掌握消毒知识、执行消毒隔离制度的情况，医疗用品、器械的消毒、灭菌情况，开展消毒与灭菌效果检测的情况，消毒产品进货检查验收、使用和管理情况，对传染病病人、疑似传染病病人的消毒隔离措施落实情况，基层医疗机构安全注射情况。二是监督抽检所有血液透析诊疗单位处理水的细菌总数和每省份至少 10 件口腔诊疗牙科车针灭菌效果（检测依据 GB15982-2012《医院消毒卫生标准》、YY0572-2005《透析和相关治疗用水》、《医疗机构口腔诊疗器械消毒技术操作规范》）。

（二）人类辅助生殖技术服务监督检查工作

一是会同综合治理、宣传、公安、工信、工商等部门，对各地涉嫌开展代孕宣传和服务的互联网络、电视广播、报刊杂志等进行查处，依法清理。二是通过群众举报、网络搜索、明察暗访等多种方式获得线索，对各地涉嫌开展代孕的医疗机构、社会中介服务机构等进行排查，查处违法机构和人员。三是以开展妇产科、泌尿外科、不孕症诊疗科目的综合医院、专科医院（含民营医院）为重点，结合医疗广告、互联网信息和举报线索进行重点排查，对未经批准开展人类辅助生殖技术的违法行为进行查处。四是对各地开展人类辅助生殖技术服务的机构和人类精子库进行监督检查，重点对机构和相关医务及技术人员的资质，机构内部管理、开展服务的规范性进行监督检查。

（三）医疗广告和互联网医疗保健信息服务

通过多种途径收集线索，及时发现辖区内主要电视台、广播电台、主流报纸、互联网站（大型门户类网站、搜索引擎类网站、医疗信息服务类网站、医疗机构自设网站）等发布的违法医疗广告和互联网医疗保健信息服务，重点查处下列违法违规行为：一是未取得《医疗机构执业许可证》发布医疗广告。二是医疗机构违规发布医疗广告，主要包括未取得或篡改《医疗广告审查证明》发布医疗广告，使用患者、医学专家、科研机构等名义证明疗效或者保证治愈以及冒用国家机关、公众人物形象和名义进行宣传,利用新闻形式、医疗咨询服务类专题节(栏)目发布或变相发布医疗广告等。三是违规从事互联网医疗保健信息服务,主要包括未经审核(复核)同意从事互联网医疗保健信息服务,超出审核(复核)同意范围或有效期提供互联网医疗保健信息服务,未按规定标明审核(复核)同意书编号,提供不科学、不准确医疗保健信息服务并造成不良社会影响,借开展性知识宣传和性科学研究为名传播淫秽内容等。

二、工作安排

(一)动员部署阶段(2-3 月)

各地卫生计生行政部门要结合实际制定具体实施方案,明确工作任务,建立工作机制,进行全面部署,抓好学习、宣传和培训工作。设立投诉举报电话和电子邮箱,鼓励社会各界提供违法违规案件线索。

(二)自查整改阶段(4-5 月)

各级卫生计生行政部门对辖区内重点医疗机构负责人和管理人员进行法律法规知识培训和宣传。各级各类医疗机构对照专项监督检查工作任务进行自查,及时纠正违法违规行为,制定切实可行的整改措施,形成自查报告报送卫生计生行政部门。

(三)监督检查阶段(6-10 月)

各级卫生计生行政部门及其综合监督执法机构对辖区内医疗机构消毒隔离、人类辅助生殖技术、医疗广告和互联网医疗保健信息服务等进行监督检查,查处违法违规行为。各级综合监督执法机构应当按照卫生监督信息卡填报时限要求,及时登录"全国卫生监督信息报告系统"填报有关信息卡。

(四)总结上报阶段(11 月)

省级卫生计生行政部门应当于 11 月 15 日前将专项监督检查工作总结和汇总表(纸质版和电子版)报送至我委综合监督局,突出情况及重大案件随时上报。

三、工作要求

(一)各级卫生计生行政部门、综合监督执法机构和各级各类医疗机构要从维护人民群众健康权益的高度出发,充分认识专项监督检查工作的重要性,切实加强领导,认真部署落实,明确责任,确保专项监督检查工作取得实效。我委将适时组织对部分地区进行督查。

(二)各地要加强对以往存在问题的重点医疗机构的监督检查,对发现的违法违规行为要依法查处到位,整改到位。同时要以违法医疗广告为线索,查处医疗机构其他违法违规行为。对依法应当吊销《医疗机构执业许可证》的,要坚决予以吊销,并将其法定代表人和负责人列入"黑名单",不得再申请设置医疗机构。

(三)要注意加强与公安、工商行政、通信管理等相关部门的协调与配合,涉及相关部门职责的问题要建立违法线索移交机制,及时通报,加强区域协作,分别依法查处。各级卫生计生行政部门内部的监督和疾控、医政医管、妇幼健康等职能部门要密切配合,多措并举,形成工作合力。

(四)各地要广泛利用各种形式宣传相关法律法规,强化医疗机构依法执业意识。有效发挥群众监督和社会舆论监督作用,主动公布投诉举报电话,发动群众积极提供违法线索,曝光典型案例,营造全社会齐抓共管的有利氛围。加强社会宣传,引导群众选择合法医疗机构看病就医。

(五)各地要认真总结专项监督检查工作,梳理存在的突出问题,深入研究分析深层次原因,提出工作建议,完善管理,严格落实法律法规要求,建立健全长效监管机制。

附件:

1. 专项监督检查工作情况汇总表
2. 消毒隔离监督检查表
3. 人类辅助生殖技术服务等案件查处汇

总表

4. 医疗广告和互联网医疗保健信息服务案件查处汇总表

5. 被吊销执业许可证（诊疗科目）的医疗机构一览表

国家卫生计生委办公厅
二〇一五年一月二十六日

附件略。

国务院办公厅关于印发全国医疗卫生服务体系规划纲要（2015—2020 年）的通知

国办发[2015]14 号

各省、自治区、直辖市人民政府，国务院各部委、各直属机构：

《全国医疗卫生服务体系规划纲要（2015—2020 年）》已经国务院同意，现印发给你们，请认真贯彻执行。

国务院办公厅
二〇一五年三月六日

（此件公开发布）

全国医疗卫生服务体系规划纲要（2015—2020 年）

为贯彻落实《中共中央关于全面深化改革若干重大问题的决定》、《中共中央国务院关于深化医药卫生体制改革的意见》、《国务院关于促进健康服务业发展的若干意见》（国发[2013]40 号）精神，促进我国医疗卫生资源进一步优化配置，提高服务可及性、能力和资源利用效率，指导各地科学、合理地制订实施区域卫生规划和医疗机构设置规划，制定本规划纲要。

第一章　规划背景

第一节　现状

经过长期发展，我国已经建立了由医院、基层医疗卫生机构、专业公共卫生机构等组成的覆盖城乡的医疗卫生服务体系。截至 2013 年底，我国有医疗卫生机构 97.44 万个，其中医院 2.47 万个，基层医疗卫生机构 91.54 万个，专业公共卫生机构 3.12 万个；卫生人员 979 万名，其中卫生技术人员 721 万名；床位 618 万张。每千常住人口拥有医疗卫生机构床位 4.55 张、执业（助理）医师 2.06 名、注册护士 2.05 名。2004—2013 年，全国医疗卫生机构总诊疗人次由每年 39.91 亿人次增加到 73.14 亿人次，年均增长 6.96%，住院人数由每年 6 657 万人增加到 1.91 亿人，年均增长 12.42%。

但是，医疗卫生资源总量不足、质量不高、结构与布局不合理、服务体系碎片化、部分公立医院单体规模不合理扩张等问题依然突出。

一是与经济社会发展和人民群众日益增长的服务需求相比，医疗卫生资源总量相对不足，质量有待提高。每千人口执业（助理）医师数、护士数、床位数相对较低。执业（助理）医师中，大学本科及以上学历者占比仅为 45%；注册护士中，大学本科及以上学历者占比仅为 10%。

二是资源布局结构不合理，影响医疗卫生服务提供的公平与效率。西部地区医疗卫生资源质量较低。基层医疗卫生机构服务能力不足，利用效率不高。中西医发展不协调，中医药（含民族医药，下同）特色优势尚未得到充分发挥。公共卫生服务体系发展相对滞后。公立医疗机构所占比重过大，床位占比近 90%。资源要素之间配置结构失衡，医护比仅为 1∶1，护士配备严重不足。专科医院发展相对较慢，儿科、精神卫生、康复、老年护理等领域服务能力较为薄弱。

三是医疗卫生服务体系碎片化的问题比较突出。公共卫生机构、医疗机构分工协作机制不健全、缺乏联通共享，各级各类医疗卫生机构合作不够、协同性不强，服务体系难以有效应对日益严重的慢性病高发等健康问题。

四是公立医院改革还不到位，以药补医机制尚未有效破除，科学的补偿机制尚未建立，普遍存在追求床位规模、竞相购置大型设备、忽视医院内部机制建设等粗放式发展问题，部分公立医院单体规模过大，挤压了基层医疗卫生机构与社会办医院的发展空间，影响了医疗卫生服务体系整体效率的提升。

五是政府对医疗卫生资源配置的宏观管理能力不强，资源配置需要进一步优化。区域卫生规划实施过程中存在权威性与约束性不足、科学性和前瞻性不够等问题，规划的统筹作用和调控效力有待增强。

第二节　形势与挑战

党的十八大提出了 2020 年全面建成小康社会的宏伟目标，医疗卫生服务体系的发展面临新的历史任务，要在“病有所医”上持续取得新进展，实现人人享有基本医疗卫生服务。

我国经济社会转型中居民生活方式的快速变化，使慢性病成为主要疾病负担。预计到 2020 年我国人口规模将超过 14 亿人，随着医疗保障制度逐步完善，保障水平不断提高，医疗服务需求将进一步释放，医疗卫生资源供给约束与卫生需求不断增长之间的矛盾将持续存在。

改革开放以来，我国城镇化率不断提高，2013 年达到 53.73%，户籍人口与外来人口公共服务二元结构矛盾日益凸显。2013 年我国流动人口数量达 2.45 亿人。被纳入城镇人口统计的 2 亿多农民工及其随迁家属尚未与城镇居民平等享受医疗、养老等基本公共服务。同时，随着中小城镇快速发展，人口加速聚集，到 2020 年要推动 1 亿左右农业转移人口和其他常住人口在城镇落户，完成约 1 亿人居住的城镇棚户区和城中村改造，引导约 1 亿人在中西部地区就近城镇化，部分地区医疗卫生资源供需矛盾将更加突出，医疗卫生资源布局调整面临更大挑战。

截至 2013 年底，我国 60 周岁以上老年人口达 2.02 亿人，占总人口的 14.90%，老年人口快速增加。老年人生活照料、康复护理、医疗保健、精神文化等需求日益增长。同时，随着近年来工业化和城镇化的加速推进，大量青壮年劳动人口从农村流入城市，提高了农村实际老龄化程度。老龄化进程与家庭小型化、空巢化相伴随，与经济社会转型期各类矛盾相交织，医疗服务需求将急剧增加。老年人口医养结合需要更多卫生资源支撑，康复、老年护理等薄弱环节更为凸显。实施单独两孩生育政策后，新增出生人口将持续增加，对包括医疗卫生机构在内的公共资源造成压力，特别是大中城市妇产、儿童、生殖健康等相关医疗保健服务的供需矛盾将更加突出。

同时，云计算、物联网、移动互联网、大数据等信息化技术的快速发展，为优化医疗卫生业务流程、提高服务效率提供了条件，必将推动医疗卫生服务模式和管理模式的深刻转变。医改的不断深化也对公立医院数量规模和资源优化配置提出了新的要求。

第二章　规划目标和原则

第一节　目　标

优化医疗卫生资源配置，构建与国民经济和社会发展水平相适应、与居民健康需求相匹配、体系完整、分工明确、功能互补、密切协作的整合型医疗卫生服务体系，为实现 2020 年基本建立覆盖城乡居民的基本医疗卫生制度和人民健康水平持续提升奠定坚实的医疗卫生资源基础。

表1　2020 年全国医疗卫生服务体系资源要素配置主要指标

主要指标	2020 年目标	2013 年现状	指标性质
每千常住人口医疗卫生机构床位数（张）	6.00	4.55	指导性
医院	4.80	3.56	指导性
公立医院	3.30	3.04	指导性
其中：省办及以上医院	0.45	0.39	指导性
市办医院	0.90	0.79	指导性
县办医院	1.80	1.26	指导性
其他公立医院	0.15	0.60	指导性
社会办医院	1.50	0.52	指导性
基层医疗卫生机构	1.20	0.99	指导性
每千常住人口执业（助理）医师数（人）	2.50	2.06	指导性
每千常住人口注册护士数（人）	3.14	2.05	指导性
每千常住人口公共卫生人员数（人）	0.83	0.61	指导性
每万常住人口全科医生数（人）	2.00	1.07	约束性
医护比	1:1.25	1:1.00	指导性
市办及以上医院床护比	1:0.60	1:0.45	指导性
县办综合性医院适宜床位规模（张）	500	-	指导性
市办综合性医院适宜床位规模（张）	800	-	指导性
省办及以上综合性医院适宜床位规模（张）	1 000	-	指导性

注：省办包括省、自治区、直辖市举办；市办包括地级市、地区、州、盟举办；县办包括县、县级市、市辖区、旗举办，下同。

第二节　原　则

一、坚持健康需求导向

以健康需求和解决人民群众主要健康问题为导向，以调整布局结构、提升能级为主线，适度有序发展，强化薄弱环节，科学合理确定各级各类医疗卫生机构的数量、规模及布局。

二、坚持公平与效率统一

优先保障基本医疗卫生服务的可及性，促进公平公正。同时，注重医疗卫生资源配置与使用的科学性与协调性，提高效率，降低成本，实现公平与效率的统一。

三、坚持政府主导与市场机制相结合

切实落实政府在制度、规划、筹资、服务、监管等方面的责任，维护公共医疗卫生的公益性。大力发挥市场机制在配置资源方面的作用，充分调动社会力量的积极性和创造性，满足人民群众多层次、多元化医疗卫生服务需求。

四、坚持系统整合

加强全行业监管与属地化管理，统筹城乡、区域资源配置，统筹当前与长远，统筹预防、医疗和康复，中西医并重，注重发挥医疗卫生服务体系的整体功能，促进均衡发展。

五、坚持分级分类管理

充分考虑经济社会发展水平和医疗卫生

资源现状，统筹不同区域、类型、层级的医疗卫生资源的数量和布局，分类制订配置标准。促进基层医疗卫生机构发展，着力提升服务能力和质量；合理控制公立医院资源规模，推动发展方式转变；提高专业公共卫生机构的服务能力和水平。

第三章　总体布局

在不同的属地层级实行资源梯度配置。地市级及以下，基本医疗服务和公共卫生资源按照常住人口规模和服务半径合理布局；省部级及以上，分区域统筹考虑，重点布局。

第一节　机构设置

医疗卫生服务体系主要包括医院、基层医疗卫生机构和专业公共卫生机构等（见图示）。医院分为公立医院和社会办医院。其中，公立医院分为政府办医院（根据功能定位主要划分为县办医院、市办医院、省办医院、部门办医院）和其他公立医院（主要包括军队医院、国有和集体企事业单位等举办的医院）。县级以下为基层医疗卫生机构，分为公立和社会办两类。专业公共卫生机构分为政府办专业公共卫生机构和其他专业公共卫生机构（主要包括国有和集体企事业单位等举办的专业公共卫生机构）。根据属地层级的不同，政府办专业公共卫生机构划分为县办、市办、省办及部门办四类。

第二节　床位配置

到 2020 年，每千常住人口医疗卫生机构床位数控制在 6.0 张，其中，医院床位数 4.8 张，基层医疗卫生机构床位数 1.2 张。在医院床位中，公立医院床位数 3.3 张，按照每千常住人口不低于 1.5 张为社会办医院预留规划空间。

分区域制定床位配置原则。根据各省份经济、社会、人口、卫生等方面的实际状况，考虑各地资源差异，在现有基础上，按照鼓励发展、平稳发展、控制发展等策略对各省份区别制定床位发展目标。

第三节　信息资源配置

开展健康中国云服务计划，积极应用移动互联网、物联网、云计算、可穿戴设备等新技术，推动惠及全民的健康信息服务和智慧医疗服务，推动健康大数据的应用，逐步转变服务模式，提高服务能力和管理水平。加强人口健康信息化建设，到 2020 年，实现全员人口信息、电子健康档案和电子病历三大数据库基本覆盖全国人口并信息动态更新。全面建成互联互通的国家、省、市、县四级人口健康信息平台，实现公共卫生、计划生育、医疗服务、医疗保障、药品供应、综合管理等六大业务应用系统的互联互通和业务协同。积极推动移动互联网、远程医疗服务等发展。普及应用居民健康卡，积极推进居民健康卡与社会保障卡、金融 IC 卡、市民服务卡等公共服务卡的应用集成，实现就医“一卡通”。依托国家电子政务网，构建与互联网安全隔离，联通各级平台和各级各类卫生计生机构，高效、安全、稳定的信息网络。建立完善人口健康信息化标准规范体系。加强信息安全防护体系建设。实现各级医疗服务、医疗保障与公共卫生服务的信息共享与业务协同。

第四节　其他资源配置

一、设备配置

根据功能定位、医疗技术水平、学科发展和群众健康需求，坚持资源共享和阶梯配置，引导医疗机构合理配置适宜设备，逐步提高国产医用设备配置水平，降低医疗成本。加强大型医用设备配置规划和准入管理，严控公立医院超常装备。支持发展专业的医学检验机构和影像机构，逐步建立大型设备共用、共享、共管机制。建立区域医学影像中心，推动建立“基层医疗卫生机构检查、医院诊断”的服务模式，提高基层医学影像服务能力。

按照统一规范的标准体系，二级以上医疗机构检验对所有医疗机构开放，推进有条件的地区开展集中检查检验和检查检验结果互认。大型医用设备按照品目分为甲类和乙类，由国家卫生计生委会同国家发展改革委、财政部、人力资源社会保障部、国家中医药局制定配置规划，并分别由国家和省级卫生计生行政部门组织实施，管理品目实行动态调整。

二、技术配置

健全医疗技术临床应用准入和管理制度，对医疗技术临床应用实行分类、分级管理。加强国家临床医学研究中心和协同研究网络建设，围绕常见疾病和健康问题，加快推进适宜卫生技术的研究开发与推广应用。加强对临床专科建设发展的规划引导和支持，以发展优质医疗资源为目标，发挥其示范、引领、带动和辐射作用，提高基层和区域的专科水平，逐步缓解地域、城乡、学科之间发展不平衡，促进医疗服务体系协调发展。注重中医临床专科的建设，强化中医药技术推广应用。

第四章　各级各类医疗卫生机构

第一节　医　院

一、公立医院

(一)功能定位

公立医院是我国医疗服务体系的主体，应当坚持维护公益性，充分发挥其在基本医疗服务提供、急危重症和疑难病症诊疗等方面的骨干作用，承担医疗卫生机构人才培养、医学科研、医疗教学等任务，承担法定和政府指定的公共卫生服务、突发事件紧急医疗救援、援外、国防卫生动员、支农、支边和支援社区等任务。

县办医院主要承担县级区域内居民的常见病、多发病诊疗，急危重症抢救与疑难病转诊，培训和指导基层医疗卫生机构人员，相应公共卫生服务职能以及突发事件紧急医疗救援等工作，是政府向县级区域内居民提供基本医疗卫生服务的重要载体。市办医院主要向地市级区域内居民提供代表本区域高水平的综合性或专科医疗服务，接受下级医院转诊，并承担人才培养和一定的科研任务以及相应公共卫生和突发事件紧急医疗救援任务。省办医院主要向省级区域内若干个地市提供急危重症、疑难病症诊疗和专科医疗服务，接受下级医院转诊，并承担人才培养、医学科研及相应公共卫生和突发事件紧急医疗救援任务。部门办医院主要向跨省份区域提供疑难危重症诊疗和专科医疗服务，接受下级医院转诊，并承担人才培养、医学科研及相应公共卫生和突发事件紧急医疗救援等任务和技术支撑，带动医疗服务的区域发展和整体水平提升。

(二)机构设置

各级各类公立医院的规划设置要根据地域实际，综合考虑城镇化、人口分布、地理交通环境、疾病谱等因素合理布局。合理控制公立综合性医院的数量和规模，对于需求量大的专科医疗服务，可以根据具体情况设立相应的专科医院。在京津冀、长三角、珠三角等具备一体化发展条件的区域，可以探索打破行政区划的限制，跨区域统筹设置医疗卫生机构，推动资源优化调整，实现大区域范围内资源共享，提高配置效率。

在县级区域依据常住人口数，原则上设置 1 个县办综合医院和 1 个县办中医类医院(含中医、中西医结合、民族医等，下同)。中医类资源缺乏，难以设置中医类医院的县可在县办综合医院设置中医科或民族医科室。民族地区、民族自治地方的县级区域优先设立民族医医院。50 万人口以上的县可适当增加公立医院数量。

在地市级区域依据常住人口数，每 100 万-200 万人口设置 1－2 个市办综合性医院(含中医类医院，下同)，服务半径一般为 50 公里左右。地广人稀的地区人口规模可以适当放宽。其中，每个地市级区域原则上至少设置 1 个市办中医类医院，暂不具备条件的，可在市办综合医院设置中医科或民族医科室。在地市级区域应根据需要规划设置儿童、精神、妇产、肿瘤、传染病、康复等市办专科医院（含中医类专科医院）。

在省级区域划分片区，依据常住人口数，每 1 000 万人口规划设置 1－2 个省办综合性医院，同时可以根据需要规划设置儿童、妇产、肿瘤、精神、传染病、职业病以及口腔、康复等省办专科医院（含中医类专科医院）。在省级区域内形成功能比较齐全的医疗服务体系。

按照统筹规划、提升能级、辐射带动的原则，在全国规划布局设置若干部门办医院。

（三）床位配置

根据常住人口规模合理配置公立医院床位规模，重在控制床位的过快增长。各地应结合当地实际情况，参考以下指标研究制定本地区公立医院床位层级设置：每千常住人口公立医院床位数 3.30 张（含妇幼保健院床位）。其中县办医院床位数 1.80 张，市办医院床位数 0.90 张，省办及以上医院床位数 0.45 张，国有和集体企事业单位等举办的其他公立医院床位数调减至 0.15 张。实行分类指导，每千常住人口公立医院床位数超过 3.30 张的，原则上不再扩大公立医院规模，鼓励有条件的地区对过多的存量资源进行优化调整。对医疗卫生服务资源短缺、社会资本投入不足的地区和领域，政府要加大投入，满足群众基本医疗卫生服务需求。中医类医院床位数可以按照每千常住人口 0.55 张配置。同时，可以按照 15% 的公立医院床位比例设置公立专科医院。

（四）单体规模

严格控制公立医院单体（单个执业点）床位规模的不合理增长，县办综合性医院床位数一般以 500 张左右为宜，50 万人口以上的县可适当增加，100 万人口以上的县原则上不超过 1 000 张；市办综合性医院床位数一般以 800 张左右为宜，500 万人口以上的地市可适当增加，原则上不超过 1 200 张；省办及以上综合性医院床位数一般以 1 000 张左右为宜，原则上不超过 1 500 张。专科医院的床位规模要根据实际需要合理设置。

二、社会办医院

社会办医院是医疗卫生服务体系不可或缺的重要组成部分，是满足人民群众多层次、多元化医疗服务需求的有效途径。社会办医院可以提供基本医疗服务，与公立医院形成有序竞争；可以提供高端服务，满足非基本需求；可以提供康复、老年护理等紧缺服务，对公立医院形成补充。

到 2020 年，按照每千常住人口不低于 1.50 张床位为社会办医院预留规划空间，同步预留诊疗科目设置和大型医用设备配置空间。放宽举办主体要求，进一步放宽中外合资、合作办医条件，逐步扩大具备条件的境外资本设立独资医疗机构试点。放宽服务领域要求，凡是法律法规没有明令禁入的领域，都要向社会资本开放。优先支持举办非营利性医疗机构。引导社会办医院向高水平、规模化方向发展，发展专业性医院管理集团。支持社会办医院合理配备大型医用设备。加快办理审批手续，对具备相应资质的社会办医院，应按照规定予以批准，简化审批流程，提高审批效率。

完善配套支持政策，支持社会办医院纳入医保定点范围，完善规划布局和用地保障，优化投融资引导政策，完善财税价格政策，社会办医院医疗服务价格实行市场调节价。鼓励政府购买社会办医院提供的服务。加强行业监管，保障医疗质量和安全。

第二节　基层医疗卫生机构

一、功能定位

基层医疗卫生机构的主要职责是提供预防、保健、健康教育、计划生育等基本公共卫生服务和常见病、多发病的诊疗服务以及部分疾病的康复、护理服务，向医院转诊超出自身服务能力的常见病、多发病及危急和疑难重症病人。基层医疗卫生机构主要包括乡镇卫生院、社区卫生服务中心(站)、村卫生室、医务室、门诊部(所)和军队基层卫生机构等。

乡镇卫生院和社区卫生服务中心负责提供基本公共卫生服务,以及常见病、多发病的诊疗、护理、康复等综合服务,并受县级卫生计生行政部门委托,承担辖区内的公共卫生管理工作,负责对村卫生室、社区卫生服务站的综合管理、技术指导和乡村医生的培训等。乡镇卫生院分为中心乡镇卫生院和一般乡镇卫生院,中心乡镇卫生院除具备一般乡镇卫生院的服务功能外,还应开展普通常见手术等,着重强化医疗服务能力并承担对周边区域内一般乡镇卫生院的技术指导工作。

村卫生室、社区卫生服务站在乡镇卫生院和社区卫生服务中心的统一管理和指导下,承担行政村、居委会范围内人群的基本公共卫生服务和普通常见病、多发病的初级诊治、康复等工作。

单位内部的医务室和门诊部等基层医疗卫生机构负责本单位或本功能社区的基本公共卫生和基本医疗服务。

其他门诊部、诊所等基层医疗卫生机构根据居民健康需求,提供相关医疗卫生服务。政府可以通过购买服务的方式对其提供的服务予以补助。

二、机构设置

乡镇卫生院、社区卫生服务中心按照乡镇、街道办事处行政区划或一定服务人口进行设置。到 2020 年,实现政府在每个乡镇办好 1 所标准化建设的乡镇卫生院,在每个街道办事处范围或每 3 万-10 万居民规划设置 1 所社区卫生服务中心。全面提升乡镇卫生院服务能力和水平,综合考虑城镇化、地理位置、人口聚集程度等因素,可以选择 1/3 左右的乡镇卫生院提升服务能力和水平,建设中心乡镇卫生院。有条件的中心乡镇卫生院可以建设成为县办医院分院。城市地区一级和部分二级公立医院可以根据需要,通过结构和功能改造转为社区卫生服务中心。

合理确定村卫生室和社区卫生服务站的配置数量和布局,根据乡镇卫生院、社区卫生服务中心覆盖情况以及服务半径、服务人口等因素合理设置。原则上每个行政村应当设置 1 个村卫生室。

个体诊所等其他基层医疗卫生机构的设置,不受规划布局限制,实行市场调节的管理方式。

三、床位配置

按照所承担的基本任务和功能合理确定基层医疗卫生机构床位规模,重在提升床位质量,提高使用效率。到 2020 年,每千常住人口基层医疗卫生机构床位数达到 1.2 张,重点加强护理、康复病床的设置。

第三节　专业公共卫生机构

一、功能定位

专业公共卫生机构是向辖区内提供专业公共卫生服务(主要包括疾病预防控制、健康教育、妇幼保健、精神卫生、急救、采供血、综合监督执法、食品安全风险监测评估与标准管理、计划生育、出生缺陷防治等),并承担相应管理工作的机构。专业公共卫生机构主要包括疾病预防控制机构、综合监督执法机构、妇幼保健计划生育服务机构、急救中心(站)、血站等,原则上由政府举办。

县办专业公共卫生机构的主要职责是,完成上级下达的指令性任务,承担辖区内专业公共卫生任务以及相应的业务管理、信息报送等工作,并对辖区内医疗卫生机构相关公共卫生工作进行技术指导、人员培训、监督考核等。

市办专业公共卫生机构的主要职责是,完成上级下达的指令性任务,承担辖区内的专业公共卫生任务以及相应的信息管理等工作,并对下级专业公共卫生机构开展业务指导、人员培训、监督考核等。

省办专业公共卫生机构的主要职责是,完

成上级下达的指令性任务，承担辖区内的专业公共卫生任务，开展区域业务规划、科研培训、信息管理、技术支撑以及对下级专业公共卫生机构的业务指导、人员培训、监督考核等。

部门办专业公共卫生机构的主要职责是，实施全国各专业公共卫生工作规划或计划，建立和管理相关公共卫生信息网络，参与重特大突发事件卫生应急处置；加强对下级专业公共卫生机构的业务管理、技术指导、人员培训和监督考核；开展公共卫生发展规律、策略和应用性科学研究，拟定国家公共卫生相关标准和规范。

二、机构设置

专业公共卫生机构要按照辖区常住人口数、服务范围、工作量等因素合理设置。加强区域公共卫生服务资源整合，鼓励组建综合性公共卫生服务中心，10 万人口以下的县原则上只设 1 所公共卫生服务机构。专业公共卫生机构实行按行政区划，分级设置，县级及以上每个行政区划内同类专业公共卫生机构原则上只设一个。县级以下由社区卫生服务中心（站）、乡镇卫生院（妇幼保健计划生育服务站）和村卫生室、计划生育服务室承担相关工作。

县级及以上每个行政区划内原则上只设 1 个疾病预防控制中心，不再单设其他专病预防控制机构，目前部分地区单设的专病预防控制机构，要逐步整合到疾病预防控制中心。

县级及以上政府要根据工作职责，规范卫生计生综合监督执法机构的设置，由其承担卫生计生综合监督执法任务。

省级可以分设或整合妇幼保健机构和计划生育科研机构。市办和县办妇幼保健机构与计划生育技术服务机构原则上应当予以整合，分别成立市办、县办妇幼保健计划生育服务中心。整合乡办计划生育技术服务机构与乡（镇）卫生院的妇幼保健职能。村级保留村卫生室和村计划生育服务室，共享共用。

省级人民政府根据国家有关规定，结合本行政区域人口、医疗资源、临床用血需求等情况规划血站设置，1 个城市内不得重复设置血液中心、中心血站。血液中心和中心血站难以覆盖的县可以依托县办综合医院规划设置 1 个中心血库。

以专业精神卫生机构为主体、综合性医院精神科为辅助、基层医疗卫生机构和精神疾病社区康复机构为基础，建立健全精神卫生服务体系和网络。

以市办急救中心为龙头，县急救中心和院前急救网络医院共同建成比较完善的急救网络，每个地市必须设置 1 个急救中心（站），在有核电站、核设施、大型核辐射装置的重点省份可以建设核辐射应急救治基地。

第五章　卫生人才队伍

第一节　人员配备

到 2020 年，每千常住人口执业（助理）医师数达到 2.50 人，注册护士数达到 3.14 人，医护比达到 1∶1.25，市办及以上医院床护比不低于 1∶0.60，公共卫生人员数达到 0.83 人，人才规模与我国人民群众健康服务需求相适应，城乡和区域医药卫生人才分布趋于合理，各类人才队伍统筹协调发展。加强全科医生和住院医师规范化培训，逐步建立和完善全科医生制度。促进医务人员合理流动，使其在流动中优化配置，充分发挥作用。加强公共卫生人员的专项能力建设。

一、医院

以执业（助理）医师和注册护士配置为重点，以居民卫生服务需求量和医师标准工作量为依据，结合服务人口、经济状况、自然条件等因素配置医生和护士的数量，合理确定医护人员比例。按照医院级别与功能任务的需要确定床位与人员配比，承担临床教学、带教实习、支援基层、援外医疗、应急救援、医学科研等任务的医疗卫生机构可以适当增加人员配置。未达到床护比标准的，原则上不允许扩大床位规模。

二、基层医疗卫生机构

到 2020 年,每千常住人口基层卫生人员数达到 3.50 人以上,在我国初步建立起充满生机和活力的全科医生制度,基本形成统一规范的全科医生培养模式和“首诊在基层”的服务模式,全科医生与城乡居民基本建立比较稳定的服务关系,基本实现城乡每万名居民有 2 - 3 名合格的全科医生,全科医生服务水平全面提高,基本适应人民群众基本医疗卫生服务需求。原则上按照每千服务人口不少于 1 名的标准配备乡村医生。每所村卫生室至少有 1 名乡村医生执业。

三、专业公共卫生机构

到 2020 年,每千常住人口公共卫生人员数达到 0.83 人,各级各类公共卫生人才满足工作需要。

疾病预防控制中心人员原则上按照各省、自治区、直辖市常住人口 1.75/万人的比例核定;地域面积在 50 万平方公里以上且人口密度小于 25 人/平方公里的省、自治区,可以按照不高于本地区常住人口 3/万人的比例核定。其中,专业技术人员占编制总额的比例不得低于 85%,卫生技术人员不得低于 70%。专业精神卫生机构应当按照区域内人口数及承担的精神卫生防治任务配置公共卫生人员。妇幼保健计划生育机构应当根据当地服务人口、社会需求、交通状况、区域卫生和计划生育事业发展规划以及承担的功能任务等合理配备人员。市、县、乡级妇幼保健计划生育服务机构中卫生技术人员比例应当不低于总人数的 80%。血站卫生技术人员数量应当根据年采供血等业务量进行配备。急救中心人员数量应当根据服务人口、年业务量等进行配备。

第二节　人才培养

加强卫生人才队伍建设,注重医疗、公共卫生、中医药以及卫生管理人才的培养,制订有利于卫生人才培养使用的政策措施。切实加强医教协同工作,深化院校教育改革,推进院校医学教育与卫生计生行业需求的紧密衔接,加强人才培养的针对性和适应性,提高人才培养质量。建立住院医师和专科医师规范化培训制度,开展助理全科医生培训,推动完善毕业后医学教育体系,培养合格临床医师。以卫生计生人员需求为导向,改革完善继续医学教育制度,提升卫生计生人才队伍整体素质。到 2020 年,基本建成院校教育、毕业后教育、继续教育三阶段有机衔接的具有中国特色的标准化、规范化临床医学人才培养体系。院校教育质量显著提高,毕业后教育得到普及,继续教育实现全覆盖。近期,要加快构建以“5 + 3”(5 年临床医学本科教育 + 3 年住院医师规范化培训或 3 年临床医学硕士专业学位研究生教育)为主体、以“3 + 2”(3 年临床医学专科教育 + 2 年助理全科医生培训)为补充的临床医学人才培养体系。

加强以全科医生为重点的基层医疗卫生队伍建设,健全在岗培训制度,鼓励乡村医生参加学历教育。加强政府对医药卫生人才流动的政策引导,推动医药卫生人才向基层流动,加大西部地区人才培养与引进力度。制订优惠政策,为农村订单定向免费培养医学生,研究实施基层医疗卫生机构全科医生及县办医院专科特设岗位计划。创造良好的职业发展条件,鼓励和吸引医务人员到基层工作。加强公共卫生人才队伍建设,加强高层次医药卫生人才队伍建设,大力开发护理、儿科、精神科等急需紧缺专门人才。大力支持中医类人才培养。加大对中西部地区高等医学院校的支持,缩小区域、院校和学科专业之间培养水平的差距。

第三节　人才使用

健全以聘用制度和岗位管理制度为主要内容的事业单位用人机制,完善岗位设置管理,保证专业技术岗位占主体(原则上不低于 80%),推行公开招聘和竞聘上岗。健全以岗位职责要求为基础，以品德、能力、业绩为导向，符合卫生人才特点的科学化、社会化评价机制，完善专业技术职称评定制度，促进人才成长发展和合理流动。深化收入分配制度改革，建立以服务质量、服务数量和服务对象满意度为核心、以岗位职责和绩效为基础的考核和激励机制，坚持多劳多得、优绩优酬，人员收入分配重点向关键岗位、业务骨干和做出突出成绩的医药卫生人才倾斜。建立以政府投入为主、用人单位和社会资助为辅的卫生人才队伍建设投入机制，优先保证对人才发展的投入，为医药卫生人才发展提供必要的经费保障。创新公立医院机构编制管理，合理核定公立医院编制总量，并进行动态调整，逐步实行编制备案制，探索多种形式用人机制和政府购买服务方式。

第六章　功能整合与分工协作

建立和完善公立医院、专业公共卫生机构、基层医疗卫生机构以及社会办医院之间的分工协作关系，整合各级各类医疗卫生机构的服务功能，为群众提供系统、连续、全方位的医疗卫生服务。

第一节　防治结合

专业公共卫生机构要对公立医院、基层医疗卫生机构和社会办医院开展公共卫生服务加强指导、培训和考核，建立信息共享与互联互通等协作机制。

进一步明确专业公共卫生机构和医疗机构的职责，着力做好高血压、糖尿病、肿瘤等慢性病的联防联控工作，将结核病、艾滋病等重点传染病以及职业病、精神疾病等病人的治疗交综合性医院或者专科医院开展，强化专业公共卫生机构对医疗机构公共卫生工作的技术指导和考核，监督部门加强对医疗机构的监督检查。

综合性医院及相关专科医院要依托相关科室，与专业公共卫生机构密切合作，承担辖区内一定的公共卫生任务和对基层医疗卫生机构的业务指导。建立医疗机构承担公共卫生任务的补偿机制和服务购买机制。进一步加强基层医疗卫生机构队伍建设，拓展基层医疗卫生机构的功能，确保各项公共卫生任务落实到位。充分发挥中医药在公共卫生中的作用，积极发展中医预防保健服务。

第二节　上下联动

建立并完善分级诊疗模式，建立不同级别医院间，医院与基层医疗卫生机构、接续性医疗机构间的分工协作机制，健全网络化城乡基层医疗卫生服务运行机制，逐步实现基层首诊、双向转诊、上下联动、急慢分治。以形成分级诊疗秩序为目标，积极探索科学有效的医联体和远程医疗等多种方式。充分利用信息化手段，促进优质医疗资源纵向流动，建立医院与基层医疗卫生机构间共享诊疗信息、开展远程医疗服务和教学培训的信息渠道。

控制公立医院普通门诊规模，支持和引导病人优先到基层医疗卫生机构就诊，由基层医疗卫生机构逐步承担公立医院的普通门诊、康复和护理等服务。推动全科医生、家庭医生责任制，逐步实现签约服务。鼓励有条件的地区通过合作、托管、重组等多种方式，促进医疗资源合理配置。探索县域一体化管理。推进乡镇卫生院和村卫生室一体化。

公立医院要通过技术支持、人员培训、管理指导等多种方式，帮扶和指导与之建立分工协作关系的基层医疗卫生机构，提高其服务能力和水平。允许公立医院医师多点执业，探索建立医师执业信息数据库并向公众提供在线查询服务，促进优质医疗资源下沉到基层。建立区域在线预约挂号平台，公立医院向基层医疗卫生机构提供转诊预约挂号服务，对基层医疗卫生机构转诊病人优先安排诊疗和住院；将恢复期需要康复的病人或慢性病病人转诊到病人就近的基层医疗卫生机构。

完善治疗-康复-长期护理服务链，发展

和加强康复、老年、长期护理、慢性病管理、临终关怀等接续性医疗机构,建立急慢分治的制度,提高公立医院医疗资源利用效率。

第三节 中西医并重

坚持中西医并重方针,以积极、科学、合理、高效为原则,做好中医医疗服务资源配置。充分发挥中医医疗预防保健特色优势,不断完善中医医疗机构、基层中医药服务提供机构和其他中医药服务提供机构共同组成的中医医疗服务体系,加快中医医疗机构建设与发展,加强综合医院、专科医院中医临床科室和中药房设置,增强中医科室服务能力。加强中西医临床协作,整合资源,强强联合,优势互补,协同协作,提高重大疑难病、急危重症临床疗效。统筹用好中西医两方面资源,提升基层西医和中医两种手段综合服务能力,到 2020 年,力争使所有社区卫生服务机构、乡镇卫生院和 70% 的村卫生室具备与其功能相适应的中医药服务能力。

第四节 多元发展

加强社会办医疗机构与公立医疗卫生机构的协同发展,提高医疗卫生资源的整体效率。社会力量可以直接投向资源稀缺及满足多元需求的服务领域,也可以多种形式参与国有企业所办医疗机构等部分公立医院改制重组。鼓励公立医院与社会力量以合资合作的方式共同举办新的非营利性医疗机构,满足群众多层次医疗服务需求。探索公立医院有形资产和无形资产科学评估办法,防止国有资产流失。鼓励社会力量举办中医类专科医院、康复医院、护理院(站)以及口腔疾病、老年病和慢性病等诊疗机构。鼓励药品经营企业举办中医坐堂医诊所,鼓励有资质的中医专业技术人员特别是名老中医开办中医诊所。允许医师多点执业。支持社会办医疗机构加强重点专科建设,引进和培养人才,提升学术地位,加快实现与医疗保障机构、公立医疗机构等信息系统的互联互通。

建立社会力量参与公共卫生工作的机制。政府通过购买服务等方式,鼓励和支持社会力量参与公共卫生工作,并加强技术指导和监督管理。社会力量要加强自身管理,不断强化自身能力,与专业公共卫生机构密切合作,确保公共卫生工作顺利开展。

第五节 医养结合

推进医疗机构与养老机构等加强合作。推动中医药与养老结合,充分发挥中医药"治未病"和养生保健优势。建立健全医疗机构与养老机构之间的业务协作机制,鼓励开通养老机构与医疗机构的预约就诊绿色通道,协同做好老年人慢性病管理和康复护理。增强医疗机构为老年人提供便捷、优先优惠医疗服务的能力。支持有条件的医疗机构设置养老床位。推动二级以上医院与老年病医院、老年护理院、康复疗养机构、养老机构内设医疗机构等之间的转诊与合作。在养老服务中充分融入健康理念,加强医疗卫生服务支撑。支持有条件的养老机构设置医疗机构。统筹医疗服务与养老服务资源,合理布局养老机构与老年病医院、老年护理院、康复疗养机构等,研究制订老年康复、护理服务体系专项规划,形成规模适宜、功能互补、安全便捷的健康养老服务网络。

发展社区健康养老服务。提高社区卫生服务机构为老年人提供日常护理、慢性病管理、康复、健康教育和咨询、中医养生保健等服务的能力,鼓励医疗机构将护理服务延伸至居民家庭。推动开展远程服务和移动医疗,逐步丰富和完善服务内容及方式,做好上门巡诊等健康延伸服务。

第七章 实施保障与监督评价

第一节 加强组织领导

一、加强领导

区域卫生规划是政府对卫生事业进行宏

观调控的重要手段。要切实加强对区域卫生规划工作的领导，把区域卫生规划工作提上重要议事日程，列入政府的工作目标和考核目标，建立问责制。各级政府要在土地利用总体规划和城乡规划中统筹考虑医疗卫生机构发展需要，合理安排用地供给，优先保障非营利性医疗机构用地。

二、合理划分各级政府责任

国家卫生计生委会同国家中医药局在各地资源配置的基础上，统筹规划跨省份的资源配置，并纳入所在地市的区域卫生规划。成立专家委员会，建立对各省份资源配置标准和直辖市、计划单列市、省会城市等特殊地区规划的论证机制。根据需要制定分领域专项规划，修订完善医疗机构基本建设标准和设备配置标准。

省级政府负责制订医疗卫生资源配置标准和医疗机构设置规划，将床位配置标准细化到各地市，组织各地市编制区域卫生规划，并根据人口分布、医疗卫生服务需求和交通状况等重点规划各类省办医院与专业公共卫生机构的设置，纳入所在地市的区域卫生规划。

地市级政府负责研究编制区域卫生规划和医疗机构设置规划并组织实施，要重点规划市办及以下医院和专业公共卫生机构，将床位配置标准细化到各县，并按照属地化原则，对本地市范围内的各级各类医疗卫生机构的设置进行统筹规划。

直辖市政府同时承担省、市两级政府职责，负责制定本市医疗卫生资源配置标准，研究编制全市区域卫生规划并组织实施。

县级政府应当按照所在地市的区域卫生规划和医疗机构设置规划要求，负责辖区内县办医院、专业公共卫生机构及基层医疗卫生机构的设置。

三、明确相关部门职责

卫生计生、发展改革、财政、城乡规划、人力资源社会保障、机构编制和中医药等部门要认真履行职责，协调一致地推进区域卫生规划工作。在卫生计生方面，要制订区域卫生规划和医疗机构设置规划并适时进行动态调整；在发展改革方面，要将区域卫生规划和医疗机构设置规划纳入国民经济和社会发展总体规划安排，依据规划对新改扩建项目进行基本建设管理，推进医疗服务价格改革；在财政方面要按照政府卫生投入政策落实相关经费；在城乡规划管理方面要依据依法批准的城乡规划审批建设用地；在机构编制方面要依据有关规定和标准统筹公立医疗卫生机构编制；在社会保障方面要加快医保支付制度改革；其他相关部门要各司其职，做好相关工作。

第二节 创新体制机制

深化医药卫生体制改革，为区域卫生规划的实施创造有利条件。本规划主要内容是医疗卫生资源配置，“十三五”期间深化医改的总体部署将由医改规划做出安排，在实施推进过程中，要做好与相关规划的衔接。要建立和完善政府卫生投入机制，明确政府在提供公共卫生和基本医疗服务中的主导地位。切实落实对公立和社会办非营利性医疗卫生机构的投入政策。合理划分中央政府和地方政府的医疗卫生投入责任。深化基层医疗卫生机构综合改革，健全网络化城乡基层医疗卫生服务运行机制，提高服务质量和效率；加快公立医院改革，建立合理的补偿机制、科学的绩效评价机制和适应行业特点的人事薪酬制度，推进管办分开、政事分开，实行医药分开。加快发展城乡居民大病保险、商业健康保险，建立完善以基本医保为主体的多层次医疗保障体系。改革医保支付方式，建立更加合理的医保付费机制。加强医疗卫生全行业监管。推行医疗责任保险、医疗意外保险等多种形式的医疗执业保险，加快发展医疗纠纷人民调解等第三方调解机制，完善医疗纠纷处理机制。

第三节 加大资源调整力度

按照严格规划增量、科学调整存量的原

则,合理确定区域内公立医院的数量和布局,采取多种措施推动公立医院布局和结构的优化调整。要合理把控公立医院床位规模、建设标准和大型设备配置,禁止举债建设和装备。对新建城区、郊区、卫星城区等薄弱区域,政府要有计划、有步骤建设公立医疗卫生机构,满足群众基本医疗卫生需求。重点加强中医、儿科、妇产、精神卫生、传染病、老年护理、口腔、康复等薄弱领域服务能力的建设。优先加强县办医院服务能力,提高县域医疗能力和水平。支持村卫生室、乡镇卫生院、社区卫生服务机构标准化建设,2020 年达标率达到 95% 以上。加大对老少边穷地区医疗卫生服务体系发展和人才定向培养的支持力度。新建居住区和社区要按照相关规定保障基本医疗卫生设施配套。公立医院资源过剩的地区,要优化结构和布局,从实际出发,根据需要积极稳妥地将部分公立医院转为康复、老年护理等接续性医疗机构或社区卫生服务机构。对超出规模标准的公立医院,要采取综合措施逐步压缩床位,选择部分单体规模过大的国家卫生计生委预算管理医院和公立医院改革试点城市的公立医院开展拆分试点。

第四节　强化监督评价

一、规范规划编制流程

各地在编制医疗卫生资源配置标准和区域卫生规划工作中,要根据群众健康需求,合理确定各类医疗卫生资源的配置目标。要综合考虑包括军队医疗机构、复员退伍军人医疗机构等在内的各方医疗资源,充分征求有关部门和社会各界的意见。要与新型城镇化以及区域发展布局相结合,做好与本规划纲要以及当地经济社会发展规划、城乡规划、土地利用总体规划、国防卫生动员需求等的衔接,合理控制资源总量标准及公立医院单体规模,各地可以在强基层的基础上,根据实际需要对不同级别、类型机构床位的比例关系进行适当调整。各地市区域卫生规划起草和论证完成后,须经省级卫生计生行政部门同意并报本地市人民政府审批,确保规划的可行性、可操作性和权威性。区域卫生规划的周期一般为 5 年。

二、严格规划实施

及时发布机构设置和规划布局调整等信息,鼓励有条件的地方采取招标等方式确定举办或运行主体。将纳入规划作为建设项目立项的前提条件。所有新增医疗卫生资源,特别是公立医院的设置和改扩建、病床规模的扩大、大型医疗设备的购置,无论何种资金渠道,必须按照区域卫生规划的要求和程序,严格管理。建立公立医院床位规模分级备案和公示制度,新增床位后达到或超过 1500 张床以上公立医院,其床位增加须报国家卫生计生委备案(中医类医院同时报国家中医药管理局备案)。对严重超出规定床位数标准、未经批准开展项目建设、擅自扩大建设规模和提高建设标准等的公立医院,要进行通报批评,暂停大型医用设备配置许可、等级评审等审批和财政资金安排。

三、建立规划实施的监督评价机制

各省(区、市)人民政府要强化规划实施监督和评价,建立区域卫生规划和资源配置监督评价机制,成立专门的评价工作小组,组织开展区域卫生规划实施进度和效果评价,及时发现实施中存在的问题,并研究解决对策。评价过程中要实行公开评议、公平竞争,运用法律、经济和行政手段规范、管理和保障区域卫生规划的有效实施。国务院有关部门要根据职责分工,开展规划实施进度和效果评价,必要时开展联合督查,以推动规划落实,实现医疗卫生资源有序发展、合理配置、结构优化。

关于国家卫生计生委突出贡献中青年专家选拔结果的公示

根据《国家卫生计生委突出贡献中青年专家选拔管理办法》(国卫人发[2015]47号),我委组织开展了第七届国家卫生计生委突出贡献中青年专家选拔工作。经研究,现对拟当选的108名候选人基本情况进行公示,候选人按姓氏笔画顺序排列。公示时间为2015年6月12日至6月18日。如有异议,请在公示期间通过电话/传真(010-68791085)实名反映情况。

附件:第七届国家卫生计生委突出贡献中青年专家初步人选

国家卫生计生委人事司

二〇一五年六月十一日

附件略。

表2　第七届国家卫生计生委突出贡献中青年专家初步人选——口腔医学*

序号	姓名	单位	专业
14	石　冰	四川大学华西口腔医院	口腔颌面外科学
19	白玉兴	首都医科大学附属北京口腔医院	口腔正畸学
36	孙长伏	中国医科大学附属口腔医院	口腔颌面外科学

注:* 摘自国家卫生计生委人事司网站。

国家卫生计生委办公厅关于开展2015年慢性病系列宣传日活动的通知

国卫办疾控函[2015]726号

各省、自治区、直辖市卫生计生委,新疆生产建设兵团卫生局:

2015年9月1日是第9个“全民健康生活方式日”,宣传主题是“日行一万步,吃动两平衡,健康一辈子”;9月20日是第27个“全国爱牙日”,宣传主题是“定期口腔检查,远离口腔疾病”;10月8日是第18个“全国高血压日”,宣传主题是“知晓您的血压”;10月29日是第10个“世界卒中日”,宣传主题是“关注中年人的中风风险”;11月14日是第9个“联合国糖尿病日”,宣传主题是“健康饮食与糖尿病”。现就做好上述宣传工作通知如下:

一、各级卫生计生行政部门应当高度重视慢性病防控宣传工作,积极协调教育、宣传等部门,发挥工会、妇联等社会团体和学会协会的优势,多部门联动合作开展各项宣传工作。在慢性病系列宣传日活动期间,要因地制宜地制订科学宣传方案,对各级医疗卫生机构专业人员开展宣传工作培训,营造有利于慢性病防控的社会环境。

二、各级卫生计生行政部门要建立慢性病防治宣传教育的长效机制,切实落实医疗机构慢性病防治宣传教育职责,促进疾控机构和医疗机构有效协作开展慢性病防治健康教育工作，借助全民健康生活方式行动示范创建的健康社区、健康单位、健康餐厅、健康小屋以及健康步道和主题公园等重点健康场所，大力开展义诊咨询、健康讲堂、健身活动竞赛等群众参与性强的宣传活动，促进全社会广泛参与。

三、各地要充分发挥网络新媒体和传统媒体优势，面向高危人群、重点人群，探索开展以社区、家庭互为联动的健康教育活动，将主题宣传日活动和日常科普宣传有效结合，广泛传播慢性病防治、营养膳食以及中医药养生知识等，倡导健康生活方式理念，提高居民慢性病防控意识。

四、中国疾病预防控制中心、中国健康教育中心、国家心血管病中心、中华口腔医学会、中国牙病防治基金会、国家卫生计生委脑卒中防治工程委员会办公室等机构将在其网站公布“全民健康生活方式日”、“全国爱牙日”、“全国高血压日”、“世界卒中日”、“联合国糖尿病日”的宣传主题提纲，各地可根据宣传主题提纲编印宣传材料。卫生计生委将于近期下发“全国爱牙日”宣传海报（包括纸质材料和电子模板），各地可根据实际扩大印制数量。

国家卫生计生委办公厅
二〇一五年八月二十七日

国务院办公厅关于推进分级诊疗制度建设的指导意见

国办发［2015］70 号

各省、自治区、直辖市人民政府，国务院各部委、各直属机构：

建立分级诊疗制度，是合理配置医疗资源、促进基本医疗卫生服务均等化的重要举措，是深化医药卫生体制改革、建立中国特色基本医疗卫生制度的重要内容，对于促进医药卫生事业长远健康发展、提高人民健康水平、保障和改善民生具有重要意义。为贯彻落实《中共中央关于全面深化改革若干重大问题的决定》和《中共中央 国务院关于深化医药卫生体制改革的意见》精神，指导各地推进分级诊疗制度建设，经国务院同意，现提出如下意见。

一、总体要求

（一）指导思想

全面贯彻党的十八大和十八届二中、三中、四中全会精神，认真落实党中央、国务院决策部署，立足我国经济社会和医药卫生事业发展实际，遵循医学科学规律，按照以人为本、群众自愿、统筹城乡、创新机制的原则，以提高基层医疗服务能力为重点，以常见病、多发病、慢性病分级诊疗为突破口，完善服务网络、运行机制和激励机制，引导优质医疗资源下沉，形成科学合理就医秩序，逐步建立符合国情的分级诊疗制度，切实促进基本医疗卫生服务的公平可及。

（二）目标任务

到 2017 年，分级诊疗政策体系逐步完善，医疗卫生机构分工协作机制基本形成，优质医疗资源有序有效下沉，以全科医生为重点的基层医疗卫生人才队伍建设得到加强，医疗资源利用效率和整体效益进一步提高，基层医疗卫生机构诊疗量占总诊疗量比例明显提升，就医秩序更加合理规范。到 2020 年，分级诊疗服务能力全面提升，保障机制逐步健全，布局合理、规模适当、层级优化、职责明晰、功能完善、富有效率的医疗服务体系基本构建，基层首诊、双向转诊、急慢分治、上下联动的分级诊疗模式逐步形成，基本建立符合国情的分级诊疗制度。

——基层首诊。坚持群众自愿、政策引导，鼓励并逐步规范常见病、多发病患者首先到基层医疗卫生机构就诊，对于超出基层医疗卫生机构功能定位和服务能力的疾病，由基层医疗卫生机构为患者提供转诊服务。

——双向转诊。坚持科学就医、方便群众、提高效率，完善双向转诊程序，建立健全转诊指导目录，重点畅通慢性期、恢复期患者向下转诊渠道，逐步实现不同级别、不同类别医疗机构之间的有序转诊。

——急慢分治。明确和落实各级各类医疗机构急慢病诊疗服务功能，完善治疗-康复-长期护理服务链，为患者提供科学、适宜、连续性的诊疗服务。急危重症患者可以直接到二级以上医院就诊。

——上下联动。引导不同级别、不同类别医疗机构建立目标明确、权责清晰的分工协作机制，以促进优质医疗资源下沉为重点，推动医疗资源合理配置和纵向流动。

二、以强基层为重点完善分级诊疗服务体系

（一）明确各级各类医疗机构诊疗服务功能定位

城市三级医院主要提供急危重症和疑难复杂疾病的诊疗服务。城市三级中医医院充分利用中医药（含民族医药，下同）技术方法和现代科学技术，提供急危重症和疑难复杂疾病的中医诊疗服务和中医优势病种的中医门诊诊疗服务。城市二级医院主要接收三级医院转诊的急性病恢复期患者、术后恢复期患者及危重症稳定期患者。县级医院主要提供县域内常见病、多发病诊疗，以及急危重症患者抢救和疑难复杂疾病向上转诊服务。基层医疗卫生机构和康复医院、护理院等（以下统称慢性病医疗机构）为诊断明确、病情稳定的慢性病患者、康复期患者、老年病患者、晚期肿瘤患者等提供治疗、康复、护理服务。

（二）加强基层医疗卫生人才队伍建设

通过基层在岗医师转岗培训、全科医生定向培养、提升基层在岗医师学历层次等方式，多渠道培养全科医生，逐步向全科医生规范化培养过渡，实现城乡每万名居民有2－3名合格的全科医生。加强全科医生规范化培养基地建设和管理，规范培养内容和方法，提高全科医生的基本医疗和公共卫生服务能力，发挥全科医生的居民健康“守门人”作用。建立全科医生激励机制，在绩效工资分配、岗位设置、教育培训等方面向全科医生倾斜。加强康复治疗师、护理人员等专业人员培养，满足人民群众多层次、多样化健康服务需求。

（三）大力提高基层医疗卫生服务能力

通过政府举办或购买服务等方式，科学布局基层医疗卫生机构，合理划分服务区域，加强标准化建设，实现城乡居民全覆盖。通过组建医疗联合体、对口支援、医师多点执业等方式，鼓励城市二级以上医院医师到基层医疗卫生机构多点执业，或者定期出诊、巡诊，提高基层服务能力。合理确定基层医疗卫生机构配备使用药品品种和数量，加强二级以上医院与基层医疗卫生机构用药衔接，满足患者需求。强化乡镇卫生院基本医疗服务功能，提升急诊抢救、二级以下常规手术、正常分娩、高危孕产妇筛查、儿科等医疗服务能力。大力推进社会办医，简化个体行医准入审批程序，鼓励符合条件的医师开办个体诊所，就地就近为基层群众服务。提升基层医疗卫生机构中医药服务能力和医疗康复服务能力，加强中医药特色诊疗区建设，推广中医药综合服务模式，充分发挥中医药在常见病、多发病和慢性病防治中的作用。在民族地区要充分发挥少数民族医药在服务各族群众中的特殊作用。

（四）全面提升县级公立医院综合能力

根据服务人口、疾病谱、诊疗需求等因素,合理确定县级公立医院数量和规模。按照"填平补齐"原则,加强县级公立医院临床专科建设,重点加强县域内常见病、多发病相关专业,以及传染病、精神病、急诊急救、重症医学、肾脏内科(血液透析)、妇产科、儿科、中医、康复等临床专科建设,提升县级公立医院综合服务能力。在具备能力和保障安全的前提下,适当放开县级公立医院医疗技术临床应用限制。县级中医医院同时重点加强内科、外科、妇科、儿科、针灸、推拿、骨伤、肿瘤等中医特色专科和临床薄弱专科、医技科室建设,提高中医优势病种诊疗能力和综合服务能力。通过上述措施,将县域内就诊率提高到90%左右,基本实现大病不出县。

(五)整合推进区域医疗资源共享

整合二级以上医院现有的检查检验、消毒供应中心等资源,向基层医疗卫生机构和慢性病医疗机构开放。探索设置独立的区域医学检验机构、病理诊断机构、医学影像检查机构、消毒供应机构和血液净化机构,实现区域资源共享。加强医疗质量控制,推进同级医疗机构间以及医疗机构与独立检查检验机构间检查检验结果互认。

(六)加快推进医疗卫生信息化建设

加快全民健康保障信息化工程建设,建立区域性医疗卫生信息平台,实现电子健康档案和电子病历的连续记录以及不同级别、不同类别医疗机构之间的信息共享,确保转诊信息畅通。提升远程医疗服务能力,利用信息化手段促进医疗资源纵向流动,提高优质医疗资源可及性和医疗服务整体效率,鼓励二、三级医院向基层医疗卫生机构提供远程会诊、远程病理诊断、远程影像诊断、远程心电图诊断、远程培训等服务,鼓励有条件的地方探索"基层检查、上级诊断"的有效模式。促进跨地域、跨机构就诊信息共享。发展基于互联网的医疗卫生服务,充分发挥互联网、大数据等信息技术手段在分级诊疗中的作用。

三、建立健全分级诊疗保障机制

(一)完善医疗资源合理配置机制

强化区域卫生规划和医疗机构设置规划在医疗资源配置方面的引导和约束作用。制定不同级别、不同类别医疗机构服务能力标准,通过行政管理、财政投入、绩效考核、医保支付等激励约束措施,引导各级各类医疗机构落实功能定位。重点控制三级综合医院数量和规模,建立以病种结构、服务辐射范围、功能任务完成情况、人才培养、工作效率为核心的公立医院床位调控机制,严控医院床位规模不合理扩张。三级医院重点发挥在医学科学、技术创新和人才培养等方面的引领作用,逐步减少常见病、多发病复诊和诊断明确、病情稳定的慢性病等普通门诊,分流慢性病患者,缩短平均住院日,提高运行效率。对基层中医药服务能力不足及薄弱地区的中医医院应区别对待。支持慢性病医疗机构发展,鼓励医疗资源丰富地区的部分二级医院转型为慢性病医疗机构。

(二)建立基层签约服务制度

通过政策引导,推进居民或家庭自愿与签约医生团队签订服务协议。签约医生团队由二级以上医院医师与基层医疗卫生机构的医务人员组成,探索个体诊所开展签约服务。签约服务以老年人、慢性病和严重精神障碍患者、孕产妇、儿童、残疾人等为重点人群,逐步扩展到普通人群。明确签约服务内容和签约条件,确定双方责任、权利、义务及其他有关事项。根据服务半径和服务人口,合理划分签约医生团队责任区域,实行网格化管理。签约医生团队负责提供约定的基本医疗、公共卫生和健康管理服务。规范签约服务收费,完善签约服务激励约束机制。签约服务费用主要由医保基金、签约居民付费和基本公共卫生服务经费等渠道解决。签约医生或签约医生团队向签约居民提供约定的基本医疗卫生服务,除按规定收取签约服务费外,不得另行收取其他费用。探索提供差异性服务、分类签约、有偿签约等多种签约服务形式，满足居民多层次服务需求。慢性病患者可以由签约医生开具慢性病长期药品处方，探索多种形式满足患者用药需求。

(三)推进医保支付制度改革

按照分级诊疗工作要求，及时调整完善医保政策。发挥各类医疗保险对医疗服务供需双方的引导作用和对医疗费用的控制作用。推进医保支付方式改革，强化医保基金收支预算，建立以按病种付费为主，按人头付费、按服务单元付费等复合型付费方式，探索基层医疗卫生机构慢性病患者按人头打包付费。继续完善居民医保门诊统筹等相关政策。完善不同级别医疗机构的医保差异化支付政策，适当提高基层医疗卫生机构医保支付比例，对符合规定的转诊住院患者可以连续计算起付线，促进患者有序流动。将符合条件的基层医疗卫生机构和慢性病医疗机构按规定纳入基本医疗保险定点范围。

(四)健全医疗服务价格形成机制

合理制定和调整医疗服务价格，对医疗机构落实功能定位、患者合理选择就医机构形成有效的激励引导。根据价格总体水平调控情况，按照总量控制、结构调整、有升有降、逐步到位的原则，在降低药品和医用耗材费用、大型医用设备检查治疗价格的基础上，提高体现医务人员技术劳务价值的项目价格。理顺医疗服务比价关系，建立医疗服务价格动态调整机制。

(五)建立完善利益分配机制

通过改革医保支付方式、加强费用控制等手段，引导二级以上医院向下转诊诊断明确、病情稳定的慢性病患者，主动承担疑难复杂疾病患者诊疗服务。完善基层医疗卫生机构绩效工资分配机制，向签约服务的医务人员倾斜。

(六)构建医疗卫生机构分工协作机制

以提升基层医疗卫生服务能力为导向，以业务、技术、管理、资产等为纽带，探索建立包括医疗联合体、对口支援在内的多种分工协作模式，完善管理运行机制。上级医院对转诊患者提供优先接诊、优先检查、优先住院等服务。鼓励上级医院出具药物治疗方案，在下级医院或者基层医疗卫生机构实施治疗。对需要住院治疗的急危重症患者、手术患者，通过制定和落实入、出院标准和双向转诊原则，实现各级医疗机构之间的顺畅转诊。基层医疗卫生机构可以与二级以上医院、慢性病医疗机构等协同，为慢性病、老年病等患者提供老年护理、家庭护理、社区护理、互助护理、家庭病床、医疗康复等服务。充分发挥不同举办主体医疗机构在分工协作机制中的作用。

四、组织实施

(一)加强组织领导

分级诊疗工作涉及面广、政策性强，具有长期性和复杂性，地方各级政府和相关部门要本着坚持不懈、持之以恒的原则，切实加强组织领导，将其作为核心任务纳入深化医药卫生体制改革工作的总体安排，建立相关协调机制，明确任务分工，结合本地实际，研究制定切实可行的实施方案。

(二)明确部门职责

卫生计生行政部门(含中医药管理部门)要加强对医疗机构规划、设置、审批和医疗服务行为的监管，明确双向转诊制度，优化转诊流程，牵头制定常见疾病入、出院和双向转诊标准，完善新型农村合作医疗制度支付政策，指导相关学(协)会制定完善相关疾病诊疗指南和临床路径。发展改革(价格)部门要完善医药价格政策，落实分级定价措施。人力资源社会保障部门要加强监管，完善医保支付政策，推进医保支付方式改革，完善绩效工资分配机制。财政部门要落实财政补助政策。其他有关部门要按照职责分工，及时出台配套政策，抓好贯彻落实。

(三)稳妥推进试点

地方各级政府要坚持从实际出发，因地制宜，以多种形式推进分级诊疗试点工作。2015 年，所有公立医院改革试点城市和综合医改试点省份都要开展分级诊疗试点，鼓励有条件的省（区、市）增加分级诊疗试点地区。以高血压、糖尿病、肿瘤、心脑血管疾病等慢性病为突破口，开展分级诊疗试点工作，2015 年重点做好高血压、糖尿病分级诊疗试点工作。探索结核病等慢性传染病分级诊疗和患者综合管理服务模式。国家卫生计生委要会同有关部门对分级诊疗试点工作进行指导，及时总结经验并通报进展情况。

（四）强化宣传引导

开展针对行政管理人员和医务人员的政策培训，把建立分级诊疗制度作为履行社会责任、促进事业发展的必然要求，进一步统一思想、凝聚共识，增强主动性，提高积极性。充分发挥公共媒体作用，广泛宣传疾病防治知识，促进患者树立科学就医理念，提高科学就医能力，合理选择就诊医疗机构。加强对基层医疗卫生机构服务能力提升和分级诊疗工作的宣传，引导群众提高对基层医疗卫生机构和分级诊疗的认知度和认可度，改变就医观念和习惯，就近、优先选择基层医疗卫生机构就诊。

附件：分级诊疗试点工作考核评价标准

国务院办公厅

二〇一五年九月八日

（此件公开发布）

分级诊疗试点工作考核评价标准

到 2017 年，分级诊疗试点工作应当达到以下标准：

一、基层医疗卫生机构建设达标率≥95%，基层医疗卫生机构诊疗量占总诊疗量比例≥65%；

二、试点地区 30 万以上人口的县至少拥有一所二级甲等综合医院和一所二级甲等中医医院，县域内就诊率提高到 90% 左右，基本实现大病不出县；

三、每万名城市居民拥有 2 名以上全科医生，每个乡镇卫生院拥有 1 名以上全科医生，城市全科医生签约服务覆盖率≥30%；

四、居民 2 周患病首选基层医疗卫生机构的比例≥70%；

五、远程医疗服务覆盖试点地区 50% 以上的县（市、区）；

六、整合现有医疗卫生信息系统，完善分级诊疗信息管理功能，基本覆盖全部二、三级医院和 80% 以上的乡镇卫生院和社区卫生服务中心；

七、由二、三级医院向基层医疗卫生机构、慢性病医疗机构转诊的人数年增长率在 10% 以上；

八、全部社区卫生服务中心、乡镇卫生院与二、三级医院建立稳定的技术帮扶和分工协作关系；

九、试点地区城市高血压、糖尿病患者规范化诊疗和管理率达到 40% 以上；

十、提供中医药服务的社区卫生服务中心、乡镇卫生院、社区卫生服务站、村卫生室占同类机构之比分别达到 100%、100%、85%、70%，基层医疗卫生机构中医诊疗量占同类机构诊疗总量比例≥30%。

“第四次全国口腔健康流行病学调查”在京拉开序幕

自 2005 年第三次全国口腔健康流行病学调查以来，这十年中全国居民口腔健康状况及相关“知信行”都有很大变化，今年，第四次全国口腔健康流行病学调查意义拉开帷幕，意义重大。第四次全国流调具有四个第一：第一次政府投资经费开展全国流调；第一次和中国疾控中心合作开展流调；第一次最大样本和范围的流调；第一次设计之初就要为政府制定策略提供依据，并设计有一定的产出。

第四次全国口腔健康流行病学调查启动培训会于 2015 年 9 月 14—16 日在北京隆重召开。本次会议由项目承担单位中华口腔医学会主办、北京大学口腔医院承办。国家卫生计生委常继乐监察专员、李晔副处长，中国疾病预防控制中心慢病中心李志新书记，中华口腔医学会王兴会长、王渤秘书长，北京大学口腔医院郭传瑸院长等领导出席了开幕式并发表讲话。各位领导的讲话表达了以下三方面的信息和精神：

一、“小口腔，大流调”，十年一次的口腔健康流行病学调查意义非常重大，前三次调查已经为我国口腔健康事业的发展做出巨大贡献，第四次口腔健康流行病学调查将承前启后，不仅为了解我国居民口腔健康状况最新信息提供数据，更为国家制定口腔疾病防治公共政策提供依据。

二、第四次全国口腔健康流行病学调查正逢国家深化中央财政科技计划管理改革之际，赶上了“公益性行业科研专项”的末班车，国家在财政资金上的支持也是前所未有，口腔界同仁必将在国家卫生计生委科教司、疾控局的领导下，中国疾病预防控制中心慢病中心的支持和配合下，紧密团结，珍惜机遇，严格按照国家相关制度执行预算，共同努力完成这一历史使命。

三、本次口腔流调第一次纳入了西藏地区，将首次采用全国大样本数据分析影响我国居民口腔健康的因素，具有开创性意义。

出席启动培训会开幕式的还有国家卫生计生委吴良有处长、李光琳副处长、杨娜、马莉莉，世界卫生组织 Petersen 教授，项目执行负责人冯希平教授，中华口腔医学会副会长孙正教授、徐韬教授、路振富教授。

开幕式后，Petersen 教授介绍了 WHO 第五版口腔健康调查标准，冯希平教授介绍了第四次全国口腔健康流行病学调查方案，国家食品安全风险评估中心齐军高级会计师进行财务培训，项目技术组专家王春晓、刘雪楠、孙正、台保军、胡德渝、林焕彩、司燕、王伟健分别讲解抽样方案、问卷调查方法、口腔健康检查方法和项目质量控制。16 日上午，会议会分三个会场针对财务人员、问卷调查员、数据录入员进行了专项培训，并在会后组织集中答疑讨论。全国 31 个省（自治区、直辖市）的 300 多名代表参加了培训会，非常认真地听取了专家的介绍、讲解，积极参与讨论，提出很多可行性建议。

会议期间，项目技术组和执行组还对项目下一步的工作进行了部署，将把 31 个省（自治区、直辖市）分成六大片区进行口腔健康检查方法培训，并督促成立省级领导组、技术组、项目办、流调组，建立和完善项目管理机制，保障项目顺利开展。

教　育

教育部办公厅关于批准北京工业大学电子信息与电工技术实验教学中心等 80 个国家级实验教学示范中心的通知

教高厅函[2015]2 号

各省、自治区、直辖市教育厅(教委),新疆生产建设兵团教育局,解放军总参谋部军训部:

根据我部开展 2014 年国家级实验教学示范中心建设工作的有关要求,经省级教育行政部门、军队院校教育主管部门推荐,中国高等教育学会组织形式审核、专家评审和网上公示,现决定批准北京工业大学电子信息与电工技术实验教学中心等 80 个实验教学中心为国家级实验教学示范中心。

有关高校要高度重视实验教学示范中心建设,持续推进实验教学改革与创新,为实验教学示范中心建设与发展提供有力支持和充分保障。实验教学示范中心要以培养学生创新精神和实践能力为核心,树立先进实验教学理念和文化,构建先进实验教学体系和标准,开发和运用先进实验教学方式方法,完善实验教学队伍建设模式,优化仪器设备配置和实验环境,提升实验教学信息化水平,共享优质实验教学资源,充分发挥示范引领作用。

地方和军队教育行政部门应进一步加大对所属高校实验教学示范中心体系建设力度,健全配套政策,落实支持措施,积极组织所属高校与其他高校国家级、省级实验教学示范中心开展交流与合作,学习借鉴实验教学中心建设和管理的优秀经验,共同探索实验教学改革新思路、新方法,全面提升实验教学中心建设水平。我部将对国家级实验教学示范中心的建设成果和经费支持落实情况进行抽查。

附件:2014 年国家级实验教学示范中心名单

教育部办公厅

二〇一五年一月八日

附件略。

表 1　国家级实验教学示范中心——口腔医学*

类别或序号	学校名称	中心名称	批准文号
医学基础类	四川大学	华西口腔医学基础实验教学中心	教高函[2007]21 号
临床技能类	第四军医大学	口腔医学实验教学中心	教高函[2009]28 号
63	重庆医科大学	口腔医学实验教学中心	教高厅函[2015]2 号

注:* 摘自教育部办公厅教育厅函[2015]2 号文件之附件。

教育部办公厅关于批准清华大学数字化制造系统虚拟仿真实验教学中心等 100 个国家级虚拟仿真实验教学中心的通知

教高厅函[2015]3 号

各省、自治区、直辖市教育厅(教委),新疆生产建设兵团教育局,解放军总参谋部军训部:

根据我部开展 2014 年国家级虚拟仿真实验教学中心建设工作的有关要求,经省级教育行政部门、军队院校教育主管部门推荐,中国高等教育学会组织形式审核、专家评审和网上公示,现决定批准清华大学数字化制造系统虚拟仿真实验教学中心等 100 个虚拟仿真实验教学中心为国家级虚拟仿真实验教学中心。

有关高校要高度重视实验教学信息化和虚拟仿真实验教学中心建设工作,加强虚拟仿真优质实验教学资源的建设与开放共享,完善虚拟仿真实验教学管理共享平台建设,优化虚拟仿真实验教学中心管理体系,提升虚拟仿真实验教学队伍教学和管理能力,提高实验教学管理信息化和支持服务信息化水平。

地方和军队教育行政部门应进一步加强对所属高校实验教学信息化和虚拟仿真实验教学中心建设工作的指导,建立健全激励和支持措施,积极组织所属高校学习借鉴其他高校虚拟仿真实验教学中心建设的优秀经验,充分开放共享优质实验教学资源特别是优质虚拟仿真实验教学资源,全面提升实验教学信息化水平。

附件:2014 年国家级虚拟仿真实验教学中心名单

教育部办公厅

二〇一五年一月八日

附件略。

表 2　国家级虚拟仿真实验教学中心名单——口腔医学*

学校名称	中心名称	批准文号	批准时间
四川大学	口腔医学虚拟仿真技能培训实验中心	教高厅函[2015]3 号	2014 年
第四军医大学	口腔医学虚拟仿真实验教学中心	教高厅函[2016]6 号	2015 年

注:* 摘自教育部办公厅公布 2014 年、2005 年国家级虚拟仿真实验教学中心入选名单。

教育部关于公布 2015 年高等职业学校专业设置备案结果的通知

教职成函[2015]4 号

各省、自治区、直辖市教育厅(教委),新疆生产建设兵团教育局:

根据《普通高等学校高职高专教育专业设置管理办法》,我部对各地申报的 2015 年高等职业学校(含高等专科学校、其他各类高等学校及机构举办的专科层次的高等职业教育，以下简称高职）拟招生专业进行了汇总、整理，完成了年度专业设置备案工作。现将结果予以公布，并就有关事项通知如下：

一、本次共备案 2015 年高职拟招生专业 1 046 个，专业点 47 031 个。专业备案结果数据库已与招生来源计划管理系统相衔接，数据共享。结果可在全国职业院校专业设置管理与公共信息服务平台（网址：www. zyyxzy. cn）查询。专业名称、代码及修业年限以网站公布的内容为准。

二、根据 2015 年高职临床医学类专业设置评议会的评议意见，并在征得国家卫生计生委、国家中医药管理局意见的基础上，同意 2015 年新设置的高职临床医学类专业点共计 19 个（见附件 1），自 2015 年起可以招生，其专业名称、专业代码、修业年限等均以本通知公布的内容为准。往年经教育部同意设置的高职临床医学类专业点可继续招生。

三、在征得公安部意见基础上，同意 2015 年新设置的高职公安类专业点共计 13 个（见附件 2），自 2015 年起可以招生，其专业名称、专业代码、修业年限等均以本通知公布的内容为准。往年经教育部同意设置的高职公安类专业点可继续招生。

四、同意 2015 年新设置的高职教育类专业点共计 145 个（见附件 3），自 2015 年起可以招生，其专业名称、专业代码、修业年限等均以本通知公布的内容为准。往年经教育部同意设置的高职教育类专业点可继续招生。

请各省级教育行政部门严格按照本通知公布的备案结果安排各校招生计划。

附件：

1. 2015 年新设置的高职临床医学类专业点名单

2. 2015 年新设置的高职公安类专业点名单

3. 2015 年新设置的高职教育类专业点名单

中华人民共和国教育部

二〇一五年四月二十三日

附件略。

表 3　2015 年新设置的高职临床医学类专业点名单*

序号	省区市	学校代码	学校名称	专业代码	专业名称	修业年限
2	河北	14335	廊坊卫生职业学院	630102	口腔医学	3
10	福建	14117	漳州卫生职业学院	630102	口腔医学	3
17	云南	14413	红河卫生职业学院	630102	口腔医学	3
19	甘肃	14517	甘肃卫生职业学院	630102	口腔医学	3

注：* 摘自教育部教职成函[2015]4 号文件之附件。

全国行业职业教育教学指导委员会（2015—2019 年）组成人员名单

（按行业名称汉语拼音字母排序）

卫生职业教育教学指导委员会

主 任 委 员　秦怀金　国家卫生计生委科教司司长

副主任委员　金生国　国家卫生计生委科教司副司长

付　伟　国家卫生计生委人事司巡视员

周　军　国家卫生计生委医政医管局监察专员
文历阳　华中科技大学同济医学院教授
秘书长　杨文秀　天津医学高等专科学校党委书记
委　员　张宁宁　国家卫生计生委人事司专业人才管理处副处长
胡小濛　国家卫生计生委疾病预防控制局综合处处长
孟　莉　国家卫生计生委医政医管局医疗护理处副处长
张并立　国家卫生计生委基层卫生司农村卫生处处长
宋　莉　国家卫生计生委妇幼健康服务司妇女处处长
罗会明　中国疾病预防控制中心教育培训处处长
孟　群　国家卫生计生委统计信息中心主任
李　滔　国家卫生计生委卫生发展研究中心主任
高学成　国家卫生计生委医疗管理服务指导中心副主任
王县成　国家医学考试中心副主任
崔　霞　国家卫生计生委人才交流服务中心纪委书记
杨爱平　国家卫生计生委能力建设和继续教育中心主任
程明羕　国家卫生计生委科教司教育处干部
万学红　华西医院副院长
李秀华　中华护理学会理事长
陈贤义　人民卫生出版社党委书记、董事长
尚少梅　北京大学护理学院党委书记
郭积燕　北京卫生职业学院副院长
路　阳　北京大学人民医院继续教育处处长
樊　洁　北京宣武医院科教处处长
黄庶亮　漳州卫生职业学院院长
王　斌　厦门医学高等专科学校校长
邓　婵　广东省珠海市卫生学校校长
杨棉华　汕头大学医学院副院长
燕铁斌　中山医科大学附属孙逸仙医院康复治疗科主任
周建成　海南省卫生计生委科教处处长
席　彪　河北医科大学教授
马　莉　唐山职业技术学院副院长
路喜存　承德护理职业学院院长
吕俊峰　苏州卫生职业技术学院院长
乔学斌　盐城卫生职业技术学院院长
史献平　江苏省南京卫生学校校长
刘运福　辽宁医药化工职业技术学院院长
韩　松　沈阳医学院副院长
李智成　山东省青岛卫生学校校长
王　燕　山东省临沂卫生学校校长

徐龙海　聊城职业技术学院副院长
周天增　山东医学高等专科学校校长
唐红梅　上海医药高等专科学校校长
徐一新　上海健康职业技术学院副院长
高　辉　天津市卫生计生委科教处处长
刘　斌　天津医学高等专科学校校长
王　瑾　天津医学高等专科学校卫生职业教育发展研究中心主任
胡　野　金华职业技术学院党委副书记
任光圆　宁波卫生职业技术学院院长
郭永松　浙江医学高等专科学校党委副书记
陈命家　安徽医学高等专科学校校长
王金河　河南省卫生计生委教育处处长
封银曼　郑州市卫生学校校长
倪　居　郑州铁路职业技术学院护理学院院长
王怀生　河南省平顶山卫生学校校长
何旭辉　大庆医学高等专科学校校长
田国华　黑龙江护理高等专科学校校长
厉　岩　华中科技大学教务处副处长
沈曙红　湖北三峡职业技术学院校务委员、教务处长
白梦清　湖北职业技术学院副院长
余建明　华中科技大学附属协和医院影像中心主任技师
黄岩松　长沙民政职业技术学院医学院院长
张湘富　长春医学高等专科学校校长
夏修龙　九江学院医学部副部长
朱祖余　江西护理职业技术学院院长
朱启华　江西省赣南卫生学校校长
郭　蔚　南昌市卫生学校高级讲师
古蓬勃　山西运城口腔卫生学校校长
任　晖　甘肃省卫生学校校长
林忠文　广西卫生职业技术学院副院长
王大成　乌兰察布医学高等专科学校校长
袁　宁　青海卫生职业技术学院院长
赫光中　咸阳职业技术学院副教授
曾　诚　四川大学华西公共卫生学院党委书记
宾大章　新疆伊宁卫生学校校长
陈德军　云南省大理卫生学校校长
冯连贵　重庆医药高等专科学校校长
罗天友　重庆医科大学附属第一医院副院长

关于拟入选第二批“十二五”职业教育国家规划教材书目教材名单的公示

根据《教育部关于“十二五”职业教育教材建设的若干意见》(教职成[2012]9 号)、《关于开展中等职业教育专业技能课教材选题立项工作的通知》(教职成司函[2012]35 号)和《关于开展“十二五”职业教育国家规划教材选题立项工作的通知》(教职成司函[2012]237 号)要求,经出版单位申报,专家会议评审立项,组织编写(修订)和专家会议审定,2 609 种教材拟入选第二批“十二五”职业教育国家规划教材书目。现将教材名单向社会公示(见附件),公示期为2015 年4 月30 日至5 月 9 日。公示期内,如对拟入选的教材有异议,请以书面形式向我司反映。以单位名义反映的应加盖公章,以个人名义反映的应署真实姓名、身份证号和联系电话,否则恕不受理。我们将对反映的问题进行调查核实,并为反映人保密。反映情况的书面意见务请于 2015 年 5 月 9 日之前通过邮递、传真或电子邮件(扫描件)送达教育部职业教育与成人教育司。

通讯地址:北京市西城区西单大木仓胡同 37 号;邮政编码:100816;联系电话:010-66096722;传真:010-66020434;电子信箱:jxjc@ moe. edu. cn。

附件:拟入选第二批“十二五”职业教育国家规划教材书目教材名单

教育部职业教育与成人教育司

二〇一五年四月二十九日

附件略。

表 4　拟入选第二批“十二五”职业教育国家规划教材书目教材名单*

序号	书名	第一主编	第一主编单位	申报单位
639	眼耳鼻咽喉口腔科护理学(第 3 版)	王文涛	湖北职业技术学院	高等教育出版社
1129	眼耳鼻咽喉口腔护理学	许建平	金华职业技术学院	教育科学出版社
1180	口腔组织病理学	葛秋云	河南护理职业学院	科学出版社
	五官科护理(第 3 版)	冯桂玲	唐山职业技术学院	
1195	口腔科护理技能实训	徐　琨	北京市口腔医院	科学出版社
	眼耳鼻喉科护理技能实训	韩　杰	北京同仁医院	

注:* 摘自教育部职业教育与成人教育司拟入选第二批“十二五”职业教育国家规划教材书目教材名单。

教育部关于加强专业学位研究生案例教学和联合培养基地建设的意见

教研[2015]1 号

各省、自治区、直辖市教育厅(教委),新疆生产建设兵团教育局,各专业学位研究生教育指导委员会,有关研究生培养单位:

为贯彻落实《教育部 国家发展改革委 财

政部关于深化研究生教育改革的意见》(教研[2013]1 号)、《教育部 人力资源社会保障部关于深入推进专业学位研究生培养模式改革的意见》(教研[2013]3 号),深化专业学位研究生培养模式改革,提高培养质量,现就加强专业学位研究生案例教学和联合培养基地(以下简称基地)建设提出如下意见。

一、充分认识加强案例教学和基地建设的重要意义

1. 案例教学是以学生为中心,以案例为基础,通过呈现案例情境,将理论与实践紧密结合,引导学生发现问题、分析问题、解决问题,从而掌握理论、形成观点、提高能力的一种教学方式。加强案例教学,是强化专业学位研究生实践能力培养,推进教学改革,促进教学与实践有机融合的重要途径,是推动专业学位研究生培养模式改革的重要手段。

2. 基地是培养单位为加强专业学位研究生实践能力培养,与行业、企业、社会组织等(以下简称合作单位)共同建立的人才培养平台,是专业学位研究生进行专业实践的主要场所,是产学结合的重要载体。加强基地建设,是专业学位研究生实践能力培养的基本要求,是推动教育理念转变、深化培养模式改革、提高培养质量的重要保证。

二、加强案例教学,改革教学方式

1. 重视案例编写,提高案例质量。培养单位和全国专业学位研究生教育指导委员会(以下简称教指委)要积极组织有关授课教师在准确把握案例教学实质和基本要求的基础上,致力于案例编写,同时吸收行业、企业骨干以及研究生等共同参与。鼓励教师将编写教学案例与基于案例的科学研究相结合,编写过程注重理论与实际相结合,开发和形成一大批基于真实情境、符合案例教学要求、与国际接轨的高质量教学案例。

2. 积极开展案例教学,创新教学模式。培养单位要根据培养目标及教指委制定的指导性培养方案,明确案例教学的具体要求,规范案例教学程序,提高案例教学质量,强化案例教学效果。加强授课教师与学生的双向交流,引导学生独立思考、主动参与、团队合作,建立以学生为中心的教学模式。

3. 加强师资培训与交流,开展案例教学研究。培养单位和教指委要积极开展案例教学师资培训和交流研讨,推出案例观摩课和视频课,帮助教师更新教学观念,了解案例教学的内涵实质,准确把握案例教学的特点和要求,熟练掌握教学方法,提高案例教学的能力和水平,积极主动开展案例教学。同时,组织开展相关理论与实践研究,解决案例编写和教学中的难点问题,探索提高案例编写和教学水平的思路与方法,为推广和普及案例教学提供指导。

4. 完善评价标准,建立激励机制。完善教师考核评价机制和人才培养评价标准,调动教师和学生参与案例教学的积极性。培养单位要把案例研究、编写、教学以及参加案例教学培训等情况,纳入教师教学和科研考核体系。有条件的教指委和培养单位,可以组织开展优秀案例、优秀案例视频课评选和案例教学竞赛等活动,引导和推动广大教师更加深入地研究和实施案例教学。

5. 整合案例资源,探索案例库共享机制。鼓励不同专业学位类别之间、培养单位之间积极开展案例研究、开发和使用等方面的交流与合作。完善案例库建设、管理和使用办法,提高案例使用效率。有条件的机构、组织和培养单位可以充分运用网络媒介和信息化手段,搭建案例研究、开发、使用和共享的公共平台。整合案例资源,支持建设"国家级专业学位案例库和教学案例推广中心"。

6. 加强开放合作,促进案例教学国际化。各培养单位和教指委,要积极搭建合作交流平台,逐步将国内优秀案例推向国际,展示中

国专业学位研究生教育成果。同时,根据实际需要,积极引进国外高质量教学案例,加以学习和借鉴,逐步建立起具有中国特色、与国际接轨的案例教学体系。

三、加强基地建设,推进产学结合

1. 创新建设模式,构建长效机制。培养单位要根据社会需求和人才培养目标,坚持创新,讲求实效,积极探索多种形式的联合培养机制。充分发挥合作单位在专业学位研究生培养过程中的积极性、主动性和创造性,共同制定培养目标、建设相关课程、参与培养过程、评价培养质量,建立产学有机融合的协同育人模式。以基地建设为纽带,充分发挥各自优势,构建人才培养、科学研究、成果转化、社会服务、文化传播等多元一体、互惠共赢的资源共享机制和合作平台。

2. 健全标准体系,规范基地管理。培养单位应根据不同专业学位类别的特点和培养目标定位,紧紧围绕行业和区域人才需求,分类制定基地遴选与建设标准,建立一批满足人才培养需求的规范化基地。协调合作单位,建立健全基地管理体系,组建基地运行专门管理机构,完善管理制度和运行机制,妥善解决知识产权归属等问题,明确各方责权利,推动基地科学化管理。针对不同专业学位类别,建立多样化的基地评价体系,定期开展自我评估,重点考核基地人才培养的实际效果。

3. 严格培养过程,创新培养模式。培养单位要依托基地,建立健全合作单位在招生录取、课程教学、实践训练和学位论文等方面全程参与研究生培养的合作机制。会同合作单位,根据培养方案,结合基地实际,制订研究生在基地期间的培养细则,明确培养考核要求,落实学生在培养单位与培养基地的时间分配和具体培养内容,加强对基地期间培养过程监督。要紧密结合基地实际,创新培养模式,通过采用阶段考核和终期考核相结合等方式,加强对研究生实践能力的培养。

4. 加强导师队伍建设,构建“双师型”团队。培养单位要完善研究生导师遴选机制,在合作单位中遴选一批思想政治素质过硬、师德高尚、实践经验丰富和学术水平较高的人员担任研究生实践教学的导师,建立基地导师定期培训、考核和退出制度,有针对性地提升基地导师实践指导能力和水平。选派青年教师到基地挂职锻炼或参与实践教学,提高实践教学能力。建立校内外导师定期交流合作机制,共同制定培养计划,共同参与指导,构建分工明确、优势互补、通力合作的“双师型”团队,实现培养单位人才培养规格与行业、企业人才需求之间的有机衔接。

5. 建立激励机制,加强示范引领。各教指委和省级教育部门要悉心指导基地建设工作,可根据实际需要组织开展示范性基地遴选和优秀实践教学成果评选,积极推进示范性基地建设工作,发掘先进典型,及时总结并推广好的经验和做法,加强示范引导。各培养单位应会同合作单位制订切实可行的基地建设和实施方案,以创建示范基地为驱动,大力推进实践教学工作,充分发挥示范基地先行先试的引领带动作用,深入推动专业学位研究生培养模式改革。

四、加大投入,完善政策配套和条件保障

1. 各培养单位要高度重视案例教学和基地建设,科学规划、创造条件,加大经费和政策支持力度。设立案例教学和基地建设专项经费,为案例教学和基地建设提供必要的条件保障。通过人才培养项目、实验室建设、联合科研攻关等途径加大对案例教学和基地建设等方面的投入。

2. 各教指委要加强对案例教学和基地建设的指导,研究制定案例教学和基地建设的基本要求,积极推广普及案例教学和基地建设经验,引导培养单位做好案例教学和基地

建设工作。

3. 各省级教育部门要加强组织领导,会同有关部门,统筹区域内案例教学和基地建设,加强政策引导和经费支持,调动行业、企业的积极性,推动专业学位研究生教育与地方经济社会发展的紧密结合。鼓励有条件的地区,设立专项资金支持本地区研究生培养单位的案例教学和基地建设工作。

4. 案例教学和基地建设情况将作为专业学位授权点合格评估的重要内容。各省级教育部门和教指委要针对案例教学和基地建设情况加强督促检查,切实推动案例教学和基地建设工作积极发展。

中华人民共和国教育部
二〇一五年五月七日

关于印发《关于授予具有研究生毕业同等学力人员临床医学、口腔医学和中医硕士专业学位的试行办法》的通知

学位[2015]10 号

有关学位授予单位:

为完善临床医师以研究生毕业同等学力获得临床医学、口腔医学、中医硕士专业学位的有效途径,根据《国务院学位委员会关于授予具有研究生毕业同等学力人员硕士、博士学位的规定》(学位[1998]54 号)和教育部等六部门《关于医教协同深化临床医学人才培养改革的意见》(教研[2014]2 号)文件精神,特制定《关于授予具有研究生毕业同等学力人员临床医学、口腔医学和中医硕士专业学位的试行办法》。同时废止国务院学位委员会关于下达《临床医学专业学位试行办法》(学位[1998]6 号)和《口腔医学专业学位试行办法》(学位[1999]36 号)中的相关内容。本通知发布之前,已经通过学位授予单位资格审核的申请人,仍然按原规定管理。

请有关学位授予单位,结合本单位工作实际制定相应细则,确保学位授予质量。

附件:关于授予具有研究生毕业同等学力人员临床医学、口腔医学和中医硕士专业学位的试行办法

国务院学位委员会
二〇一五年五月二十九日

关于授予具有研究生毕业同等学力人员临床医学、口腔医学和中医硕士专业学位的试行办法

为完善临床医师以研究生毕业同等学力获得临床医学等硕士专业学位的有效途径,根据《国务院学位委员会关于授予具有研究生毕业同等学力人员硕士、博士学位的规定》(学位[1998]54 号),以及卫生计生委等七部门《关于建立住院医师规范化培训制度的指导意见》(国卫科教发[2013]56 号)和教育部等六部门《关于医教协同深化临床医学人才

培养改革的意见》（教研［2014］2号）文件精神，特制定本办法。

第一条　授予学位名称

临床医学硕士专业学位（Master of Medicine，M.M.）；

口腔医学硕士专业学位（Master of Stomatological Medicine，M.S.M.）；

中医硕士专业学位（Master of Chinese Medicine，M.C.M.）。

第二条　学位授予单位

经国务院学位委员会批准，具有临床医学或口腔医学、中医硕士专业学位授予权的学位授予单位。

第三条　申请资格

1. 临床医学类、中医学类、中西医结合类和口腔医学类本科毕业生并获得学士学位。

2. 正在接受住院医师规范化培训的住院医师或已获得《住院医师规范化培训合格证书》的临床医师。

3. 申请人申请的专业学位类别应与住院医师规范化招收专业相对应。

第四条　申请程序

申请人向具有学位授予权的单位进行申请。学位授予单位对申请人进行资格审查后，通过相关课程考核、临床能力考核和学位论文答辩对申请人是否具备硕士研究生毕业同等学力水平进行认定。

第五条　课程考核

1. 学位课程考核。由学位授予单位根据培养方案要求自行确定并组织考核。

2. 全国统一考试。包括同等学力人员申请硕士学位外国语水平全国统一考试及申请临床医学、口腔医学和中医硕士专业学位学科综合水平全国统一考试。全国统一考试内容以临床专业知识及其实际运用为重点。

第六条　临床能力考核

在省级以上卫生计生行政部门（含中医药管理部门）公布的住院医师规范化培训基地完成住院医师规范化培训并取得医师资格证书和住院医师规范化培训合格证书的，视为通过临床能力考核。

第七条　学位论文答辩

1. 学位论文导师。学位授予单位安排硕士生指导教师指导申请人完成硕士学位论文撰写工作。

2. 学位论文要求。学位论文选题应结合临床实践。学位论文应表明申请人已经具备运用临床医学理论和方法分析解决临床实践问题的能力。

3. 学位论文答辩。学位授予单位按照本单位学位论文答辩的具体要求和程序组织学位论文答辩。论文答辩委员会重点考核申请人的基本临床科研能力。

第八条　学位授予

对通过研究生毕业同等学力水平认定的申请人，经学位授予单位学位评定委员会批准，授予临床医学、口腔医学或中医硕士专业学位，颁发硕士专业学位证书。

第九条　附则

1. 本办法自颁布之日起实施。

2. 学位授予单位根据本办法制定本单位实施细则。

3. 申请人需承担申请学位产生的费用。收费标准由学位授予单位根据国家有关规定确定并报当地省级教育和物价部门批准。

4. 申请学位有关工作纳入“全国同等学力人员申请硕士学位工作管理信息平台”统一管理。

5. 本办法的解释权属国务院学位委员会办公室。

国务院学位委员会

二〇一五年五月二十九日

关于印发临床医学、口腔医学和中医硕士专业学位研究生指导性培养方案的通知

学位[2015]9 号

有关学位授予单位：

为贯彻落实教育部等六部门《关于医教协同深化临床医学人才培养改革的意见》(教研[2014]2 号)精神，不断完善我国医学人才培养体系建设，建立适应临床医学、口腔医学和中医特点的人才培养制度，促进专业学位研究生教育与住院医师规范化培训制度有机衔接，更好地服务医药卫生体制改革和事业发展，特制定《临床医学硕士专业学位研究生指导性培养方案》、《口腔医学硕士专业学位研究生指导性培养方案》和《中医硕士专业学位研究生指导性培养方案》。现将三个培养方案印发给你们，同时废止国务院学位委员会关于下达《临床医学专业学位试行办法》(学位[1998]6 号)和《口腔医学专业学位试行办法》(学位[1999]36 号)中的相关内容。

请有关学位授予单位按照通知精神，制定本单位研究生培养方案，加强师资队伍和住院医师规范化培训基地建设，确保专业学位研究生培养质量。

附件：

1.《临床医学硕士专业学位研究生指导性培养方案》

2.《口腔医学硕士专业学位研究生指导性培养方案》

3.《中医硕士专业学位研究生指导性培养方案》

国务院学位委员会

二〇一五年五月二十九日

附件 1、3 略。

口腔医学硕士专业学位研究生指导性培养方案

为贯彻落实国家卫生计生委等七部门《关于建立住院医师规范化培训制度的指导意见》(国卫科教发[2013]56 号)及教育部等六部门《关于医教协同深化临床医学人才培养改革的意见》(教研[2014]2 号)精神，不断完善我国口腔医学人才培养体系，积极推进口腔医学专业学位研究生教育改革，建立适应口腔医学临床工作特点的人才培养制度，更好地服务医药卫生体制改革和卫生计生事业发展，特制定口腔医学硕士专业学位研究生(以下简称硕士生)指导性培养方案。

第一条　培养目标

一、培养热爱医疗卫生事业，具有良好的职业道德、人文素养和专业素质口腔临床医师。

二、掌握口腔医学基础理论、基本知识和基本技能，掌握所在学科的各种疾病的发病机理、临床表现、诊断、鉴别诊断和处理，具备较强口腔临床实践能力，具备良好医患沟通能力，能独立、规范地承担本专业和相关专业的常见多发病诊治工作。

三、掌握从事口腔临床科学研究的基本

方法,了解所在学科的科研方向、发展趋势、研究前沿和临床热点,并有一定的口腔医学临床研究能力和临床教学能力。

四、具有较熟练阅读本专业外文资料的能力和较好的外语交流能力。

第二条　招生对象及入学考试

一、招生对象。为符合医师资格考试报考条件规定的应届或往届本科毕业生。已经获得口腔相关住院医师规范化培训合格证书人员原则上不得报考口腔医学硕士专业学位研究生。

二、入学考试。参加全国硕士研究生招生,并达到规定要求,着重考核学生的综合素质、专业能力和专业基础知识。

第三条　学习年限与培养原则

一、学习年限。学习年限为 3 年。在规定时间内未达到培养要求者可以适当延长学习年限,具体由学位授予单位根据有关文件自行规定。

二、培养原则。培养采用理论学习、临床轮转与导师指导相结合的方式,以临床轮转为主。培养过程应按照住院医师规范化培训内容与标准进行,同时重视学位课程学习以及临床研究能力和教学能力的全面培养。

第四条　课程学习与考核

一、课程设置。课程包括:公共必修课(政治、外语)、专业基础课、专业课和选修课。学位授予单位应根据硕士生必须具备的知识结构开设课程,课程应满足学位授予以及住院医师规范化培训的要求。

专业基础课、专业课和选修课内容应涵盖人文素养、临床科研方法、公共卫生、法律法规等类别课程,例如:临床思维与人际沟通、医学文献检索、医学统计学、临床流行病学、循证医学、预防医学与公共卫生、重点传染病防治知识、医学法律法规等。

二、课程学分。学位课程学习实行学分制,总学分应不少于 16 学分,其中政治理论课 3 学分,外语 2 学分。

三、课程教学。可采取集中授课、网络教学、专题讲座、案例分析等方式进行。考核可采取笔试、读书报告等多种方式。

学位课程可与住院医师规范化培训公共理论和临床专业理论学习相结合,由学位授予单位和培训基地共同开展教学。

第五条　临床能力训练和考核

一、临床能力训练以提高临床实践能力为主,应在卫生计生行政部门公布的住院医师规范化培训基地进行。

二、临床轮转按照《国家卫生计生委办公厅关于印发住院医师规范化培训基地认定标准(试行)和住院医师规范化培训内容与标准(试行)》(国卫办科教发[2014]48 号)进行,实际培训时间应不少于 33 个月,达到相应专业培训标准细则的要求,完成规定的专业理论学习和临床实践技能培训。

三、临床能力考核。主要考核硕士生是否具有较强的临床分析、思维能力和实践操作能力。严格按照住院医师规范化培训的过程考核和结业考核进行,学位授予单位应认定其临床能力考核结果。

第六条　科研与教学培训

一、硕士生应掌握文献检索、资料收集、病例观察、医学统计、循证医学等科学研究的基本方法,掌握运用资料和数据进行综合分析和解决临床问题的能力,探索有价值的临床现象和规律。

二、硕士生应参加教学查房、病例讨论会、专题讲座、小讲课等教学工作;能够参与见习/实习医生和低年资住院医师的临床带教工作。

第七条　学位论文与答辩

一、选题要求。学位论文应紧密结合口

腔临床工作实际，具有科学性与实用性，选题范围需与专业领域一致，鼓励与专业最新进展密切相关的自主选题。

二、学位论文形式。学位论文可以是病例分析报告、研究报告、临床经验总结、临床疗效评价、专业文献循证研究、文献综述、针对临床问题的实验研究等。

三、学位论文要求。学位论文应在导师指导下由硕士生独立完成。表明硕士生已经具备运用口腔临床医学的理论和方法分析解决实际问题的能力。论文应符合学术道德规范和科研诚信原则。凡临床研究报告论文中涉及研究对象隐私和权益等问题，应予以保密或征得对方知情同意后方可公开，对涉及国家机密和尚不能公开的研究结果，须遵守国家法律。

四、学位论文答辩。学位授予单位按照有关规定制定学位论文答辩的具体要求和程序，并组织论文答辩。

第八条　学位申请与授予

一、学位申请条件：

1. 完成学位授予单位培养方案所规定的各项要求；

2. 取得《医师资格证书》；

3. 完成住院医师规范化培训并取得《住院医师规范化培训合格证书》；

4. 完成硕士学位论文并通过答辩。

二、学位授予

硕士生达到口腔医学硕士专业学位授予条件后，向所在的学位授予单位学位管理部门提出申请，经学位评定委员会批准，授予口腔医学硕士专业学位。

第九条　分流机制

学位授予单位应按照研究生学籍管理有关规定制订相关政策，对不适宜继续按照口腔医学硕士专业学位培养的研究生进行合理分流。

一、第二学年内未获得《医师资格证书》，根据学生意愿，可安排其转入学术学位研究生培养渠道，但应按照学术学位研究生的培养要求完成学位课程学习和论文答辩。

二、在规定的学习年限内，未通过学位课程考核、住院医师规范化培训考核或学位论文答辩者，经学位授予单位批准，可适当延长学习年限。

三、对在规定的学习年限内获得《医师资格证书》、完成学位课程考核，但未获得《住院医师规范化培训合格证书》者，可对其进行毕业考核和论文答辩，准予毕业。毕业后三年内取得《住院医师规范化培训合格证书》者，可回原学位授予单位申请硕士专业学位。

第十条　组织管理

硕士生同时也是参加住院医师规范化培训的住院医师，接受学位授予单位、卫生计生行政部门培训基地管理。由学位授予单位研究生主管部门统筹负责。硕士生的指导教师包括学术指导教师和临床能力训练指导医师。学术指导教师主要负责对硕士生的学位论文进行指导。各轮转科室需成立指导小组，负责指导硕士生的临床能力训练。

第十一条　附则

一、本方案适用于攻读口腔医学硕士专业学位研究生。

二、学位授予单位应根据本方案，从招生录取、培养方案、学位授予等方面制订具体规定。

三、本方案自发布之日起实施。未尽事宜参阅相关配套文件。

国务院学位委员会

二〇一五年五月二十九日

国务院学位委员会办公室负责人就临床医学、口腔医学和中医硕士专业学位研究生培养方案及同等学力人员授予学位工作答记者问

日前，国务院学位委员会印发了临床医学、口腔医学和中医硕士专业学位研究生指导性培养方案（以下简称“培养方案”）和《关于授予具有研究生毕业同等学力人员临床医学、口腔医学和中医硕士专业学位的试行办法》（以下简称“试行办法”）。国务院学位委员会办公室负责人就此回答了记者的提问。

问：请介绍一下制定《培养方案》和《试行办法》的背景及过程。

答：根据党的十八届三中全会决定关于“建立适应行业特点的人才培养制度”的要求，2014 年 11 月 27 日，教育部会同国家卫生计生委和国家中医药管理局等部门制定和印发了《关于医教协同深化临床医学人才培养改革的意见》（以下简称“意见”），明确到 2020 年，基本建成院校教育、毕业后教育、继续教育三阶段有机衔接的具有中国特色的标准化、规范化临床医学人才培养体系。近期任务为加快构建以“5 + 3”为主体的临床医学人才培养体系，即 5 年临床医学本科教育后，再加 3 年住院医师规范化培训或 3 年临床医学硕士专业学位研究生教育。此外，为服务我国中医药事业发展对中医专门人才的迫切需要，完善中医人才培养体系，创新中医人才培养模式，提高中医人才培养质量，2014 年 11 月 6 日，国务院学位委员会第三十一次会议审议通过《中医专业学位设置方案》，中医专业学位从临床医学专业学位中分离，独立设置中医博士、硕士专业学位。因此，有必要对 1998 年和 2000 年国务院学位委员会分别审议通过的《临床医学专业学位试行办法》和《口腔医学专业学位试行办法》中的相关内容进行修订，进一步明确临床医学、口腔医学和中医硕士专业学位研究生培养要求以及临床医师以研究生毕业同等学力申请有关硕士专业学位条件，促进我国临床医学专门人才培养的标准化、规范化。

文件起草过程中，广泛听取各方意见。一是在 2014 年初，委托全国医学专业学位教育指导委员会组织有关高校和专家研讨，并提出意见和建议。二是在教育部、国家卫生计生委和国家中医药管理局联合召开的“医教协同深化临床医学人才培养改革工作推进会”上，提交会议代表讨论和征求意见。三是广泛征求国家卫生计生委、国家中医药管理局、部内有关司局以及有关培养单位意见。

问：《培养方案》主要特点有哪些？

答：《培养方案》是对临床医学、口腔医学和中医硕士专业学位研究生培养的基本要求，主要包括培养目标与要求、招生对象与入学方式、学习年限与培养原则、课程学习与考核、临床能力训练和考核、科研与教学培训、学位论文与答辩、学位申请与授予、分流机制、组织管理等 10 个方面。相比原培养要求，《培养方案》更加突出临床医学、口腔医学和中医人才培养的标准化、规范化，主要特点体现在以下几个方面。

一是明确培养目标为培养热爱医疗卫生事业，具有良好职业道德、人文素养和专业素质的能独立、规范地承担本专业和相关专业的常见多发病诊治工作的临床医师。

二是明确招生对象为符合医师资格考试

报考条件规定专业的应届或往届本科毕业生，已获得住院医师规范化培训合格证书人员原则上不得报考临床医学硕士专业学位研究生。进一步规范临床医学、口腔医学和中医硕士专业学位研究生招生对象应符合相对应的临床、口腔和中医执业医师资格考试报考条件。

三是明确培养方式采用理论学习、临床轮转与导师指导相结合，以临床轮转为主。规定临床能力训练应在卫生计生行政部门或中医药管理部门公布的住院医师规范化培训基地进行，实际培训时间不少于 33 个月，并严格按照住院医师规范化培训的过程考核和结业考核进行。

四是明确学位申请与授予条件。学位申请人须通过课程考核、取得《医师资格证书》、完成住院医师规范化培训取得《住院医师规范化培训合格证书》，并通过硕士学位论文答辩。合格的毕业研究生可取得 4 证，即《硕士研究生毕业证书》、《硕士学位证书》、《医师资格证书》、《住院医师规范化培训合格证书》。

问：为什么在《培养方案》中增加分流机制？

答：从 2015 年起，所有新入学的临床医学、口腔医学和中医硕士专业学位研究生，也是参加住院医师规范化培训的住院医师。考虑到少数研究生可能未通过医师资格考试，或者不能完成住院医师规范化培训，或者不适宜继续攻读等情况，为平稳推进临床医学硕士专业学位研究生培养模式改革，切实保障学生权益，《培养方案》专门建立了对研究生管理的分流机制。涉及以下三种情况。

一是对于在第二学年未获得《医师资格证书》的研究生，可安排其转为学术学位研究生进行学习。

二是对于在规定的学习年限内，未通过学位课程考核、住院医师规范化培训考核或学位论文答辩者，可适当延长学习年限。

三是对在规定的学习年限内获得《医师资格证书》、完成学位课程考核，但未获得《住院医师规范化培训合格证书》者，可对其进行毕业考核和论文答辩，准予毕业。毕业后三年内取得《住院医师规范化培训合格证书》者，可回原学位授予单位申请硕士专业学位。

问：《培养方案》对培养单位提出了哪些新要求？

答：《培养方案》明确要求临床医学、口腔医学和中医硕士专业学位研究生培养采用理论学习、临床轮训与导师指导相结合的方式，以临床轮训为主，对培养单位提出了新的要求。一是要加强与住院医师规范化培训基地建设的衔接，并根据基地条件制定年度研究生招生计划，确保研究生能完成住院医师规范化培训。二是要组建医学院教师和基地带教教师相结合的教学与导师团队，推动课程教学与住院医师规范化培训理论学习紧密结合。三是要科学合理设置课程，改革教学方式和评价标准。培养单位应遵循临床医学、口腔医学和中医学的培养特点开设课程，满足硕士生必须具备的知识结构并达到学位授予以及住院医师规范化培训的要求。四是要结合临床实践，加强对研究生科研能力的培养和学位论文工作的指导。

问：《试行办法》比原有规定做了哪些改变？

答：1998 年，国务院学位委员会第十五次会议审议通过的《临床医学专业学位试行办法》明确规定，在职临床医师以研究生毕业同等学力申请临床医学硕士专业学位，需获得医学学士学位后，再从事临床医疗工作至少 3 年，完成二级学科临床能力训练，结束住院医师规范化培训第一阶段并通过考核。同时，申请人须通过在职人员以研究生毕业同等学力申请硕士学位外国语课程水平全国统一考试。修改后的《试行办法》在申请资格、考试内容以及对临床能力考核认定等方面有较大改变。一是将“申请人为本科毕业后从事临床医疗工作至少三年”，修改为“正在接受住院医师规范化培训的住院医师或已获得《住院医师规范化培训合格证书》的临床医师”。二是以临床专业知识及其实际运用为重点，组织同等学力人员申请临床医学、口腔医学和中医硕士专业学位外国语水平及学科综合水平全国统一考试。三是申请人完成住院医师规范化培训并取得医师资格证书和住院医师规范化培训合格证书，学位授予单位则认定其通过临床能力考核。

《试行办法》更加结合住院医师规范化培训人员的特点，有利于在职临床医师尽早申请硕士学位，有利于促进学位授予与住院医师规范化培训的有机衔接。

问：对实施《培养方案》和《试行办法》还有哪些具体要求？

答：一是会同全国医学专业学位研究生教育指导委员会和全国中医、中药学专业学位研究生教育指导委员会，进一步做好宣传工作，让有关培养单位充分领会《意见》精神，明确改革的主要任务，让有志从事临床医学工作的学生，深入了解有关政策。二是指导有关培养单位根据新的文件要求，抓紧修订本单位专业学位研究生培养方案和以同等学力申请临床医学、口腔医学和中医硕士专业学位办法。三是会同国家卫生计生部门，研究加强培养单位与住院医师规范化培训基地的进一步衔接，确保研究生培养与住院医师规范化培训有机衔接落实到位。四是通过学位授权点合格评估，加强对临床医学、口腔医学和中医硕士专业学位授予质量的检查。

教育部

二〇一五年六月十八日

国务院学位委员会 教育部关于印发《学位证书和学位授予信息管理办法》的通知

学位［2015］18 号

各省、自治区、直辖市学位委员会、教育厅（教委），新疆生产建设兵团教育局，有关部门（单位）教育司（局），中国科学院前沿科学与教育局，中国社会科学院研究生院，中共中央党校学位评定委员会，中国人民解放军学位委员会，各学位授予单位：

根据国务院学位委员会第三十一次会议关于调整学位证书制发方式和管理办法的决议，为更好地适应学位工作和高等教育综合改革需要，提高学位授予质量，特制定《学位证书和学位授予信息管理办法》并印发给你们，请遵照执行。

自 2016 年 1 月 1 日起，学位证书由各学位授予单位自行印制，国务院学位委员会办公室印制的学位证书不再使用。各学位授予单位和有关主管部门要高度重视学位证书制发方式的调整工作，做好宣传解释，确保稳步实施。

附件：学位证书和学位授予信息管理办法

国务院学位委员会 教育部

二〇一五年六月二十六日

学位证书和学位授予信息管理办法

第一章　总则

第一条　为规范学位证书制发，加强学位授予信息管理，根据《中华人民共和国高等教育法》和《中华人民共和国学位条例》及其暂行实施办法，制定本办法。

第二条　学位证书是学位获得者达到相应学术水平的证明，由授予学位的高等学校和科学研究机构（简称“学位授予单位”）制作并颁发给学位获得者。本办法所指学位证书为博士学位证书、硕士学位证书和学士学位证书。

第三条　学位授予信息是学位获得者申请学位的相关信息，以及学位证书的主要信息，包括博士学位、硕士学位和学士学位授予信息。

第二章　学位证书制发

第四条　学位证书由学位授予单位自主设计、印制。

第五条　学位证书应包括以下内容：

（一）学位获得者姓名、性别、出生日期（与本人身份证件信息一致），近期免冠正面彩色照片（骑缝加盖学位授予单位钢印）。

（二）攻读学位的学科、专业名称（名称符合国家学科专业目录及相关设置的规定）。

（三）所授学位的学科门类或专业学位类别（按国家法定门类或专业学位类别全称填写）。

（四）学位授予单位名称，校（院、所）长签名。

（五）证书编号。统一采取十六位阿拉伯数字的编号方法。十六位数字编号的前五位为学位授予单位代码；第六位为学位授予的级别，博士为 2，硕士为 3，学士为 4；第七至第十位为授予学位的年份（如 2016 年授予的学位，填 2016）；后六位数为各学位授予单位自行编排的号码。

（六）发证日期（填写学位授予单位学位评定委员会批准授予学位的日期）。

第六条　对于撤销的学位，学位授予单位应予以公告，宣布学位证书作废。

第七条　学位证书遗失或损坏的，经本人申请，学位授予单位核实后可出具相应的“学位证明书”。学位证明书应注明原学位证书编号等内容。学位证明书与学位证书具有同等效力。

第三章　学位授予信息报送

第八条　学位授予信息主要包括：学位获得者个人基本信息、学业信息、研究生学位论文信息等。信息报送内容由国务院学位委员会办公室制定。

第九条　学位授予单位根据国务院学位委员会办公室制定的学位授予信息数据结构和有关要求，结合本单位实际情况，确定信息收集范围，采集学位授予信息并报送省级学位主管部门。

第十条　省级学位主管部门汇总、审核、统计、发布本地区学位授予单位的学位授予信息并报送国务院学位委员会办公室。

第十一条　国务院学位委员会办公室汇总各省（自治区、直辖市）和军队系统的学位授予信息，开展学位授予信息的统计、发布。

第十二条　学位授予单位在做出撤销学位的决定后，应及时将有关信息报送省级学位主管部门和国务院学位委员会办公室。

第十三条　确需更改的学位授予信息，由学位授予单位提出申请，经省级学位主管部门审核确认后，由省级学位主管部门报送国务院学位委员会办公室进行更改。

第四章　管理与监督

第十四条　学位授予单位负责：

（一）设计、制作和颁发学位证书；

（二）收集、整理、核实和报送本单位学位授予信息，确保信息质量；

（三）将学位证书的样式及其变化情况、学位评定委员会通过的学位授予决定及名单及时报送省级学位主管部门备查。

第十五条　省级学位主管部门负责：

（一）本地区学位证书和学位授予信息的监督管理，查处违规行为；

（二）组织实施本地区学位授予信息的汇总、审核和报送。

（三）对本地区学位授予信息的更改进行审核确认。

第十六条　国务院学位委员会办公室负责：

（一）学位证书和学位授予信息的规范管理，制定有关的管理办法和工作要求，指导查处违规行为；

（二）组织开展学位授予信息报送工作；

（三）学位授予信息系统的运行管理；

（四）学位证书信息网上查询的监管。

第五章　附则

第十七条　根据有关规定，学位授予单位印制的学位证书，不得使用国徽图案。

第十八条　学位证书是否制作外文副本，由学位授予单位决定。

第十九条　中国人民解放军系统的学位证书和学位授予信息管理，由军队学位委员会参照本办法制定具体规定。

第二十条　本办法自2016年1月1日起实行。有关规定与本办法不一致的，以本办法为准。

教育部关于推进临床医学、口腔医学及中医专业学位硕士研究生考试招生改革的实施意见

教学［2015］5号

各省、自治区、直辖市高等学校招生委员会、教育厅（教委），新疆生产建设兵团教育局，有关部门（单位）教育司（局），解放军总参谋部军训部、总政治部干部部、总后勤部政治部，有关硕士研究生招生单位：

为贯彻党的十八大和十八届三中、四中全会及教育规划纲要精神，落实《教育部等六部门关于医教协同深化临床医学人才培养改革的意见》（教研［2014］2号）要求，为推动医疗卫生事业发展和提高人民健康水平提供坚实的人才保障，现就临床医学、口腔医学及中医（以下简称临床医学类）专业学位硕士研究生考试招生改革提出如下实施意见：

一、总体要求

遵循医学教育规律，建立更加符合临床实践要求、科学有效的考试招生机制，推动构建临床医学人才“5＋3”（5年临床医学本科教育＋3年住院医师规范化培训或3年临床医学硕士专业学位研究生教育）标准化、规范化培养体系。推进分类考试，实现临床医学类专业学位与医学学术学位分类考试，更好地适应临床医学类专业学位特点和选拔培养要求。促进科学选才，针对临床医学类专业学位培养要求和临床医生职业特点，改革考试内容，进一步突出职业素质和专业能力考查，加强考查实效性，促进优秀临床医学专门

人才脱颖而出。简政放权、放管结合，充分发挥招生单位和导师的作用，同时建立有效约束机制，保障选拔质量。落实医教协同，贯彻临床医学人才“5 + 3”培养模式改革要求，实现研究生教育和职业规范化培训有机衔接，推动医教融合、协同发展。保障公平公正，进一步严格监管，落实并强化考试招生信息公开，切实保证机会公平、程序公开、结果公正。

二、改革措施

（一）推进分类考试。临床医学类专业学位和医学学术学位硕士研究生业务课考试科目分别设置。临床医学类专业学位硕士研究生初试环节设“临床医学综合能力”（分中、西医两类）科目，着重考查临床医学职业素质和专业能力，由教育部考试中心统一命题，满分 300 分。口腔医学专业学位既可选用统一命题的“临床医学综合能力”，也可由招生单位自主命题。医学学术学位硕士研究生初试业务课科目由招生单位按一级学科自主命题，着重考查医学专业素养和科研创新潜质。思想政治理论、外国语考试科目及分值保持不变。

（二）改革初试内容。“临床医学综合能力”在重视专业基础知识的同时，进一步丰富命题内容，提高初试考查的职业针对性和科学性。全面加强临床医学职业素质考核，对考生的人道主义精神、职业责任意识、医患沟通能力、医学伦理法规等基本职业素质方面进行考查；进一步强化临床技能考查，着重考查考生的临床思维和表达能力、基本诊断处理能力、合理选择临床技术能力等。同时，推进专业知识、专业技能、职业素质考核的有机结合，提高考查实效性。

（三）强化复试考核。复试考核要坚持能力、素质与知识考核并重，科学设计考查内容、方法和评价标准，综合笔试、面试、实践操作等多种方式，提高选拔质量。要建立健全有效机制，在初试考核基础上，进一步加强对考生职业素质和临床实践技能的深入考查；要注重考生一贯表现，按照本科临床医学相关教育标准，对既往学业成就认真评价，同时强化对考生潜在能力素质的考查；要充分发挥导师群体在复试考核中的作用，提高导师群体科学规范选拔人才的能力。

（四）充分发挥招生单位录取主体作用。从 2016 年全国硕士研究生招生起，招生单位自主确定并对外公布报考本单位临床医学类专业学位硕士研究生进入复试的初试成绩要求，以及接受报考其他单位临床医学类专业学位硕士研究生调剂的成绩要求。教育部划定临床医学类专业学位硕士研究生初试成绩基本要求供招生单位参考，同时作为报考临床医学类专业学位硕士研究生的考生调剂到其他专业的基本成绩要求。招生单位自主划定的总分要求低于教育部划定的初试成绩基本要求的，下一年度不得扩大临床医学类专业学位招生规模。报考临床医学类专业学位硕士研究生的考生可按相关政策调剂到其他专业，报考其他专业的考生不可调剂到临床医学类专业学位。医学学术学位仍然执行国家统一的复试、调剂成绩要求。所有新招收的临床医学类专业学位硕士研究生，同时也是参加住院医师规范化培训的住院医师，其培养工作按照研究生培养方案和国家统一制定的住院医师规范化培训要求进行。

（五）加强监督管理。进一步明确各级管理部门权责，健全统一领导、集体研究、集体决策机制，规范考试招生程序，强化对行政权力和学术权力的有效约束，形成规范透明的招生工作环境。严格落实研究生招生录取信息公开要求，招生单位要准确、规范、充分、及时向社会公开招生计划、招生章程、复试录取办法、复试录取名单及咨询申诉渠道等招生工作重要内容，确保招生录取工作公平公正。

三、组织实施

（一）分步推进。按照积极稳妥、分步实

施原则，2016 年首先实施招生单位自主划定初试成绩要求等相关改革措施，从 2017 年全国硕士研究生招生起，全面实施临床医学类专业学位硕士研究生考试招生改革。

（二）精心组织。省级教育行政部门、招生考试管理机构和相关研究生招生单位要高度重视，周密安排，切实做好临床医学类专业学位硕士研究生考试招生改革工作。相关招生单位要与规范化培训单位密切沟通协调，认真制订工作方案，深入细致做好考试招生各环节的组织工作，并不断总结完善。省级教育行政部门、招生考试管理机构要加强对改革工作过程的指导、监督和检查，强化宣传和引导，完善与卫计部门的沟通协调机制，确保临床医学类专业学位硕士研究生考试招生改革顺利实施。

中华人民共和国教育部
二〇一五年七月十五日

教育部等六部门
关于医教协同深化临床医学人才培养改革的意见

教研［2014］2 号

各省、自治区、直辖市教育厅（教委）、卫生计生委（卫生厅局）、中医药管理局、发展改革委、财政厅（局）、人力资源社会保障厅（局），新疆生产建设兵团教育局、卫生局、发展改革委、财务局、人力资源社会保障局，教育部、国家卫生计生委直属有关高等学校：

为深入贯彻党的十八大和十八届三中全会精神，全面落实教育规划纲要，建立适应行业特点的人才培养制度，更好地服务医药卫生体制改革和卫生计生事业发展，现就深化临床医学（含口腔、中医等，以下同）人才培养改革提出如下意见。

一、指导思想

以邓小平理论、“三个代表”重要思想、科学发展观为指导，立足基本国情，借鉴国际经验，遵循医学教育规律，以“服务需求，提高质量”为主线，医教协同，深化改革，强化标准，加强建设，全面提高临床医学人才培养质量，为卫生计生事业发展和提高人民健康水平提供坚实的人才保障。

二、总体目标

到 2020 年，基本建成院校教育、毕业后教育、继续教育三阶段有机衔接的具有中国特色的标准化、规范化临床医学人才培养体系。院校教育质量显著提高，毕业后教育得到普及，继续教育实现全覆盖。

近期任务，加快构建以“5 + 3”（5 年临床医学本科教育 + 3 年住院医师规范化培训或 3 年临床医学硕士专业学位研究生教育）为主体、以“3 + 2”（3 年临床医学专科教育 + 2 年助理全科医生培训）为补充的临床医学人才培养体系。

三、主要举措

（一）深化院校教育改革，提高人才培养质量

1. 建立临床医学人才培养与卫生计生行业人才需求的供需平衡机制。国家和各省级卫生计生行政部门（含中医药管理部门，下同）根据卫生计生事业发展需要，研究提出全国和本地区不同层次各专业人才需求规划、计划；国家和各省级教育行政部门及高等医

学院校，根据人才需求及医学教育资源状况，合理确定临床医学专业招生规模及结构，对临床医学专业招生规模过大或教育资源不能满足现有培养规模的地区和高等医学院校，调减招生规模。加强对医学院校设置、区域布局、专业结构、招生规模、教学资源配置的宏观调控。提升人才培养质量，重点加大对中西部地区高等医学院校的支持，缩小区域、院校和学科专业之间培养水平的差距。大力支持中医（含中西医结合、民族医）人才培养。

2. 深化临床医学专业五年制本科生培养改革。加大教学改革力度，加强医学人文教育和职业素质培养，推进医学基础与临床课程整合，完善以能力为导向的评价体系，严格临床实习实训管理，强化临床实践教学环节，提升医学生临床思维和临床实践能力。过渡期内，在有条件的地区和高校，探索举办临床医学（儿科方向）、临床医学（精神医学方向）等专业，加强儿科、精神科等急需紧缺人才培养力度。鼓励各地和高等医学院校制定相关政策，采取有效措施，加大力度吸引优秀生源。

3. 推进临床医学硕士专业学位研究生培养改革。逐步扩大临床医学硕士专业学位研究生招生规模，加快临床医学硕士专业学位研究生考试招生制度改革。2015 年起，所有新招收的临床医学硕士专业学位研究生，同时也是参加住院医师规范化培训的住院医师，其临床培养按照国家统一制定的住院医师规范化培训要求进行。入学前未取得《执业医师资格证书》的临床医学硕士专业学位研究生，在学期间可按照国家有关规定以相关本科学历报名参加国家医师资格考试。按照住院医师规范化培训标准内容进行培训并考核合格的临床医学硕士专业学位研究生，可取得《住院医师规范化培训合格证书》。2015 年起，将七年制临床医学专业招生调整为“5 + 3”一体化临床医学人才培养模式；转入硕士生学习阶段时，纳入招生单位当年硕士生招生计划及管理；在招生计划管理上，对招生单位临床医学硕士专业学位研究生予以积极支持。

4. 探索临床医学博士专业学位人才培养模式改革。推进临床医学博士专业学位研究生教育与专科医师规范化培训有机衔接。在具备条件的地区或高等医学院校，组织开展“5 + 3 + X”（X 为专科医师规范化培训或临床医学博士专业学位研究生教育所需年限）临床医学人才培养模式改革试点。

改革创新八年制临床医学人才培养模式，鼓励举办八年制医学教育的高等医学院校积极探索有效途径，培养多学科背景的高层次医学拔尖创新人才。

5. 推进临床医学高职（专科）人才培养改革。加强专业理论知识基础教育，强化临床实践教学。建立高职院校与基层医疗卫生机构的合作机制，合理安排学生到有条件的社区卫生服务中心和乡镇卫生院进行实习、实践，提升基本医疗卫生服务能力。推进临床医学高职（专科）教育教学标准与助理全科医生培训标准有机衔接。积极开展面向农村基层的订单定向免费医学教育。

（二）建立健全毕业后教育制度，培养合格临床医师

1. 建立住院医师规范化培训制度。落实《关于建立住院医师规范化培训制度的指导意见》，全面实施住院医师规范化培训。加强培训体系建设及培训过程管理，严格培训考核，不断提高培训能力和培训质量，积极扩大全科及儿科、精神科等急需紧缺专业的培训规模。到 2015 年，各省（区、市）全面启动住院医师规范化培训，鼓励有条件的地区在确保培训质量的基础上加快推进；到 2020 年，在全国范围内基本建立住院医师规范化培训制度，所有未取得《住院医师规范化培训合格证书》的新进医疗岗位的本科及以上学历临床医师均须接受住院医师规范化培训。取得《住院医师规范化培训合格证书》并达到学位授予标准的临床医师，可以研究生毕业同等

学力申请并授予临床医学硕士专业学位。

2. 建立专科医师规范化培训制度。积极研究建立专科医师规范化培训制度，在培训对象、专科设置、培训标准、培训基地、培训师资、考核监督、经费保障等方面作出统一制度安排，并做好与住院医师规范化培训制度的衔接，完善政策、稳步推进，不断提升培训质量。到2020年，基本建立专科医师规范化培训制度，所有符合条件应参加培训的临床医师均接受专科医师规范化培训。

3. 开展助理全科医生培训。贯彻落实《国务院关于建立全科医生制度的指导意见》《全国乡村医生教育规划（2011—2020年）》，作为过渡期的补充措施，面向经济欠发达的农村地区乡镇卫生院和村卫生室，开展助理全科医生培训，培养高职（专科）起点的“3+2”执业助理医师，提高基层适用人才教育培训层次，努力提高基层医疗水平。

（三）完善继续教育体系，提升卫生计生人才队伍整体素质

1. 开展面向全员的继续医学教育。以岗位职责为依据，以个人实际素质能力为基础，以岗位胜任能力为核心，通过适宜方式，有针对性地开展面向全体卫生计生人员的职业综合素质教育和业务技术培训，不断提升全体卫生计生人员的职业素质能力。

2. 优化继续教育实施方式。加强培训工作的统筹管理，充分利用高等医学院校、医疗卫生机构教学资源，发挥卫生计生专业学会、行业协会组织的优势和作用，创新教育模式及管理方法，将传统教育培训方式与网络、数字化学习相结合，加快课件、教材开发，提高继续教育的针对性、有效性和便捷性。

3. 强化继续教育基地和师资队伍建设。集成各类优势资源，探索完善多元筹资机制，构建专业覆盖广泛、区域布局合理、满足各级各类卫生计生人员培训需求的继续教育基地体系。鼓励优秀卫生计生人才承担继续教育教学工作，加强项目负责人和教学骨干培养，重点培养一批高素质的全科医学师资，提高继续教育质量。

四、保障措施

（一）加强组织领导

健全有关部门之间、中央和地方之间、教育和卫生计生系统内部的医学教育工作协调机制，加强对临床医学人才培养的宏观规划、政策保障、工作指导和检查评估。各级教育、卫生计生行政部门及高等医学院校、医疗卫生机构要高度重视临床医学人才培养工作，加强组织领导。教育、卫生计生行政部门要积极主动协调发展改革、财政、人力资源社会保障等相关部门，加大相关配套政策的支持力度，为各级各类卫生计生人才培养提供必要的政策支持和制度保障。积极推进教育部、国家卫生计生委、国家中医药管理局等与地方省级人民政府共建高等医学院校。

（二）完善教育培训体系建设

修订完善各阶段临床医学人才培养标准和临床实践教学、培训基地标准，逐步规范临床医学人才培养培训工作。加快认定一批住院医师规范化培训基地（含全科医生规范化培养基地）、专科医师规范化培训基地及继续医学教育基地；对达到基地标准的高等医学院校附属医院、教学医院及实习医院等医疗卫生机构，优先认定。加强临床医学专业学位授权点建设，优先支持高等医学院校增列临床医学硕士专业学位授权点；在具备条件的地区和高等医学院校，积极推进临床医学博士专业学位授权点建设。

（三）健全投入机制

统筹利用政府、学校、医院、社会等各方面资源，健全多渠道筹措经费的机制。各地要根据临床医学人才培养的特点，进一步加大对医学教育的投入力度。落实普通高校本专科生和研究生奖助政策，加大对临床医学专业学生奖助力度。政府对按规划建设设置的住院医师规范化培训基地基础设施建设、

设备购置、教学实践活动以及面向社会招收和单位委派培训对象给予必要补助，中央财政通过专项转移支付予以适当支持。临床医学硕士专业学位研究生参加住院医师规范化培训，培训基地可根据培训考核情况向其发放适当生活补助。

（四）强化激励措施

积极推动完善医疗技术劳务价格、人事分配等相关政策，改善医生职业发展前景，多途径切实提高卫生计生岗位吸引力。完善基层和急需紧缺专业岗位卫生计生人才收入分配激励约束机制，向全科医生和到中西部农村地区就业的人员倾斜。通过学费补偿、助学贷款代偿等措施，吸引临床医学专业毕业生到中西部、基层医疗卫生机构就业。面向农村地区的订单定向免费医学教育毕业生，参加住院医师规范化培训、助理全科医生培训的时间可计入基层服务时间。

教育部　国家卫生计生委

国家中医药管理局　国家发展改革委

财政部　人力资源社会保障部

二〇一四年六月三十日

教育部关于印发《教育部重点实验室建设与运行管理办法》和《教育部重点实验室评估规则（2015 年修订）》的通知

教技［2015］3 号

各省、自治区、直辖市教育厅（教委），新疆生产建设兵团教育局，有关部门（单位）教育司（局），部属各高等学校：

为加快实施创新驱动发展战略，进一步规范和加强教育部重点实验室的建设和运行管理，现将修订后的《教育部重点实验室建设与运行管理办法》和《教育部重点实验室评估规则（2015 年修订）》印发给你们，请认真贯彻执行。

中华人民共和国教育部

二〇一五年八月二十日

教育部重点实验室建设与运行管理办法

第一章　总　则

第一条　为加快实施国家创新驱动发展战略，深化科技体制改革，推动高等教育事业发展，规范和加强教育部重点实验室（以下简称实验室）建设与运行管理，制定本办法。

第二条　实验室是高等学校组织高水平科学研究、培养和集聚创新人才、开展学术合作交流的重要基地，是国家科技创新体系的重要组成部分。其主要任务是面向科学前沿，聚焦国家战略需求和行业、区域发展需求，开展创新性研究，提升高等学校创新能力，推动学科建设发展，以高水平科学研究支撑高质量高等教育。

第三条　实验室实行“开放、流动、联合、竞争”的运行机制；坚持科教融合，创新引领，定期评估，动态调整。

第四条　实验室是由高等学校建设的具有相对独立性的科研实体，实行人、财、物相应独立的管理机制。

第二章　管理职责

第五条　教育部是实验室的宏观管理部门，主要职责是：

（一）制定实验室发展方针和政策，编制发展规划，发布建设指南。

（二）制定实验室建设与运行管理办法，指导实验室的建设和运行。

（三）负责实验室的立项建设、调整和撤销。

（四）组织实验室的验收、评估和检查。

第六条　高等学校主管部门对实验室建设与运行管理的主要职责是：

（一）将实验室的建设发展纳入行业和地方的发展重点。

（二）推进、落实实验室建设和运行经费，以及相应人事配套政策。

（三）依据本办法，指导和监督实验室的运行和管理。

（四）协助教育部做好实验室的验收、评估和检查工作。

第七条　高等学校是实验室建设和运行管理的主体，其主要职责是：

（一）将实验室建设和基本运行经费纳入学校年度预算；在重点学科建设、人才引进和队伍建设、研究生培养指标、自主选题研究等的年度计划中对实验室给予重点支持；提供人力资源、科研场所和仪器设备等条件保障。

（二）组织实验室的申报、论证，制定运行管理的实施细则，解决实验室建设运行中的有关问题。

（三）聘任实验室主任和学术委员会主任，组建实验室学术委员会。

（四）组织实验室年度考核，负责日常监督管理，配合做好定期评估。

（五）根据学术委员会建议，提出实验室名称、发展目标、组织结构等重大事项的调整，经主管部门审核报教育部认定。

第三章　立项与建设

第八条　教育部根据科学研究、学科发展和人才培养的需要，结合实验室总体规划和布局，会同高等学校主管部门，不定期发布建设指南，组织开展实验室的立项建设，主要包括立项申请、评审、论证、验收。

第九条　实验室立项申请的基本条件为：

（一）研究方向和目标明确，特色鲜明，在本领域有重要影响；有承担国家和地方重大科研任务的能力；具备培养高层次人才的条件，能够广泛开展国内外学术交流与合作；具有良好的学术氛围。

（二）拥有知名学术带头人和年龄与知识结构合理、富于创新、团结协作的优秀研究团队；具有一支稳定、高水平的研究、实验技术和管理人员队伍。

（三）具有良好实验条件和充足的研究场所、经费保障。人员与用房相对集中，原则上实验室面积不低于3 000平方米，仪器设备总价值不低于2 000万元。

（四）依托学科应为高等学校的优势和特色学科，或是新兴交叉学科，并符合实验室建设规划和指南。

（五）实验室申请立项时，一般应是已良好运行2年以上的行业、地方、校级重点研究机构，具有较完善的管理制度。

第十条　根据教育部发布的实验室建设指南和要求，符合立项申请基本条件的高等学校按规定格式填写《教育部重点实验室建设申请书》。高等学校应确保申请书内容的真实性，并签署配套经费及条件保障等意见，经主管部门审核后报教育部。

第十一条　教育部组织专家对《教育部重点实验室建设申请书》进行评审，择优立项，向高等学校批复立项结果，并抄送其主管部门。

根据立项批复,高等学校组织编制《教育部重点实验室建设计划任务书》,并组织专家组对实验室建设计划进行可行性论证。论证后的建设计划任务书和论证报告报主管部门和教育部备案。

第十二条　实验室建设坚持"边建设、边运行"的原则。鼓励部门、地方、企业参与共建。建设应严格按照《教育部重点实验室建设计划任务书》的内容实施,建设期一般不超过 3 年。逾期未通过验收的实验室,取消立项建设资格。

第十三条　建设任务完成后,高等学校经自查后向主管部门和教育部报送《教育部重点实验室建设验收报告》,并提出验收计划安排。

实验室建设验收由教育部组织或委托相关部门进行。验收专家组一般由学术专家和管理专家组成。验收专家组依据建设计划任务书及验收报告,进行综合评议,形成验收意见。通过验收的实验室,经教育部认定后正式开放运行。

第十四条　地方、行业的重点研究机构建设发展成为开放运行的教育部重点实验室后,可以同时保留其原有的地方、行业重点研究机构名称,地方政府和行业部门可继续按照原有渠道和方式给予支持。

第四章　运行与管理

第十五条　高等学校应当重视实验室的建设与发展,成立由主要负责人牵头,科技、人事、学科、财务、资产等部门参加的实验室建设和运行管理委员会,负责落实条件保障、日常监督管理和年度考核工作,协调解决实验室发展中的重大问题,并保障实验室基本运行经费每年不低于 100 万元。

第十六条　实验室实行高等学校领导下的主任负责制。实验室主任负责实验室的全面工作,并设立专职副主任和专职秘书。

实验室主任由高等学校公开招聘和聘任,报主管部门和教育部备案。实验室主任应是本领域高水平的学术带头人,具有较强的组织管理能力,首次聘任时一般不超过 55 岁。实验室主任应是高等学校聘任的全职教学科研人员,每届任期 5 年,一般连任不超过 2 届。

第十七条　学术委员会是实验室的学术指导机构,职责是审议实验室的发展目标、研究方向、重大学术活动、年度报告、开放课题。学术委员会会议每年至少召开 1 次,每次实到人数不少于总人数 2/3。

学术委员会主任一般应由非实验室所在高等学校的人员担任。实验室学术委员会主任由高等学校聘任,报主管部门和教育部备案。委员由高等学校聘任。

学术委员会由不少于 9 位国内外优秀专家组成,其中实验室所在高等学校人员不超过 1/3。鼓励聘请外籍专家。1 位专家至多同时担任 3 个实验室的学术委员。委员每届任期 5 年,一般连任不超过 2 届,每次换届应更换 1/3 以上委员,原则上 2 次不出席学术委员会会议的应予以更换。

第十八条　实验室人员由固定人员和流动人员组成。固定人员应是高等学校聘用的聘期 2 年以上的全职人员,除承担高等学校教学任务外,原则上应全职在实验室工作。固定人员包括研究人员、技术人员和管理人员,一般规模不少于 30 人。流动人员包括访问学者、博士后研究人员等。实验室要加大流动人员规模,注重吸引国内外优秀博士后研究人员等青年人才,并通过聘用合同明确工作职责和任务、聘期及在岗工作时间等。

第十九条　实验室应围绕主要研究方向和重点任务,组织团队系统开展持续深入的科学研究,联合国内外优秀团队开展协同创新,承担国家、区域和行业的重大科技任务;充分发挥高等学校多学科优势,设立自主研究选题,加强跨学科研究;开展仪器设备的自主研发和更新改造，开展实验技术方法的创新研究。

第二十条　实验室应注重人才培养，吸引优秀本科生进入实验室参与科研活动，支持研究生参与课题研究和学术交流，注重研究成果向教学内容及时转化，积极与国内外科研机构和行业企业联合培养创新人才，开展学生跨校交流和联合培养。

第二十一条　实验室应充分开放运行，建立访问学者制度，设立开放课题，吸引优秀人才开展合作研究；广泛开展学术交流，与国内外高水平研究机构和团队开展稳定的实质性合作；积极参与重大国际科技合作计划，争取在国际学术组织中任职。

第二十二条　实验室的科研设施和仪器设备、数据库和样本库等科技资源，在满足科研教学需求的同时，应建立开放共享机制，面向社会开放运行。实验室应设立公众开放日，面向社会开展科学知识传播。

第二十三条　实验室应加强知识产权的规范管理。在实验室完成的专著、论文、软件、数据库等研究成果均应标注实验室名称；专利申请、成果转让、奖励申报等按国家有关规定执行；加强数据、标本等科技资源的采集、整理、加工、保存，建设各类资源库。

第二十四条　实验室应建立健全各项规章制度，严格遵守国家有关保密规定。加强实验室信息化建设，建立内部管理信息系统和实验室网站，纳入学校信息化工作统筹管理，并保持安全运行。

第二十五条　实验室要营造宽松民主、团结协作、积极进取的工作环境，形成潜心研究、勇于创新和宽容失败的学术氛围。实验室要高度重视学术道德和学风建设，加强自我监督。

第五章　考核评估与调整

第二十六条　实验室必须编制年度报告，并在实验室网站公布。

第二十七条　高等学校以年度报告为基础，每年组织对实验室进行年度考核，并将考核结果与年度报告一并报主管部门和教育部备案。

第二十八条　根据年度考核情况，教育部可会同高等学校主管部门，抽取部分实验室进行现场检查，发现、研究和解决实验室存在的问题。

第二十九条　教育部对实验室进行定期评估。定期评估周期为 5 年，每年评估 1－2 个领域。开放运行满 3 年的实验室应当参加定期评估。

第三十条　教育部负责实验室定期评估的组织实施，制定评估规则，委托和指导第三方机构开展具体评估工作，确定和发布评估结果，受理并处理异议。

第三十一条　定期评估主要对实验室 5 年的整体运行状况进行综合评估，评估程序分为初评、现场考察和综合评议三个阶段。定期评估工作按照《教育部重点实验室评估规则》进行。

第三十二条　教育部根据定期评估结果，对实验室进行动态调整。未通过评估的实验室不再列入实验室序列；评估结果为优秀的实验室优先推荐申报国家重点实验室。

第六章　附　则

第三十三条　实验室通过验收后，统一命名为“××教育部重点实验室（××大学）”，英文名称为 Key Laboratory of ××（×× University），Ministry of Education。如：神经科学教育部重点实验室（北京大学），Key Laboratory of Neuroscience（Peking University），Ministry of Education。

第三十四条　在实验室建设与运行管理中，凡是属于国家科学技术涉密范围的相关情形和内容，应按照《国家科学技术保密规定》等相关法规执行。

第三十五条　《教育部重点实验室评估

规则》另行发布。

第三十六条　本办法自公布之日起施行，原《高等学校重点实验室建设与管理暂行办法》（教技［2003］2 号）同时废止。

教育部重点实验室评估规则（2015 年修订）

第一章　总　则

第一条　为规范教育部重点实验室（以下简称实验室）的定期评估（以下简称评估）工作，根据《教育部重点实验室建设与运行管理办法》，特制定本规则。

第二条　评估的目的是全面了解和检查实验室 5 年的运行状况，总结经验，发现问题，促进发展。评估重点是实验室的研究水平与贡献、研究团队建设、学科发展与人才培养、开放与运行管理。

第三条　评估工作坚持“公开、公平、公正”，按照依靠专家，注重实效，动态调整，以评促建的原则，采取定性评估与定量评估相结合的方式（评估指标体系见附件）。

第四条　评估是实验室管理的重要环节，在年度考核的基础上进行。评估周期为 5 年，每年评估 1－2 个领域的实验室。教育部可根据情况对实验室进行不定期抽查。

第五条　所有通过验收并且正式开放运行期满 3 年的实验室均应参加评估，未满 3 年的实验室可自主决定是否参加评估。依托中央部门所属高等学校和依托地方高等学校建设的实验室按照统一规定和程序参加评估。

第六条　教育部科技司负责评估的组织实施，包括：制订实验室评估规则，确定参评实验室名单，建立评估专家库，选择和委托第三方评估机构（以下简称评估机构）开展评估工作，确定和发布评估结果，受理对评估机构和评估工作的实名异议，对评估机构的履职尽责情况进行监督和评价。

第七条　评估机构应具备组织实施评估工作的条件，能够按照本规则客观公正地开展工作，并对评估中的有关过程和情况严格保密。评估机构的主要职责是：拟定评估实施方案和经费预算，受理评估申请，组织专家评估，提交评估报告，建立评估工作档案并按期向教育部移交。

第八条　中央部门、地方政府教育行政部门负责指导和组织本部门实验室和依托高等学校做好接受评估的准备工作。

第九条　实验室依托高等学校负责为实验室评估提供支持和保障；审核评估申请材料的真实性和准确性，并承担材料失实的连带责任。

第十条　教育部建立实验室评估专家库。评估专家一般由本领域学术水平高、公道正派、熟悉实验室工作的一线科学家和少数科研管理专家担任。应用基础研究比重大的领域应当聘请部分来自产业界的专家。

第二章　评估材料

第十一条　评估材料是实验室评估的依据，必须反映评估期限内的真实情况，包括实验室年度考核报告和 5 年工作总结。评估材料存在弄虚作假情形的实验室，当年评估结果定为整改。评估材料中属于国家科学技术涉密范围的内容应按照《国家科学技术保密规定》执行。

第十二条　实验室根据评估期内提交的年度报告编写 5 年工作总结，并在依托高等学校内进行公示。5 年工作总结中列举的所有成果必须是评估期内获得，并且各项数据应与年度考核报告的内容相符。

第十三条　评估材料经实验室依托高等学校和主管部门审核后，按照规定程序和日期提交评估机构。评估机构应组织人员对评估材料进行审核。

第三章　评估程序

第十四条　教育部于每年 7 月 1 日前确定委托承担次年评估工作的评估机构，并下达当年参评的实验室清单。

第十五条　评估机构制定详细的评估实施方案和经费预算，报教育部批准。评估实施方案包括实验室分组、材料提交、评估日程安排等。评估经费预算包括专家评审费、会场租用费、交通费、食宿费等。教育部在收到评估方案后的 15 个工作日内批复。

第十六条　评估机构发布评估通知，按初评、现场考察和综合评议三个阶段分别组织专家评估，于下半年完成评估工作。

第十七条　参评实验室的依托高等学校负责审核评估材料并签署意见，在规定时间期限内，向评估机构正式提交。

第四章　初　评

第十八条　初评采取专家集中开会听取工作报告的形式对所有参评实验室进行评议。按照学科领域相近的原则，分组进行。

第十九条　评估机构在会前组织召开初评预备会，向初评专家说明评估规则和指标体系，明确评估任务和要求。

第二十条　各参评实验室主任到会做工作报告，并对专家提问进行答辩。报告时间 30 分钟，答辩 10 分钟，其他参评实验室可以旁听。

第二十一条　初评专家在会议期间应审阅评估材料，听取实验室主任工作报告并交流讨论后，根据评估指标体系对实验室进行记名打分。

第二十二条　根据专家打分结果从高到低排序，排名前 20% 和后 20% 的实验室进入现场考察，同时教育部还将从其余参评实验室中抽取不少于 10% 的实验室列入现场考察名单。

名单在教育部科技司网站上发布，但不公开具体排名。未进入现场考察名单的其他参评实验室可在名单公布后的 10 个工作日内向教育部提出现场考察申请，经批准后接受现场考察。

第五章　现场考察

第二十三条　现场考察按照初评的分组进行。评估机构组织成立现场考察专家组，确定专家组组长。每个现场考察专家组由 5－7位专家组成，其中包含初评专家 2－3 名，管理专家 1－2 名。专家组名单需报教育部审核同意。

第二十四条　评估机构安排确定各实验室现场考察时间（每实验室评估半天）和路线，于考察前 10 个工作日通知相关参评实验室，并将考察安排向有关中央部门、地方政府教育行政部门通报。

评估机构负责制订现场考察工作手册，主要内容包括现场考察的基本程序、详细日程安排以及评估工作的有关文件和工作人员职责。

评估机构组织召开现场考察预备会，向专家组成员明确现场考察的任务和要求。

第二十五条　现场考察过程由专家组长主持。主要考察实验室的工作状态、创新氛围和内部运行管理；核实科研成果和经费使用情况，以及仪器设备运行管理和开放共享情况；检查依托高等学校对实验室的支持和条件保障的落实情况，以及对实验室的日常监督管理。专家组采取听取实验室主任和依托高等学校工作报告、审查证明材料、召开座谈会或进行个别访谈等方式进行考察了解。

第二十六条　专家组审阅评估材料和证明材料，听取实验室主任和依托高等学校的工作报告，并提问质询。其中：

实验室主任工作报告主要介绍评估期限内实验室取得的代表性成果（不超过 5 项），

并对实验室的运行状况和管理机制进行全面、系统总结。报告不超过 40 分钟，答辩 20 分钟。

由校领导或科研管理部门负责人代表依托高等学校，报告评估期限内依托高等学校对实验室的资源投入、条件保障、政策支持、日常监督管理等情况。报告不超过 20 分钟，答辩 10 分钟。

第二十七条　实验室应提供以下材料备专家组查阅：基本运行经费、开放课题经费等有关经费的财务证明（包括到账和使用情况）；各类有关项目合同书、项目批准书、获奖证书；完成的各类研究成果（论文、专利等）；公共服务证明；学术交流和会议相关文（信、函）件；内部管理规章制度等。

第二十八条　专家组经交流讨论后，以口头方式向实验室和依托高等学校简要反馈，在肯定成绩的同时，更要明确指出实验室的不足。

第二十九条　专家组在现场考察结束后，根据评估指标体系对本组考察的实验室记名打分，并研究提出书面评估意见。评估意见应明确指出实验室存在的问题和改进建议。

第六章　综合评议

第三十条　评估机构按照初评打分占 60%，现场考察打分占 40% 的方式，计算出参加现场考察的各实验室成绩并从高到低排序，成绩靠前的实验室评估结果为优秀；成绩靠后的实验室将参加综合评议，比例不少于参评实验室总数的 20%。参加综合评议的实验室名单在教育部科技司网站上发布并提前至少 10 个工作日通知依托高等学校。

第三十一条　同领域的综合评议不再按相近学科分组。每个领域由 7－11 位专家组成综合评议专家组。

第三十二条　评估机构向综合评议专家组提供参评实验室的初评成绩、现场考察成绩、现场考察意见、评估材料和评估指标体系。

第三十三条　参加综合评议的实验室主任到会做工作报告，并对专家提问进行答辩。主要介绍实验室代表性成果和优势特色、存在的问题和不足、发展规划和设想等。报告时间 30 分钟，答辩 10 分钟。

第三十四条　专家经评议讨论，对参加综合评议的实验室记名打分和排序，并当场公布排序结果。

第七章　公布结果

第三十五条　综合评议结束后的 15 个工作日内，评估机构向教育部提交当年评估工作档案，包括：各阶段专家组人员名单、会议初评专家打分表、初评打分排序统计结果、各实验室现场考察意见、现场考察打分和排序结果、综合评议专家打分表及排序结果。

第三十六条　评估机构应在综合评议结束后的 15 个工作日内，向教育部提交评估报告，报告应对评估过程中产生的材料进行分析，对评估工作进行系统总结，并提出意见和建议。

第三十七条　教育部根据评估成绩和评估报告，确定并发布评估结果及处理意见。评估结果分为优秀、良好、整改、未通过评估四类。其中评估结果为优秀的实验室不超过 15%，评估结果为整改和未通过评估的实验室不少于 10%，其他实验室评估结果为良好。

第三十八条　评估结果为整改的实验室整改期为 2 年，期满后由教育部组织专家现场检查整改结果，检查通过后评估结果定为良好，检查未通过的实验室不再列入教育部重点实验室序列。

第三十九条　未通过评估的实验室、不参加评估或中途退出评估的实验室，不再列入教育部重点实验室序列，可以再次参加立项申请。

第四十条　评估结果在教育部科技司网站公示一周。公示期内接受实名提出异议。

最后以书面形式向参评实验室和依托高等学校反馈评估结果。

第八章　附　则

第四十一条　实验室评估费用由教育部承担。

第四十二条　评估机构、工作人员和评估专家应严格遵守国家法律法规和相关保密规定，科学公正、严肃认真地履行职责，不得对外发布相关过程信息，不得收取评估对象的评审费用、礼品、礼金。

第四十三条　评估实行回避制度，与实验室有直接利害关系者，包括实验室正、副主任、固定人员，学术委员会成员，实验室主管部门及其他直接相关者不得作为评估专家。实验室可提出希望回避的专家名单并说明理由，与评估材料一并上报。

第四十四条　本规则自发布之日起施行。《教育部重点实验室评估规则》（教技[2007]3 号）同时废止。

附件：教育部重点实验室评估指标体系

表 5　教育部重点实验室评估指标体系

指标	权重	要点
研究水平与贡献	40%	总体定位与研究方向；代表性研究成果水平与国际学术影响；实验室的特色工作；承担科研任务情况；对国家、行业、区域重大需求和社会经济发展的贡献
研究队伍建设	20%	实验室主任与学术带头人作用；队伍结构与人才梯队；青年骨干培养与引进；访问学者与博士后研究人员
学科发展与人才培养	20%	推动学科建设水平提升；促进学科交叉和新兴学科发展；研究生参与科研课题及本科生参与科研活动；创新人才培养质量
开放与运行管理	20%	开放课题、学术交流合作；仪器设备和资源开放共享；科学传播；实验室管理、网站和内部制度建设；创新氛围和学风建设；依托高校支持

指标体系说明：

一、研究水平与贡献

1. 总体定位与研究方向

实验室总体定位明确，思路清晰，特色鲜明。研究方向符合科学发展趋势、聚焦国家重大战略需求，服务区域和行业发展需要。各主要研究方向围绕实验室整体思路和总体目标展开，并且相互有机联系，发展良好。

2. 承担科研任务情况

实验室有较强的承担重大科研任务的能力，评估期内牵头或作为主要参与单位承担了国家、地方和行业的重大科研任务，并发挥了核心作用，产生了重要科研成果。

3. 代表性研究成果水平与学术影响，对国家、行业、区域重大需求和社会经济发展的贡献

代表性成果是指评估期内由实验室人员在本实验室完成的重大科研成果，以及通过国内外合作研究取得的重要成果。代表性成果应是根据科学前沿和国家、行业、区域重大需求所开展的、为促进科学发展或解决关键科技问题以及为国家、行业、区域发展决策提供科技支撑等方面所取得的系列进展，而不是一些关联度不高的研究方向的成果汇总。

代表性成果的表述应明确、具体，包括：

（1）在科学前沿探索中取得的具有较大国际影响的原创成果，如在本领域公认的优秀期刊上发表高水平学术论文，出版学术专著，得到国内外学术界公认并被广泛引用；或受邀在国际重要学术会议上发表报告，产生

重要学术影响。

(2)在解决经济建设、社会发展或国家安全的重大科技问题和重大需求中,创新思想与方法,实现重要理论创新、关键技术突破或系统集成,形成国家、行业、地方重要标准或规范,拥有核心专利等自主知识产权,取得创造性成果并实现成果转化,获得良好的经济和社会效益。

(3)在重大科学仪器研制开发、实验技术方法创新和改进方面取得突破性进展。

(4)为宏观决策、社会建设、经济建设提供政策参考建议和科学依据,或建立理论模型,并被采纳实施,取得良好的社会、经济效益。

(5)基础性工作成果。基础科学数据、资料、标本等科技资源库建设,具有权威性、系统性、完整性、科学性,并提供良好的公共服务和资源共享,为相关领域科学研究提供支撑。

二、研究队伍建设

1. 实验室主任与学术带头人作用

实验室主任是本领域高水平的学术带头人,具有较强的组织管理能力,能够团结和凝聚队伍,全身心投入实验室工作,在实验室的建设和发展中起到主导作用。

实验室在各个研究方向有高水平的学术带头人和学术骨干,学术带头人为本领域有影响的学者,对本领域的科学现状和发展有深刻理解,学术思想活跃,研究成果显著。

2. 队伍结构与创新团队建设

实验室能够吸引和稳定一支高水平、多学科的人才队伍,持续开展深入、系统的研究。队伍结构合理,并在长期合作基础上围绕主要研究方向形成若干活跃的创新团队。

实验室人员在知名国际、国内学术组织或学术期刊中担任重要职务,在国家、行业、地方科技计划中担任咨询专家。实验室学术骨干在主要研究方向上开展工作、并为代表性成果的主要完成人。

3. 青年骨干人才引进和培养

制定了引进和培养优秀青年人才的政策措施,聚集和稳定了一批优秀青年人才。实验室各主要方向优秀青年人才承担科研任务情况及取得的研究成果情况,特别是 40 岁以下研究骨干比例及作用。青年骨干人员的成长情况,如获得人才计划支持、赴高水平研究机构访学等。

4. 访问学者与博士后研究人员

建立访问学者制度,保持一定数量的访问学者在实验室开展合作研究,吸引国内外同领域实验室研究人员到本实验室开展访问学者研究工作。吸引国内外优秀博士毕业生等青年人才到实验室开展博士后研究工作。

三、学科发展与人才培养

1. 推动所依托学科、交叉学科和新兴学科发展

实验室的科学研究及人才培养能够对所依托学科的建设发展起到重要的支撑作用,通过发挥优势特色,提高水平和层次,达到本领域国内领先或国际先进水平。

通过开展跨学科的交叉研究和队伍建设,形成新的研究方向,推动交叉学科和新兴学科的发展。

2. 科教融合推动教学发展

实验室固定人员承担教学任务,开设主讲课程,将本领域前沿研究情况、实验室科研成果等通过多种方式转化为教学资源,并对其他机构的人才培养发挥辐射作用。实验室获得国家级、省部级教学奖励。

3. 研究生与本科生培养情况

(1)实验室是本学科领域高水平科研人才的重要培养基地,培养质量获得同行认可。

(2)研究生能够参与实验室承担的科研任务,发表较高水平的学术论文,积极参加国际学术交流并在高水平学术会议上发表论文和报告等。

(3)实验室能够吸纳一定数量的优秀本科生进入实验室,参与科学研究。

(4)实验室能够开展跨院系、跨学科的人才交流和培养,并积极与科研机构和行业企业联合培养创新人才。

四、开放交流与运行管理

1. 开放课题与科学传播

实验室围绕主要研究方向设置开放课题,吸引国内外优秀人才与实验室开展合作研究,产出高质量的开放研究成果。

实验室开展科学知识传播,定期向社会公众特别是学生开放,开展科普活动等。

2. 国内外学术交流与合作

(1)实验室坚持开展高水平、高层次和实质性的国内外学术交流与合作,重视吸引高水平学者到实验室开展学术活动。

(2)积极参与国际重大科学研究计划,积极承办和参加国际性、全国性、地区性学术会议。

3. 实验室日常管理、内部制度和网站建设

(1)学术委员会由国内外同领域高水平专家组成,提倡聘请外籍专家担任学术委员会委员,并逐步达到一定比例。学术委员会应当按时召开会议,并对实验室发展、学术方向把握、研究人员聘用及评价考核等发挥重要作用。

(2)实验室具有宽松民主、潜心研究的学术环境,注重学风建设,具有良好的创新文化氛围,激励创新的政策措施得力。

(3)实验室规章制度健全,日常管理科学有序。开放课题立项、经费支出、人员聘用等重大事项决策公开透明。人员岗位职责明确,研究资料完整,环境整洁。

(4)实验室网站运行良好,信息丰富并且更新及时,按照规定应公开的内容能够按时发布并可供查验。

4. 仪器设备使用与共享

实验室研究条件满足科研工作需要并具有特色。仪器设备使用率高,建立了大型仪器设备开放和共享机制。实验室具备仪器设备的自主研制和更新改造能力,开展实验技术方法的创新。

5. 依托高校支持

(1)成立了实验室建设和运行管理委员会

(2)将实验室基本运行经费纳入学校年度预算,并落实每年基本运行经费不低于 100 万元。

(3)在学科建设、人才引进和队伍建设、研究生培养指标、自主选题研究等方面对实验室给予重点支持。

(4)保障实验室仪器设备和科研用房相对集中。

(5)按照《教育部重点实验室建设与运行管理办法》要求,每年对实验室进行年度考核,并针对所存在的问题提出改进措施,及时协调解决实验室发展中的重大问题。

口腔数字化医疗技术和材料国家工程实验室通过验收

2015 年 8 月 31 日,受国家发改委委托,教育部组织专家对北京大学口腔医学院和安泰科技股份有限公司建设的“口腔数字化医疗技术和材料国家工程实验室”(以下简称“国家工程实验室”)建设项目进行了验收。

验收专家由来自清华大学、四川大学华西口腔医学院、上海交通大学医学院附属第九人民医院、首都医科大学附属北京口腔医院、武汉协和医院、纳通医疗技术有限公司、北京中持永信会计师事务所等国内相关 9 名知名专家组成,孙家广院士任组长,白玉兴教授担任副组长。

出席会议的还有国家发改委高技术司创新能力建设处处长袁军，教育部科技司高新处处长董维国，国家卫计委科教司实验室处处长梁冰、北京市科委生物医药处处长巴纪兴、北京大学常务副校长柯杨、北京大学科研部部长周辉、北京大学医学部科研处处长沈如群、北京大学科研部基地建设办公室主任郑英姿等，会议由教育部科技司高新处刘法磊主持 。

北京大学柯杨常务副校长在致辞中表示“口腔数字化医疗技术和材料国家工程实验室”作为口腔医学领域第一个国家工程实验室对北京大学和我国口腔医学未来的发展具有重要意义，实验室建设期间一直注重深化校企合作，统筹优势资源，加强平台开放，促进产学研相结合，建立良性发展机制。肯定国家工程实验室所取得的成绩的同时，柯校长表示建设成绩只是一个开始，未来还需要建设单位一同努力、认真探索，为口腔数字化医疗技术和材料的进步，为国家工程实验室在医学领域的发展做出榜样，做出贡献。

国家发展改革委高技术司袁军处长和国家卫计委科教司实验室处梁冰处长分别代表国家发展改革委和国家卫计委肯定了“口腔数字化医疗技术和材料国家工程实验室”取得的各项成绩，并表示将大力支持国家工程实验室的建设和发展。教育部科技司高新处董维国处长代表教育部对国家工程实验室的建设和验收提出具体要求。

国家工程实验室主任、北京大学口腔医学院院长郭传瑸从国家工程实验室的建设背景、建设历程、完成情况、管理机制和近期规划等方面对实验室的建设情况进行汇报。汇报后，郭院长表示，国家工程实验室经过建设发展，取得了一定的成绩，但也还有需要提升的内容，期待各位领导和各位专家借这次现场验收评估给予更多指导，以便建设单位能够更高标准、更高质量地建设好国家工程实验室。

北京中持永信会计师事务所陈铁柱注册会计师做审计说明，国家工程实验室严格执行项目预算，符合国家的相关规定。

验收专家组一行在国家工程实验室主任郭传瑸教授、口腔医学院党委书记周永胜教授、国家工程实验室副主任邓旭亮教授、吕培军教授等的陪同下现场考察了国家工程实验室的建设情况。各位专家进行了现场询问。

现场考察后，验收专家组审阅了有关文字资料，并展开质询答辩会，专家组对国家工程实验室几年来取得的成绩表示肯定，认为达到了预期建设目的。

经充分讨论，验收专家组认为国家工程实验室项目验收材料完整、规范，符合验收要求；实验室根据项目批复要求，建成了布局合理、技术领先的实验环境和配套体系；实验室紧密围绕项目建设目标，形成了稳定的研究方向、取得了突出成果、培养出高素质人才；与国内外相关科研单位和行业骨干企业建立了紧密的产学研用协同创新机制，形成了技术创新和为行业开展技术服务的有效模式，按照项目资金申请报告的批复要求，完成了实验室建设任务，与会专家一致同意以优秀成绩通过验收。

郭传瑸对专家组提出的意见表示感谢，表示将加强国家工程实验室在体制机制上的进一步完善，加强共建单位之间的合作，更大力度支持实验室的各项工作开展，更好的为国家口腔医学发展做贡献。

袁军处长和周辉部长分别讲话，他们祝贺国家工程实验室已取得成绩的同时，表示要进一步建设好国家工程实验室要进一步加强人才培养、引进以及学科建设，为国家口腔医疗技术的进步提供重要支持和保障。

董维国处长做了验收总结，他建议进一步探索和总结国家工程实验室的管理模式和运行机制；加强研究成果的转化和推广应用；继续引领行业技术发展，为行业发展做出重大贡献。

中国第一个口腔健康教育博物馆开馆

2015 年 9 月 20 日，值中国第 27 个爱牙日之际，我国第一个口腔健康教育博物馆——华西口腔健康教育博物馆正式开馆，面对市民开放。开放首日，慕名来参观的游客络绎不绝，全天接待游客 600 余人。游客纷纷表示，博物馆涵盖了市民们关注口腔健康问题，内容通俗易通，形式新颖活泼，受到了一次很好的科普教育。

华西口腔健康教育博物馆，是国内第一个口腔健康教育类专题博物馆，依托中国现代口腔医学的发源地——华西口腔，集萃优势资源，囊括百姓心声，创新形式传播口腔卫生健康知识辐射大众，提高全民口腔卫生健康意识。博物馆通过图文及实物展示、口腔保健知识宣讲，以通俗易懂、喜闻乐见的形式普及口腔卫生保健知识，增强口腔健康科普的创新性、趣味性，提升全民口腔健康水平。

2015 年度教育部高等学校口腔医学专业认证工作圆满结束

2015 年 12 月 20—30 日受教育部高教司委托，教育部高等学校口腔医学专业教学指导委员会组成专家组，分别对福建医科大学、广州医科大学、广西医科大学口腔医学专业开展现场认证工作。

认证专家组认真听取了各校本科教育基本情况和口腔医学专业认证自评工作汇报。通过考察口腔医学实验教学中心和临床实习基地，查阅口腔医学本科教学计划、课程设置、教学管理、教学督导、教学质量监控相关资料，观摩专业核心课程的课堂授课，召开学生、教师以及行政和业务管理人员座谈会等方式对认证学校的口腔医学本科专业进行了全面评价。

关于对 2015 年度“长江学者奖励计划”建议人选进行公示的通知

教人司［2016］10 号

根据《“长江学者奖励计划”实施办法》，经高校推荐、通讯评审、会议评审等程序，共产生 418 名 2015 年度长江学者特聘教授、讲座教授和青年学者建议人选。现将名单予以公示，公示期自 2016 年 1 月 11 日至 1 月 17 日。若对人选有异议，请于 1 月 17 日前，以真实身份署名书面向我司反映，并提供联系电话，原则上不受理匿名意见。

通信地址：北京西单大木仓胡同 35 号；邮政编码：100816；电话：010-66097602；传真：

010-66096830；电子邮箱：changjiang@moe.edu.cn

附件：2015 年度长江学者建议人选名单

教育部人事司
二〇一六年一月十一日

附件略。

表 6　2015 年度长江学者特聘教授、讲座教授、青年学者建议人选名单——口腔医学特聘教授*

推荐学校	姓名	岗位名称	现任职单位
北京大学	邓旭亮	口腔临床医学	北京大学

注：*摘自教育部教人司[2016]10 号文件之附件。

教育部办公厅关于公布第八批“精品视频公开课”名单的通知

教高厅函[2016]15 号

各省、自治区、直辖市教育厅(教委)，新疆生产建设兵团教育局，有关部门(单位)教育司(局)，中央军委训练管理部院校局，部属各高等学校：

经有关高校建设和申报、专家审读通过，共有 211 门课程于 2015 年 3 月至 2015 年 12 月陆续在“爱课程”网和网易等网站以“中国大学视频公开课”形式免费向社会开放，产生了良好的社会反响。根据《教育部 财政部关于“十二五”期间实施“高等学校本科教学质量与教学改革工程”的意见》(教高[2011]6 号)和《教育部关于国家精品开放课程建设的实施意见》(教高[2011]8 号)，我部决定将这些课程作为第八批“精品视频公开课”予以公布(名单见附件)。

作为“十二五”期间“高等学校本科教学质量与教学改革工程”组成部分的精品视频公开课建设，经过 5 年建设，992 门精品视频公开课陆续上网，参与课程建设的高校和教师为促进现代信息技术与教育教学的融合、推动优质教育资源普及共享、服务学习型社会建设做出了突出贡献。希望更多高校充分利用精品视频公开课等优质课程资源，提升广大教师将信息技术与高等教育深度融合的意识、水平和能力，培养学生运用互联网自主学习的学习习惯，通过在线学习、在线学习与课堂教学相结合等多种方式应用精品视频公开课，不断提高教育教学质量。

附件：第八批“精品视频公开课”名单

教育部办公厅
二〇一六年二月一日

附件略。

表 7　“精品视频公开课”名单——口腔医学*

序号	学校	课程名称	讲数	主讲教师
173	四川大学	口腔医学导论	13	周学东　陈谦明　石　冰　于海洋　赵志河 朱智敏　胡　涛　李龙江　黄定明　李晓箐 王　杭　吴亚菲　李　琰

注：*摘自教育部教高厅函[2016]15 号文件。

教育部关于公布 2015 年度普通高等学校本科专业备案和审批结果的通知

教高函[2016]2 号

各省、自治区、直辖市教育厅(教委),新疆生产建设兵团教育局,有关部门(单位)教育司(局),部属各高等学校:

根据《普通高等学校本科专业设置管理规定》(教高[2012]9 号)的要求,我部组织开展了 2015 年度普通高等学校本科专业设置工作,经申报、公示、审核等程序,对各地各高校向我部正式申请备案的专业予以备案;在以上工作基础上,根据教育部学科发展与专业设置专家委员会评议结果、并征求有关行业部门意见,确定了审批同意设置的国家控制布点专业及尚未列入目录的新专业名单。现将 2015 年度普通高等学校本科专业备案和审批结果(见附件)予以公布。

请你们加强对新设专业的检查和评估,合理控制招生规模,切实保证人才培养质量。

附件:2015 年度普通高等学校本科专业备案和审批结果

教育部

二〇一六年二月十六日

附件略。

表 8　2015 年度普通高等学校本科专业审批新增名单*

主管部门	学校名称	专业代码	专业名称	修业年限	学位授予门类
河北省	河北大学	100301K	口腔医学	五年	医学

注:* 摘自 2014 年度普通高等学校本科专业备案或审批结果。

中国高等学校口腔医学专业招生和培养简况

资料由我国高等学校口腔医学院系提供(尚有部分院系未提供),中国香港、澳门特别行政区和台湾省口腔医学专业招生培养简况未统计在内。统计时限从 2015 年 1 月至 2015 年 12 月。

表 9　2015 年度中国口腔医学本科生招生培养简况

单位	在校生人数			招生人数			毕业人数		
	8 年制	7 年制	5 年制	8 年制	7 年制 (5+3)*	5 年制	8 年制	7 年制	5 年制
四川大学	223	196	688	30	–	178	16	37	109
北京大学	337	–	72	32	–	28	36	–	–
上海交通大学	–	188	26	–	–	30	–	35	2
第四军医大学	98	–	87	20	–	20	10	–	34

续表

单位	在校生人数			招生人数			毕业人数		
	8 年制	7 年制	5 年制	8 年制	7 年制 (5 + 3)*	5 年制	8 年制	7 年制	5 年制
武汉大学	101	60	249	22	10	34	9	–	32
首都医科大学	–	135	88	–	30	24	–	17	21
南开大学	–	–	66	–	–	22	–	–	21
天津医科大学	–	193	–	–	50	0	–	28	–
河北医科大学	–	–	276	–	–	60	–	–	33
河北北方大学	–	–	310	–	–	60	–	–	56
山西医科大学	–	–	420	–	–	96	–	–	82
赤峰学院	–	–	342	–	–	87	–	–	–
中国医科大学	–	–	383	–	–	62	–	–	66
吉林大学	–	156	158	–	38	40	–	28	22
北华大学	–	–	397	–	–	41	–	–	62
佳木斯大学	–	–	243	–	–	62	–	–	54
哈尔滨医科大学	–	–	320	–	–	48	–	–	53
牡丹江医学院	–	–	154	–	–	29	–	–	35
同济大学	–	–	180	–	–	39	–	–	38
南京大学	–	126	–	–	20	–	–	7	–
南京医科大学	30	185	316	30	–	60	–	19	53
浙江大学	–	197	–	–	50	6	–	13	–
温州医科大学	–	–	148	–	–	30	–	–	28
浙江中医药大学	–	–	419	–	–	91	–	–	66
湖州师范学院	–	–	309	–	–	43	–	–	81
安徽医科大学	–	–	299	–	–	62	–	–	58
福建医科大学	–	–	497	–	–	102	–	–	101
南昌大学	–	–	242	–	–	57	–	–	40
井冈山大学	–	–	276	–	–	65	–	–	54
山东大学	–	143	260	–	30	50	–	25	52
青岛大学	–	–	165	–	–	30	–	–	29
潍坊医学院	–	–	489	–	–	93	–	–	104
滨州医学院	–	–	703	–	–	125	–	–	132
郑州大学	–	–	401	–	–	80	–	–	71
华中科技大学	–	–	139	–	–	28	–	–	33
湖北科技学院	–	–	488	–	–	70	–	–	83
中南大学	–	110	294	–	–	73	–	30	29
湖南中医药大学	–	–	503	–	–	102	–	–	98
中山大学	–	141	322	–	–	86	–	28	84
暨南大学	–	–	243	–	–	54	–	–	42
佛山科学技术学院	–	–	350	–	–	70	–	–	64
广西医科大学	–	–	228	–	–	55	–	–	50
右江民族医学院	–	–	264	–	–	57	–	–	55

续表

单位	在校生人数			招生人数			毕业人数		
	8 年制	7 年制	5 年制	8 年制	7 年制 (5+3)*	5 年制	8 年制	7 年制	5 年制
海南医学院	–	–	402	–	–	67	–	–	76
重庆医科大学	–	–	552	–	–	117	–	–	82
西南医科大学	–	–	413	–	–	99	–	–	64
川北医学院	–	–	393	–	–	98	–	–	65
贵阳医科大学	–	–	470	–	–	80	–	–	85
遵义医学院	–	–	838	–	–	156	–	–	98
昆明医科大学	–	–	128	–	–	39	–	–	43
西安交通大学	–	68	165	–	–	124	–	20	18
西安医学院	–	–	577	–	–	96	–	–	134
兰州大学	–	–	383	–	–	75	–	–	72
西北民族大学	–	–	319	–	–	78	–	–	58
宁夏医科大学	–	–	230	–	–	40	–	–	38
石河子大学	–	–	276	–	–	70	–	–	30
新疆医科大学	–	–	375	–	–	78	–	–	70

注：* 因政策指导，从 2015 年开始全国不再招生 7 年制口腔医学生，故 7 年制下备注“(5+3)”，特指过渡阶段的招生状态。

表 10　2015 年度中国口腔医学硕士研究生(不含 7 年制)招生培养简况

硕士学位授予单位	学科专业	指导教师人数	在读硕士生人数	招生人数	毕业人数
四川大学					
	口腔临床医学	22	26	4	9
	口腔基础医学	68	319	149	85
北京大学					
	口腔基础医学	4	7	2	3
	口腔临床医学	56	162	58	28
上海交通大学					
	口腔基础医学	1	4	–	3
	口腔临床医学	47	115	42	32
第四军医大学					
	口腔基础医学	4	11	2	3
	口腔临床医学	24	125	13	24
武汉大学					
	口腔基础医学	4	4	1	–
	口腔临床医学	56	148	88	9

续表

硕士学位授予单位	学科专业	指导教师人数	在读硕士生人数	招生人数	毕业人数
首都医科大学					
	口腔基础医学	7	15	6	5
	口腔临床医学	43	77	27	22
解放军医学院					
	口腔基础医学	22	44	10	5
北京协和医院					
	口腔临床医学	5	11	3	2
南开大学					
	口腔临床医学	23	–	25	8
天津医科大学					
	口腔基础医学	2	1	–	1
	口腔临床医学	18	49	17	17
河北医科大学					
	口腔临床医学	2	5	1	2
	口腔基础医学	20	50	15	17
山西医科大学					
	口腔临床医学	32	25	8	5
	口腔医学	32	94	41	25
中国医科大学					
	口腔基础医学	6	13	6	1
	口腔临床医学	44	280	64	71
吉林大学					
	口腔基础医学	1	2	1	1
	口腔临床医学	56	50	25	31
	口腔医学	56	33	57	13
佳木斯大学					
	口腔临床医学	8	21	12	6
	口腔基础医学	41	267	98	60
哈尔滨医科大学					
	口腔基础医学	2	6	1	–
	口腔临床医学	23	182	54	36
哈尔滨医科大学附四院					
	口腔临床医学	4	31	10	9
复旦大学					
	口腔临床医学	5	20	6	3
同济大学					
	口腔基础医学	2	8	3	1
	口腔临床医学	22	75	28	27
南京大学					

续表

硕士学位授予单位	学科专业	指导教师人数	在读硕士生人数	招生人数	毕业人数
	口腔临床医学	24	55	16	10
南京医科大学					
	口腔基础医学	1	3	1	1
	口腔临床医学	45	128	45	36
浙江大学					
	口腔基础医学	1	–	–	–
	口腔临床医学	30	23	12	8
温州医科大学					
	口腔临床医学	11	49	16	16
安徽医科大学					
	口腔基础医学	16	1	1	–
	口腔临床医学	16	87	32	21
福建医科大学					
	口腔临床医学	28	152	51	41
南昌大学					
	口腔基础医学	1	3	1	1
	口腔临床医学	38	113	35	22
山东大学					
	口腔基础医学	1	3	–	1
	口腔临床医学	39	136	43	46
青岛大学					
	口腔基础医学	34	57	12	23
	口腔临床医学	35	101	37	28
潍坊医学院					
	口腔临床医学	37	62	20	16
滨州医学院					
	口腔临床医学	19	45	18	15
郑州大学					
	口腔基础医学	4	3	–	–
	口腔临床医学	30	27	5	12
	口腔医学硕士	38	69	46	–
华中科技大学					
	口腔临床医学	5	15	5	14
中南大学					
	口腔基础医学	27	5	1	3
	口腔临床医学	27	91	26	28
湖南中医药大学					
	口腔临床医学	4	7	4	–
中山大学					
	口腔基础医学	4	–	–	–

续表

硕士学位授予单位	学科专业	指导教师人数	在读硕士生人数	招生人数	毕业人数
	口腔临床医学	93	196	93	44
暨南大学					
	口腔基础医学	2	1	–	1
	口腔临床医学	16	68	22	20
南方医科大学					
	口腔临床医学	13	28	8	10
广西医科大学					
	口腔基础医学	1	2	2	–
	口腔临床医学	21	145	54	38
右江民族医学院					
	口腔临床医学	6	6	6	–
重庆医科大学					
	口腔基础医学	10	1	1	–
	口腔临床医学	23	41	18	7
	口腔医学	29	92	34	30
第三军医大学大坪医院					
	口腔临床医学	4	12	2	2
西南医科大学					
	口腔临床医学	21	119	38	25
贵阳医科大学					
	口腔基础医学	5	5	5	5
	口腔临床医学	11	17	17	12
遵义医学院					
	口腔基础医学	4	9	5	4
	口腔临床医学	22	112	36	43
昆明医科大学					
	口腔基础医学	1	3	3	–
	口腔临床医学	18	55	17	15
西安交通大学					
	口腔基础医学	2	–	23	23
	口腔临床医学	24	–	23	23
兰州大学					
	口腔临床医学	26	159	59	45
宁夏医科大学					
	口腔临床医学	9	42	14	12
新疆医科大学					
	口腔临床医学	12	97	27	32

表 11　2015 年度中国口腔医学博士研究生招生培养简况

博士学位授予单位	学科专业	指导教师人数	在读博士生人数	招生人数	毕业人数
四川大学					
	口腔临床医学	15	15	3	7
	口腔基础医学	46	170	61	57
北京大学					
	口腔基础医学	2	4	–	2
	口腔临床医学	45	124	38	33
上海交通大学					
	口腔基础医学	2	4	2	3
	口腔临床医学	35	73	20	13
第四军医大学					
	口腔基础医学	–	11	4	4
	口腔临床医学	2	74	1	20
武汉大学					
	口腔基础医学	2	–	–	–
	口腔临床医学	25	51	29	27
首都医科大学					
	口腔基础医学	1	3	1	1
	口腔临床医学	8	19	8	5
解放军医学院					
	口腔临床医学	6	26	5	6
天津医科大学					
	口腔临床医学	2	8	2	–
河北医科大学					
	口腔病理学	1	7	1	3
	颌面整形外科基础与临床	1	6	–	3
中国医科大学					
	口腔基础医学	2	6	1	2
	口腔临床医学	16	45	13	14
吉林大学					
	口腔临床医学	7	14	6	6
哈尔滨医科大学					
	口腔临床医学	4	13	3	2
哈尔滨医科大学附四院					
	口腔临床医学	1	8	1	1

续表

博士学位授予单位	学科专业	指导教师人数	在读博士生人数	招生人数	毕业人数
复旦大学					
	口腔基础医学	2	2	2	–
	口腔临床医学	1	4	1	–
同济大学					
	口腔基础医学	1	1	1	–
	口腔临床医学	8	28	8	10
南京大学					
	口腔临床医学	3	17	2	2
南京医科大学					
	口腔基础医学	1	–	–	–
	口腔临床医学	10	65	27	10
浙江大学					
	口腔基础医学	1	1	–	–
	口腔临床医学	7	17	5	6
温州医科大学					
	口腔临床医学	1	–	–	–
福建医科大学					
	口腔临床医学	2	8	3	4
南昌大学					
	口腔临床医学	2	–	–	–
山东大学					
	口腔基础医学	1	4	1	–
	口腔临床医学	18	19	4	17
郑州大学					
	口腔临床医学	1	3	1	–
华中科技大学					
	口腔基础医学	2	4	1	2
中南大学					
	口腔整形美容学	2	3	3	–
	口腔临床医学（耳鼻咽喉科学* 外科学*）	3	3	1	6
中山大学					
	口腔基础医学	4	2	2	–
	口腔临床医学	31	82	29	27
南方医科大学					
	口腔临床医学	3	27	–	12
广西医科大学					
	临床口腔医学	2	7	2	–
	耳鼻咽喉科学*	1	1	–	–
重庆医科大学					

续表

博士学位授予单位	学科专业	指导教师人数	在读博士生人数	招生人数	毕业人数
第三军医大学大坪医院	口腔临床医学	1	2	1	–
	生物医学工程*	1	3	–	2
	外科学(野战外科)*	1	–	–	–
西安交通大学	口腔基础医学	9	–	–	–
新疆医科大学	外科学*	5*	6	3	1

注:* 均为口腔医学专业教师挂靠有关博士学科点招生。

表 12 2015 年度中国口腔医学博士研究生毕业生一览表

博士学位授予单位	姓名	性别	出生年月	获学位年月	所授学位专业	指导教师	毕业论文题目
四川大学							
	张德茂	男	1985.10	2015.06	微生物学	周学东	Sirt6 缺失对骨质疏松形成的影响及其机理研究
	王睿男	男	1987.10	2015.06	生物化学与分子生物学	陈谦明	激光显微切割液质联用对口腔黏膜癌分子变化的研究
	李 超	男	1979.02	2015.06	口腔基础医学	陈 宇	口腔鳞癌中 Angiopoitin-2 和 VEGF 的表达与肿瘤血管生成、成熟及患者预后的关系研究
	解 亮	男	1987.08	2015.06	口腔基础医学	陈谦明 曹 旭	Nestin 阳性细胞在骨重塑和血管生成中的作用
	张敦房	男	1987.10	2015.06	口腔基础医学	陈 宇 陈万军	单糖类对 T 辅助细胞免疫反应的影响及其机制系统性研究
	邓 鹏	男	1987.10	2015.06	口腔基础医学	陈谦明 王存玉	NFκB 在胚胎干细胞向间充质干细胞分化中的作用
	许小平	男	1986.03	2015.06	口腔基础医学	陈谦明 Roy A. Mariuzza(美)	肿瘤细胞表面抗原 B7-H6 及其治疗性单克隆抗体复合物的蛋白质结构研究。
	刘媛媛	女	1984.02	2015.06	口腔医学	胡德渝	探索 CBCT 在根尖周炎的流行病学调查和治疗评价中的应用
	王传勇	男	1985.02	2015.06	口腔医学	李 伟	人工龋表面细菌黏附及生物膜形成的生物力学机制研究
	康 健	女	1982.07	2015.06	口腔医学	吴亚菲	Toll 样受体在炎症微环境下对牙周来源的间充质细胞的分化及免疫调控作用

续表

博士学位授予单位	姓名	性别	出生年月	获学位年月	所授学位专业	指导教师	毕业论文题目
	马　坚	男	1981.03	2015.06	口腔医学	石　冰	中国西部人群PBX1基因变异及母亲孕期吸烟与非综合征型唇腭裂相关性研究
	阳　燕	女	1987.01	2015.06	口腔医学	胡　涛	变异链球菌dexA对牙菌斑生物膜致龋性的影响及其调控机制研究
	孙　旭	男	1985.01	2015.06	口腔医学	梁　星	下颌后牙区软组织水平种植体边缘骨吸收的研究
	邓振南	男	1984.02	2015.06	口腔医学	于海洋	纳米化钛表面Si、Cu-TiO_2抗菌型生物活性膜层的制备及效果评价
	李睿敏	女	1983.08	2015.06	口腔医学	叶　玲	SIRT6基因敲除小鼠牙齿表型研究及相关机制初探
	刘　莉	女	1983.07	2015.06	口腔医学	罗　恩	自体喙突移植重建治疗单侧颞颌关节强直的影像及生物力学分析
	刘　哲	男	1987.06	2015.06	口腔医学	李龙江	神经酰胺通过内质网应激诱导涎腺腺样囊性癌细胞凋亡的作用和机制研究
	徐　雪	女	1984.02	2015.06	口腔医学	郑　谦	不同的早期治疗模式对单侧完全性唇腭裂患者颅面部生长的影响
	张杰华	女	1983.10	2015.06	口腔医学	张　平	PD-L1在牙周炎组织损伤中的作用和机制研究
	浩志超	女	1987.03	2015.06	口腔医学	王　航	机械刺激下骨细胞产生IL-6的效应和机制
	段沛沛	女	1986.07	2015.06	口腔医学	邹淑娟 李小兵	β-catenin在体内骨细胞感受去负荷中的作用
	安　舒	女	1986.08	2015.06	口腔医学	王　军	系统性注射p物质对骨及软骨缺损修复的影响研究
	王　晟	男	1988.09	2015.06	口腔医学	赖文莉	CGRP通过P-38信号通路调节大鼠三叉神经节卫星胶质细胞释放NO的机制
	樊弘毅	男	1985.08	2015.06	口腔医学	于海洋	正常牙齿和氟斑牙在液态环境下的纳米摩擦学性能研究
	叶　翠	女	1981.11	2015.06	口腔医学	赵志河	温敏水凝胶和自体富血小板血浆在牙再植动物模型中牙周膜重建的实验研究
	叶　俊	男	1983.09	2015.06	口腔医学	宫　苹	复合NGF涂层种植体早期骨结合和种植体周神经数目的初步研究
	孟昭松	男	1987.05	2015.06	口腔医学	田卫东	牙囊细胞异质性的相关研究
	刘程程	女	1987.05	2015.06	口腔医学	周学东	牙龈卟啉单胞菌络氨酸激酶活性结构域和底物鉴定

续表

博士学位授予单位	姓名	性别	出生年月	获学位年月	所授学位专业	指导教师	毕业论文题目
	杜洪明	男	1986.01	2015.06	口腔医学	汤　炜	颅颌面部骨骼CT图像分割及颅颌面部骨折数字化诊疗技术的应用研究
	马向瑞	男	1986.05	2015.06	口腔医学	梁新华	HPV与口腔鳞癌生物学行为及肿瘤相关免疫炎症细胞相关性的研究
	陈　岗	男	1986.03	2015.06	口腔医学	田卫东	利用APES,DPEM以及TDM作为基质实现生物牙根再生的相关研究
	滕敏华	女	1987.07	2015.06	口腔医学	梁　星	上颌窦底内嵌骨块提升临床研究及相关解剖因素分析
	尹国柱	男	1986.03	2015.06	口腔医学	罗　恩	wnt10b转染对种植体周围骨整合的影响
	张东姣	女	1983.03	2015.06	口腔医学	王　敏	VD3/VDR调控PTPN2改善伴糖尿病牙龈上皮防御机制的研究
	孙　军	男	1984.03	2015.06	口腔医学	李龙江	重组人P53腺病毒注射液对口腔癌合并糖尿病患者及大鼠高血糖的控制作用及其相关机制的研究
	崔军辉	男	1987.12	2015.06	口腔医学	刘　磊	标准下颌骨髁突数字及生物力学模型的研究
	李贤娴	女	1988.07	2015.06	口腔医学	王　航	5-HT调控MLO-Y4细胞IL-6分泌及5-HTP影响牙周炎牙槽骨吸收的研究
	肖惟雄	男	1986.11	2015.06	口腔医学	朱智敏	低强度脉冲超声对骨髓间充质细胞迁移的影响
	廖丽娜	女	1986.11	2015.06	口腔医学	赖文莉	大鼠实验性牙移动后表情变化及孤啡肽表达变化分析
	徐梦婷	女	1986.11	2015.06	口腔医学	赵志河	甲状旁腺激素(PTH)对快速扩弓中骨改建和复发的影响及机制研究
	李　果	男	1984.07	2015.06	口腔医学	林云锋	P3HB4HB静电纺丝支架结合自体脂肪干细胞及软骨细胞在软骨组织工程中的应用
	姚　洋	女	1987.03	2015.06	口腔医学	宫　苹	外源性ngf对钛种植体植入早期骨成熟度的影响
	徐　晖	女	1987.10	2015.06	口腔医学	白　丁	正畸力加载下牙周膜肌成纤维细胞表型表达规律及分化机制研究
	曾　妮	女	1987.10	2015.06	口腔医学	石　冰	EYA1基因、环境因素在唇腭裂发生中的作用机制研究
	王莉丽	女	1987.01	2015.06	口腔医学	曾　昕 陈谦明	采用新型DNA纳米颗粒作为载体构建黏膜疫苗的研究

续表

博士学位授予单位	姓名	性别	出生年月	获学位年月	所授学位专业	指导教师	毕业论文题目
	杨　波	男	1982.07	2015.06	口腔医学	田卫东	利用牙囊细胞膜片及牙本质基质颌骨原位再生生物牙根相关研究
	唐　毅	男	1979.12	2015.06	口腔医学	于海洋	外力对小鼠腭中缝软骨的影响
	吴瑞卿	男	1987.10	2015.06	口腔医学	陈谦明	口腔黏膜 TCRβ + CD8αα + 上皮间淋巴细胞的分离、鉴定和功能初探
	郭永文	男	1986.01	2015.06	口腔医学	白　丁	牙源性上皮细胞与牙囊细胞在牙周组织发育及再生中的相互作用研究
	段星宇	男	1984.01	2015.06	口腔医学	黄定明	小鼠牙周炎模型中性别与怀孕的影响及抑制 NFκB 途径的牙周炎治疗
	张　敏	女	1985.08	2015.06	口腔医学	李继遥	腭裂人群口鼻腔微生物谱研究
	王晨星	男	1985.11	2015.06	口腔医学	李龙江	癌相关成纤维细胞来源微泡对 Tca8113 侵袭性影响及其机制研究
	罗　文	男	1985.12	2015.06	口腔医学	田卫东	组织工程化生物牙根的免疫调控能力及其对宿主的影响
	董广艳	女	1984.01	2015.06	口腔医学	吴红崑	HIV 感染者/AIDS 患者口腔微生物群落
	杨　静	女	1986.12	2015.06	口腔医学	叶　玲 杨英姿	PCP 信号通路在骨代谢中的作用
	何金枝	女	1985.06	2015.06	口腔医学	周学东	健康及疾病状态下口腔微生物组学研究
	王　艳	女	1988.02	2015.06	口腔医学	周学东	放化疗性口炎患者口腔微生物组学的研究
	郭黎洋	男	1985.05	2015.06	暂未获	胡　涛	压应力对人牙髓干细胞迁移分化的影响
	曾德全	男	1984.11	2015.06	暂未获	陈谦明	miR-138 在口腔鳞癌中抑癌作用的体内研究
北京大学							
	张志春	女	1987.10	2015.07	牙体牙髓病学	高学军	*Dlx3* 基因在牙釉质发育中的功能研究
	刘绍清	女	1989.01	2015.07	牙体牙髓病学	高学军 董艳梅	单分散亚微米生物活性玻璃促成骨特性的研究
	郜洪宇	男	1986.12	2015.07	牙周病学	孟焕新 侯建霞	钙结合蛋白在牙周炎发病机制中的作用
	万　蒙	女	1986.03	2015.07	牙周病学	欧阳翔英	模式识别受体在牙龈卟啉单胞菌引起内皮细胞活化中的作用

续表

博士学位授予单位	姓名	性别	出生年月	获学位年月	所授学位专业	指导教师	毕业论文题目
	贾雪婷	女	1986.03	2015.11	牙周病学	孟焕新 胡文杰	鼻腭管解剖特征及和种植治疗关系的初步研究
	李成皓	男	1983.01	2015.07	儿童口腔医学	葛立宏 夏　斌	错𬌗对学龄儿童口腔健康相关生活质量影响初探
	王　欣	女	1987.01	2015.07	儿童口腔医学	秦　满 赵玉鸣	遗传性釉质发育不全患者的致病基因突变检测及其功能研究
	宋江园	女	1986.11	2015.11	口腔黏膜病学	刘宏伟	口腔苔藓样变的临床及实验研究
	施相如	女	1985.11	2015.07	口腔预防医学	郑树国	埋伏阻生上颌年轻中切牙闭合式导萌治疗的临床研究
	王　琳	女	1987.09	2015.07	口腔颌面外科学	郭传瑸 王衣祥	MDA-7/IL-24 在头颈部鳞癌中表达的意义及其调控上皮分化的机制研究
	李　静	女	1986.09	2015.11	口腔颌面外科学	俞光岩 吴立玲	激活辣椒素受体对大鼠下颌下腺紧密粘连蛋白的影响及机制研究
	许　慧	女	1986.10	2015.07	口腔颌面外科学	蔡志刚	A 型肉毒毒素对颌下腺分泌功能的影响及机制研究
	孟　震	男	1984.11	2015.07	口腔颌面外科学	甘业华	抑癌基因 PTEN 的转录及功能调控的研究
	郭　睿	男	1986.12	2015.07	口腔颌面外科学	郭传瑸	颅底-颞下区肿瘤手术治疗的临床研究
	林　博	男	1986.03	2015.07	口腔颌面外科学	蔡志刚 翟新利	神经传导检测在口腔颌面外科中的应用
	毛明惠	男	1985.05	2015.07	口腔颌面外科学	张建国	手术联合 125I 粒子植入治疗儿少期腮腺癌的临床研究
	田凯月	男	1987.05	2015.07	口腔颌面外科学	王　兴 李自力	下颌前突偏斜畸形数字化矫治方案设计
	雷　杰	女	1986.08	2015.07	口腔颌面外科学	傅开元 周治波	颞下颌关节紊乱病睡眠问题及心理因素的再探讨
	巩　玺	女	1986.04	2015.07	口腔颌面外科学	张　益	导航技术辅助手术治疗陈旧性颧骨复合体骨折的随机对照临床试验
	李天竹	女	1987.05	2015.07	口腔颌面外科学	马　莲 毛　驰	舌癌术后构音变化及与生活质量关系的初步研究
	丁婷婷	女	1986.02	2015.07	口腔修复学	谢秋菲 甘业华	疼痛记忆对咬合干扰所致咀嚼肌疼痛的易化作用及机制
	王天达	男	1987.10	2015.07	口腔修复学	冯海兰	聚酰胺-胺型树枝状分子诱导的牙本质仿生再矿化及在封闭牙本质小管中的应用研究
	张　晓	男	1985.10	2015.07	口腔修复学	周永胜	骨形态发生蛋白 2/7 异二聚体促进人脂肪间充质干细胞成骨分化的研究

续表

博士学位授予单位	姓名	性别	出生年月	获学位年月	所授学位专业	指导教师	毕业论文题目
	范　琴	女	1986.07	暂未获	口腔修复学	谭建国	聚六亚甲基双胍抑制自酸蚀牙本质黏结剂黏结老化的研究
	蒋　楠	女	1987.03	2015.07	口腔正畸学	周彦恒	上皮-间充质相互作用在牙发育与牙齿再生领域的应用及机制研究
	杨瑞莉	女	1987.01	2015.07	口腔正畸学	周彦恒 施松涛	间充质干细胞骨再生与免疫调控的分子机制
	曾岷玟	女	1986.04	2015.07	口腔正畸学	周彦恒	正畸力刺激下全身免疫反应研究
	何丹青	女	1986.03	2015.07	口腔正畸学	周彦恒	M1/M2 型巨噬细胞极化参与实验性正畸牙齿移动及牙根吸收机制的研究
	苏　红	女	1987.10	2015.07	口腔正畸学	许天民	第一恒磨牙轴倾度生长变化与支抗控制的关系
	曹海峰	女	1986.11	2015.07	口腔正畸学	周彦恒	交感神经系统通过牙周膜细胞 β2-肾上腺素受体调控正畸牙齿移动机制的研究
	曾婧婧	女	1987.04	2015.07	口腔正畸学	许天民 高雪梅	舌体对舌力介导器的静息压力及影响因素
	周　洋	女	1989.04	2015.07	口腔正畸学	周彦恒 李自力	最少术前正畸联合双颌手术治疗成人骨性Ⅲ类错殆的初步研究
	张杰铌	女	1988.08	2015.07	口腔正畸学	林久祥	唇腭裂儿童的血清蛋白质组学研究
	张　然	女	1987.01	2015.07	口腔组织病理学	李铁军	成牙本质细胞 β-catenin 信号通路在小鼠牙根发育中的作用研究
	李耀银	男	1986.06	2015.07	口腔组织病理学	高　岩 周传香	足突蛋白(podoplanin)与口腔鳞状细胞癌侵袭及转移关系的研究
上海交通大学							
	夏荣辉	男	1985.08	2015.06	口腔基础医学	李　江	H3K9me3 在腺样囊性癌预后及基因调控中的作用
	鄂　佳	女	1984.11	2015.06	口腔临床医学	梁景平	粪肠球菌生物学特性研究
	刘　超	男	1985.10	2015.06	口腔基础医学	孙　皎	水解鱼胶原与猪脱细胞基质的生物活性研究
	吕中静	女	1980.11	2015.06	口腔基础医学	陈万涛	PTHLH 和 SPINK5 基因在口腔鳞癌中的功能和临床意义研究
	乔士冲	男	1983.06	2015.06	口腔临床医学	赖红昌	银注入 SLA 钛表面构建多级微纳结构的实验研究
	司家文	男	1986.04	2015.06	口腔临床医学	沈国芳	hAECs 骨向分化及其在大鼠牙槽骨缺损修复的研究

续表

博士学位授予单位	姓名	性别	出生年月	获学位年月	所授学位专业	指导教师	毕业论文题目
	吕　炯	男	1987.06	2015.06	口腔临床医学	郭　伟	口腔黏膜黑色素瘤驱动突变基因的研究
	袁勇翔	男	1987.01	2015.06	口腔临床医学	张志愿	MIF 基因和 LB1 药物在口腔鳞癌中作用的初步研究
	肖　璇	女	1985.11	2015.06	口腔临床医学	周曾同	DNA 定量分析技术预测 OPMDs 癌变风险的研究
	陈铮晰	女	1986.11	2015.06	口腔临床医学	沈　刚	BoTx/A 注射咬肌对大鼠下颌骨发育的实验研究
	赵　旭	男	1985.05	2015.06	口腔临床医学	赖红昌	两种不同颈部设计的种植体对美学影响初探
	王德明	男	1978.08	2015.06	口腔临床医学	范新东	无水乙醇栓塞 AVMs 诱发肺动脉氧化应激的机制研究
	吴玉琼	女	1986.04	2015.06	口腔临床医学	蒋欣泉	负载淫羊藿苷生物陶瓷材料应用于骨缺损修复研究
	朱东旺	男	1986.04	2015.06	口腔临床医学	张志愿	ANXA1/CCND1/PLCG1 基因及 LB1 药对口腔鳞癌预后影响的研究
	王　凤	女	1981.12	2015.06	口腔临床医学	王国民	牙槽骨来源间充质干细胞对颌骨缺损重建的研究
	张　鹏	女	1985.12	2015.12	口腔临床医学	房　兵	FoxOs 在体外持续张应力介导大鼠骨髓基质干细胞骨向分化中调控机制的研究
第四军医大学							
	高　晖	女	1983.08	2015.06	口腔基础医学	金　岩	TiO_2 纳米管对牙周膜干细胞和颌骨间充质干细胞生物学行为影响的研究
	李吉国	男	1982.08	2015.06	口腔临床医学	倪龙兴	褪黑素对牙髓炎 TLR4、NF-κB 调节机制的相关研究
	陈　博	男	1983.12	2015.06	口腔临床医学	余　擎	可注射细胞微球明胶复合物联合血小板裂解液在牙组织工程中的应用研究
	贾　谦	男	1985.08	2015.06	口腔临床医学	倪龙兴	长非编码 RNA-ANCR 对三种牙源性干细胞增殖及分化的调控作用研究
	臧圣奇	男	1983.10	2015.06	口腔临床医学	王勤涛	生物降解复合材料联合颌骨骨髓间充质干细胞促进不同类型骨缺损修复的实验研究
	邬礼政	男	1985.03	2015.06	口腔临床医学	王小竞	尼古丁调控 miR-30a 生成影响牙周膜细胞周期和炎性反应机制研究
	赵雅娟	女	1986.06	2015.06	口腔临床医学	陈永进	心理应激对大鼠咬肌肌梭及肌梭传入神经的影响与机制研究

续表

博士学位授予单位	姓名	性别	出生年月	获学位年月	所授学位专业	指导教师	毕业论文题目
	杨彦伟	男	1985.06	2015.06	口腔临床医学	陈吉华	含季铵盐抗菌单体盖髓材料的研制及性能研究
	方　巍	男	1984.11	2015.06	口腔临床医学	刘彦普	偏最小二乘法对于下颌骨手术术后软组织改变预测的研究
	张雅丽	女	1980.01	2015.06	口腔临床医学	刘彦普	注射式 DBM/HA-TCP 复合材料研究
	杨　磊	男	1978.02	2015.06	口腔临床医学	丁　寅	牙胚三维数字化模型的构建及含细胞 3D 打印生物墨水的研究
	沈舒宁	女	1984.07	2015.06	口腔临床医学	段银钟	CKIP-1 负调控间充质干细胞成骨分化研究
	张安生	男	1980.01	2015.06	口腔临床医学	倪龙兴	牙髓成纤维细胞 NLRP3 炎症体的表达、活化及作用机制研究
	曾照斌	男	1980.01	2015.06	口腔临床医学	段银钟	Akt/mTOR/p70s6k 信号通路在应力调控成骨细胞增殖、分化与能量代谢中的作用
	刘　治	男	1983.12	2015.06	口腔临床医学	高　勃	选择性激光熔覆氧化铝氧化锆共晶陶瓷材料的实验研究
	廖立凡	女	1983.12	2015.06	口腔医学	王美青	单侧前牙反𬌗导致颞下颌关节骨关节炎改变的动物模型构建
	梁　源	女	1980.01	2015.06	口腔医学	丁　寅	EPC/BMSC 复合细胞膜片的构建及其对大鼠牙槽骨缺损修复效果的研究
	孙海花	女	1972.01	2015.06	口腔临床医学	余　擎	牙周炎症状态对患牙牙髓中牙髓干细胞生物学行为的影响
	李永锋	男	1984.09	2015.06	口腔临床医学	胡开进	载锶微纳米化涂层对种植体骨结合的影响
	刘世宇	男	1985.08	2015.06	口腔基础医学	金　岩	移植外源性 MSCs 持久恢复宿主 MSCs 功能的机制研究
	黄　闯	男	1984.11	2015.12	口腔临床医学	丁　寅	FTY-720 调节去势大鼠骨髓间充质干细胞成骨分化 Smad 信号通路的机制研究
	安玉林	男	1984.04	2015.12	口腔基础医学	金　岩	山萘酚在真皮创伤和增生性瘢痕中对皮肤稳态的调控作用的研究
	周丽娟	女	1985.05	2015.12	口腔医学	王美青	视觉反馈调节的升颌肌及肱二头肌不同水平主动收缩对烦躁情绪的影响
	李宝勇	男	1980.04	2015.12	口腔基础医学	王美青	颞下颌关节紊乱病患者异常咬合接触与升颌肌肌电关系的研究

续表

博士学位授予单位	姓名	性别	出生年月	获学位年月	所授学位专业	指导教师	毕业论文题目
	邝　容	女	1980.04	2015.12	口腔临床医学	倪龙兴	纳米纤维多孔微球支架材料在牙髓牙本质组织再生中的应用研究
武汉大学							
	张晨峥	男	1982.12	2015.06	牙体牙髓病学	边　专	遗传性牙釉质发育不全相关致病基因分析及小鼠 FAM20A 基因敲除载体的构建
	彭若冰	女	1988.01	2015.06	牙体牙髓病学	樊明文	舌鳞癌肿瘤干细胞的性质与治疗抗性和间充质干细胞介导舌鳞癌基因治疗
	杨　颖	女	1987.11	2015.06	牙体牙髓病学	樊明文	FimH 重组蛋白通过 TLR4 活佛小鼠树突状细胞并应用于防龋疫苗佐剂的研究
	肖　岚	女	1987.08	2015.06	牙体牙髓病学	彭　彬	1-磷酸鞘氨醇-1 型受体在根尖周病中的作用及相关机制研究
	王蓓克	女	1986.07	2015.06	口腔临床医学	李成章	金纳米棒在口腔癌中的诊断与治疗应用
	杨　希	女	1987.01	2015.06	口腔临床医学	李成章	葛根素作为牙周炎宿主调节治疗药物的研究
	宋　莉	女	1969.02	2015.06	口腔临床医学	李成章	非损伤微测技术用于口腔鳞癌细胞凋亡机制研究的实验探索
	王晓琪	女	1986.02	2015.06	口腔临床医学	王贻宁	白血病抑制因子抑制骨髓间充质干细胞凋亡的实验研究
	陈小冬	男	1964.01	2015.06	口腔临床医学	王贻宁	瓷贴面美学效果的实验研究
	孙华岭	男	1985.11	2015.06	口腔临床医学	黄　翠	SIRT6 对骨髓间充质干细胞成骨和成脂分化能力的影响及其机制研究
	吴燕茹	女	1987.08	2015.06	口腔临床医学	王家伟	脂质代谢相关基因 ALOX5 和 DDIT3 在干细胞成骨分化中的作用及机制研究
	程　宁	女	1988.10	2015.06	口腔临床医学	施　斌	丝蛋白复合支架对骨质疏松状态下骨缺损修复的比较性研究
	任建岗	男	1987.07	2015.06	口腔颌面外科学	赵怡芳	静脉畸形中血管非稳态的分子机制及平阳霉素凝胶的研制
	汪伟明	男	1983.10	2015.06	口腔颌面外科学	赵怡芳	表皮生长因子受体在头颈恶性肿瘤血管生成中的作用
	赵志立	男	1986.03	2015.06	口腔颌面外科学	张文峰	Notch 信号通路对头颈肿瘤干细胞表型和化疗抵抗性作用的研究

续表

博士学位授予单位	姓名	性别	出生年月	获学位年月	所授学位专业	指导教师	毕业论文题目
	赵小平	男	1985.12	2015.06	口腔颌面外科学	尚政军	肿瘤微囊泡介导恶性黑色素瘤－成纤维细胞对话的分子机制研究
	姜胜军	男	1984.02	2015.06	口腔颌面外科学	龙　星	DKK-1在颞下颌关节骨关节病中的作用
	李　威	男	1986.11	2015.06	口腔颌面外科学	龙　星	组胺在颞下颌关节紊乱病发病机制中作用的研究
	Loaye Ab-delaziz	男	1978.10	2015.06	口腔颌面外科学	龙　星	Evaluation of Surgical Condylectomy of Unilateral Condylar Hyperplasia with or without Orthodontic Treatment
	胡亚君	女	1980.12	2015.06	口腔临床医学	贺　红	重组人生长激素对正畸诱导的炎症性牙根吸收的影响及机制的研究
	倪　杰	男	1973.07	2015.12	口腔临床医学	李成章	牙周炎进程中软组织炎症和硬组织降解的伴行关系及芍药苷对其保护作用
	贾　杰	男	1983.09	2015.12	牙体牙髓病学	边　专	Dspp突变打破小鼠成牙本质细胞分化过程的矿化平衡机制研究
	罗淑芳	女	1984.07	2015.12	口腔颌面外科学	龙　星	颞下颌关节骨关节病易感基因的初步研究
	钱　华	女	1986.01	2015.12	口腔颌面外科学	边　专	卵泡刺激素受体在根尖周炎和口腔鳞状细胞癌中的作用
	孙振华	女	1986.10	2015.12	牙体牙髓病学	彭　彬	糖原合成酶激酶3β在根尖周炎中的作用及相关机制探讨
	万春燕	女	1987.05	2015.12	牙体牙髓病学	陈　智	基质金属蛋白酶9在小鼠根尖周炎/牙周炎中的作用以及牙本质涎蛋白调控成牙本质细胞分化的研究
	周丽群	女	1987.07	2015.12	口腔临床医学	黄　翠	功能性多肽诱导Ⅰ型胶原仿生矿化的机制研究及应用
首都医科大学							
	刘　瑶	女	1987.08	2015.06	口腔内科	孙　正	酒精促进口腔癌作用的相关机制研究
	朱晓茹	女	1982.01	2015.06	口腔内科	孙　正	草莓对DMBA诱导的地鼠颊囊口腔癌的化学预防作用机制研究
	吕武龙	男	1972.12	2015.06	口腔修复	张振庭	钛表面不同处理方法对成骨细胞行为和钛瓷结合强度的影响
	刘长营	男	1984.11	2015.06	口腔颌面外科	李　钧	正常人与2型糖尿病患者牙槽骨骨髓间充质干细胞生物学特征的研究

续表

博士学位授予单位	姓名	性别	出生年月	获学位年月	所授学位专业	指导教师	毕业论文题目
	高振华	男	1985.11	2015.06	口腔颌面外科	王松灵	小型猪乳磨牙胚 BMPs 的表达及基于组织工程的生物牙根和唾液腺再生
	吴婷婷	女	1985.10	2015.06	口腔颌面外科	王松灵	miR-21 及 DNA 结合抑制因子 ID3 调控骨髓间充质干细胞免疫调节功能研究
	吴志芳	女	1986.07	2015.06	口腔颌面外科	王松灵	硝酸盐防治小型猪腮腺放射损伤及基于发育原理牙再生研究
	刘雯雯	女	1985.03	2015.06	口腔修复	张振庭	ZnO 纳米颗粒修饰 TiO_2 纳米管抗菌及成骨性能的研究
	李　健	男	1973.01	2015.06	口腔颌面外科	李　钧	Ⅱ型糖尿病患者牙槽骨成骨细胞中 OPG/RANKL 系统的表观遗传学研究
	卫晓霞	女	1975.10	2015.12	口腔正畸学	白玉兴	ODN 对大鼠正畸牙齿移动过程中牙根吸收和牙槽骨重建的影响
	刘国林	男	1978.05	2015.12	口腔颌面外科	王松灵	脱钙牙本质基质诱导牙髓干细胞牙向分化研究
	刘振海	男	1977.06	2015.12	口腔颌面外科	王松灵	肝细胞生长因子对骨髓间充质干细胞和牙髓干细胞生物学性能影响的研究
解放军医学院							
	封纯真	女	1981.05	2015.06	口腔临床医学	刘洪臣	单颗种植义齿大脑激活区域的初探
	党瑞杰	男	1982.06	2015.06	口腔临床医学	温　宁	组蛋白 H2A 去泛素化酶表现调控间充质干细胞免疫调节功能的研究
	胡　楠	男	1984.03	2015.06	口腔临床医学	刘洪臣	Mir-205 调节骨髓间充质干细胞成骨分化中的机制研究
	黄海涛	男	1979.02	2015.06	口腔临床医学	胡　敏	PI3K/AKT 及 ERK/MAPK 信号通路在面神经损伤再生过程中的作用机制研究
	路荣建	男	1982.07	2015.06	口腔临床医学	刘洪臣	维纳形貌钽/羟基磷灰石涂层对骨髓间充质干细胞生物活性的影响
	张　博	男	1981.11	2015.06	口腔临床医学	刘洪臣	高糖微环境通过 GSK3β 调控 Gyclin D1、CXCR-4 影响大鼠骨髓间充质干细胞增殖迁移
河北医科大学							
	李　钢	男	1982.11	2015.06	颌面整形外科基础与临床	董福生	淫羊藿苷及富自体浓缩生长因子促进兔颅骨缺损修复的分子机制探讨

续表

博士学位授予单位	姓名	性别	出生年月	获学位年月	所授学位专业	指导教师	毕业论文题目
	王　雯	女	1985.01	2015.06	颌面整形外科基础与临床	董福生	咬合垂直距离升高对不同.龄大鼠深层咬肌影响的研究
	YI HYE JUNG (李惠廷)	女	1975.04	2015.06	颌面整形外科基础与临床	董福生	不同粘接材料及牙体预备设计对瓷贴面修复效果影响的实验研究
	刘春艳	女	1985.03	2015.06	口腔病理学	王　洁	下颌前移矫治器治疗 OSAHS 前后颏舌肌功能结构改变及机制探讨
	刘慧娟	女	1984.10	2015.06	口腔病理学	王　洁	人唾液腺多形性腺瘤 XT-II 基因沉默对肿瘤生物学行为的影响
	武明轩	男	1973.06	2015.06	口腔病理学	王　洁	组织工程化牙周复合体修复牙周组织缺损
中国医科大学							
	刘俊超	女	1986.05	2015.07	口腔基础医学	潘亚萍	P21 蛋白参与牙龈卟啉单胞菌加速牙龈上皮细胞周期进程的机制研究
	王宏岩	女	1981.06	2015.07	口腔基础医学	潘亚萍	抗菌肽 Nal-P-113 对牙周重要致病菌的抑制作用及机制研究
	蔡思嘉	男	1985.01	2015.07	口腔临床医学	张　扬	多肽与酪蛋白磷酸肽钙磷复合体对釉质再矿化作用的研究
	彭　朋	女	1982.10	2015.07	口腔临床医学	张　扬	上颌前方牵引矫治远期稳定性预测模型的建立
	于雅琼	女	1987.01	2015.07	口腔临床医学	仇丽鸿	TRIB3 对牙龈卟啉单胞菌脂多糖诱导成骨细胞产生 Wnt5a 的调控机制的体外研究
	曲　柳	女	1978.01	暂未获	口腔临床医学	仇丽鸿	SIRT1 对牙龈卟啉单胞菌脂多糖诱导的成骨细胞 MMP-13 表达的调控作用
	刘　硕	女	1985.09	2015.07	口腔临床医学	潘亚萍	慢性牙周炎患者不同牙周生物型治疗的预后研究及附着丧失的危险因素分析
	扎瓦德	男	1981.12	2015.07	口腔临床医学	孙长伏	使用不同种类皮瓣修复颊部组织缺损可靠性及功能恢复情况的研究
	任英华	女	1978.06	2015.07	口腔临床医学	艾红军	纳米羟基磷灰石聚醚醚酮对成骨细胞 MG63 增殖分化的影响及其机制的研究
	张　蕾	女	1983.08	2015.07	口腔临床医学	卢　利	单侧唇裂鼻畸形外鼻与鼻中隔同期矫治手术效果评价

续表

博士学位授予单位	姓名	性别	出生年月	获学位年月	所授学位专业	指导教师	毕业论文题目
	白艳洁	女	1967.12	2015.07	口腔临床医学	张　扬	缓释 PGE2 对成骨细胞生物学性能及相关成骨基因表达的影响
	靳　赢	女	1986.07	2015.07	口腔临床医学	林晓萍	他米巴罗汀调控免疫应答在实验性牙周炎中的作用研究
	齐晓宇	男	1984.04	2015.07	口腔临床医学	刘维贤	HBXIP 与腺样囊性癌生物学性状关系的研究
	黄　超	男	1982.12	2015.07	口腔临床医学	刘维贤	Sema3A 抑制口腔鳞状上皮细胞癌生长及其作用机制的研究
吉林大学							
	耿　威	女	1971.07	2015.12	口腔临床医学	周延民	数字化外科导板在口腔种植修复中的临床应用
	姜　欢	女	1984.10	2015.06	口腔临床医学	胡　敏	PTP-oc 抑制剂—熊果酸对破骨细胞分化及正畸牙根吸收的影响
	李道伟	男	1988.07	2015.06	口腔临床医学	孙宏晨	基于骨微环境设计的纤维支架促骨再生研究
	郑　玲	女	1987.01	2015.06	口腔临床医学	周延民	含锶及 PRF 的复合材料的制备、表征及体外生物活性评价
	徐晓薇	女	1987.02	2015.06	口腔临床医学	孙宏晨	基于二氧化硅纳米粒子的载药/基因复合物促骨再生作用的研究
	张　娟	女	1979.11	2015.12	口腔临床医学	孙宏晨	腺病毒介导的 VEGF 和 BMP2 基因对第三期牙本质形成的作用
哈尔滨医科大学							
	马　肃	女	1963.12	2015.06	口腔临床医学	秦春林	丹参酮 IIA 对环孢素 A 诱导的大鼠牙龈增生的影响
	李　楠	女	1985.07	2015.06	口腔临床医学	焦晓辉	声动力对不同细胞周期舌鳞癌作用效果的体内外研究
	刘培红	女	1976.04	2015.06	口腔临床医学	秦春林	Fam20C 基因条件性敲除对小鼠牙周组织的影响
哈尔滨医科大学附四院							
	吕学超	男	1981.05	2015.06	口腔临床医学	毕良佳	淫羊藿苷对大鼠骨髓基质细胞成骨能力及 Shh 信号通路的影响
同济大学							
	韩雯斐	女	1984.02	2015.09	口腔临床医学	苏俭生	多巴胺系统调控厌恶味觉偏好转变以及胃肠转流术抑制食欲的机理

续表

博士学位授予单位	姓名	性别	出生年月	获学位年月	所授学位专业	指导教师	毕业论文题目
	卢　芸	女	1987.03	2015.09	口腔临床医学	刘月华	低氧诱导因子 1 影响颏舌肌功能的生物学机制研究
	张　忻	女	1985.09	2015.09	口腔临床医学	黄远亮	淫羊藿苷单独和联合 BMP-2 成骨作用体内外实验的初步研究
	李午丽	女	1983.06	2015.09	口腔临床医学	赵守亮	硝苯地平引起牙龈增生的机制研究
	安康康	男	1973.01	2015.06	口腔临床医学	刘宏伟	4 臂聚(乙二醇)-b-聚(二硫组胺)和慢病毒转染骨髓间充质干细胞的研究
	赵丙娇	女	1979.12	2015.06	口腔临床医学	刘月华	辛伐他汀对牙周膜干细胞生物学特性影响的研究
	李　琼	女	1988.09	2015.09	口腔临床医学	王佐林	BMSCs/EPCs 共培养在上颌窦底提升术中成骨作用的实验研究
南京大学							
	吴文蕾	女	1968.02	2015.06	口腔临床医学	孙卫斌	氧化应激反应在牙周炎发病中的意义
	苏　航	女	1987.10	2015.06	临床医学	胡勤刚	小鼠 DC 体内迁移的示踪及肿瘤 DRibbles 负载 DC 疫苗抗口腔鳞癌移植瘤的实验研究
南京医科大学							
	钱雅婧	女	1980.05	2015.07	口腔临床医学	王　林	中国汉族人群 *TPM*1 和 *VANGL* 基因多态性与非综合征型唇腭裂易感性的关联研究
	龚　淼	女	1981.06	2015.07	口腔临床医学	王　林	中国汉族人群 BMP2 和 BMP4 基因多态性与先天缺牙的易感性研究
	朱　政	男	1981.09	2015.07	口腔医学	王　林	腺相关病毒介导的 Ac45 基因沉默在牙周炎及根尖周炎中牙槽骨保护作用的研究
	黄元清	男	1978.05	2015.07	口腔医学	陈　宁	吡咯喹啉醌在抗骨质疏松症中的作用及机制研究
	王琰玲	女	1982.04	2015.07	口腔医学	吴煜农	LSD1 在口腔鳞状细胞癌中的生物学作用及其化学抑制抗癌的实验研究
	李　明	男	1972.01	2015.07	口腔医学	吴煜农	骨皮质切开辅助正畸的临床应用和基础研究
	王瑞霞	女	1979.07	2015.12	口腔医学	陈　宁	Bmi-1 基因在小鼠颞下颌关节发育中的作用及机制研究
	刘　梅	女	1982.11	2015.12	口腔医学	章非敏	表面改性技术提高牙科纤维桩性能的基础研究

续表

博士学位授予单位	姓名	性别	出生年月	获学位年月	所授学位专业	指导教师	毕业论文题目
	王　珊	女	1981.11	2015.12	口腔医学	王　林	CBCT头颅三维测量的应用研究
	林汤毅	男	1980.11	2015.12	口腔医学	王　林	微种植支抗在经典Tweed-Merrifield矫治技术中应用的回顾性研究
浙江大学							
	石　珏	女	1986.08	2015.03	口腔临床医学	赵士芳	光滑纯钛片表面抗菌短肽涂层的组装、性能和生物学评价
	沈建伟	男	1987.03	2015.06	口腔临床医学	王慧明	储存媒介与紫外线照射对多孔纯钛种植体表面的影响
	俞梦飞	男	1987.01	2015.06	口腔临床医学	王慧明	光控细胞薄层技术及其在组织工程中的应用
	罗巧洁	女	1986.11	2015.06	口腔临床医学	赵士芳	钛生物学性能的表面拓扑结构依赖性研究
	陈亚栋	男	1986.11	2015.06	口腔临床医学	陈　晖	牙本质胶原十八烷基三氯硅烷疏水化修饰及其对牙本质黏结的影响
	李明星	男	1979.10	2015.06	口腔临床医学	傅柏平	一种新型底涂—冲洗牙齿黏接方法和牙本质黏接快速老化方法的研究一种新型底涂—冲洗牙齿黏接方法和牙本质黏接快速老化方法的研究
福建医科大学							
	蔡志宇	男	1973.06	2015.07	口腔临床医学	陈　江	冲击波对人牙周韧带细胞增殖、黏附、迁移、炎症反应、成骨分化及干细胞标志物表达的影响
	潘盛波	男	1977.11	2015.07	口腔临床医学	闫福华	罗格列酮在牙龈卟啉单胞菌感染促ApoE-/-小鼠动脉粥样硬化形成中的抑制作用
	吴　赟	女	1979.10	2015.07	口腔临床医学	闫福华	2型糖尿病与慢性牙周炎相互关系的临床研究
	郑宝玉	女	1981.07	2015.07	口腔临床医学	闫福华	瘦素基因修饰组织工程化复合物对骨质疏松状态下牙周组织再生的作用研究
山东大学							
	胡立华	女	1986.02	2015.06	口腔临床医学	王春玲	TGFβ3通过调控△NP63的表达影响腭部发育过程中腭周皮细胞脱落的作用研究
	孙晓迪	女	1983.01	2015.06	口腔临床医学	徐　欣	雌激素替代治疗对去势联合废用性骨质疏松的影响
	孙　静	女	1983.12	2015.06	口腔临床医学	姜广水	表面附着、休眠对白色念珠菌生物膜滞留菌形成的影响及滞留菌相关基因的初步筛选

续表

博士学位授予单位	姓名	性别	出生年月	获学位年月	所授学位专业	指导教师	毕业论文题目
	郭庆圆	女	1987.01	2015.06	口腔临床医学	刘东旭	HIF-1 alpha对周期性张应力诱导的大鼠骨髓间充质干细胞成骨分化的作用研究
	吕晟宇	男	1984.02	2015.06	口腔临床医学	徐　欣	脂肪间质干细胞结合β磷酸三钙局部移植及系统应用活性维生素D修复骨缺损的作用研究
	林雪芬	女	1984.01	2015.06	口腔医学	汲　平	TLR4/P13K信号通路在大鼠颞下颌关节滑膜炎中的作用研究
	蒋英英	女	1982.06	2015.06	口腔医学	刘东旭	山东地区6-18岁居民正常上气道形态和舌骨位置的CBCT研究
	周晓清	男	1979.12	2015.06	口腔医学	张东升	RECK基因在人腺样囊性癌中的表达甲基化状态与临床病理因素及预后的相关性研究
	王　磊	男	1978.02	2015.06	口腔医学	刘东旭	诱导胎盘来源间充质干细胞向成牙骨质细胞分化的实验研究
	郭新星	男	1979.06	2015.12	口腔医学	王春玲	正畸扭转力作用下成人牙周膜组织的基因表达分析研究
	李	女	1978.12	2015.12	口腔医学	杨丕山	具核梭杆菌对牙龈卟啉单胞菌和伴放线聚集杆菌致病作用的影响
	郭　威	女	1978.04	2015.12	口腔医学	杨丕山	慢性牙周炎牙龈上皮细胞炎性复合物产生及调节机制研究
	刘　文	男	1977.02	2015.12	口腔医学	王春玲	Ihh-PTHrP信号通路在应力介导髁突软骨细胞增殖中的作用及机制
	丁　博	男	1973.02	2015.12	口腔医学	王春玲	不同骨龄组骨性Ⅲ类错殆前方牵引矫治后头影测量分析
	刘　超	女	1982.07	2015.12	口腔医学	张东升	涎腺腺样囊性癌中低氧与自噬相关基因的生物信息研究
	祁　冬	男	1978.12	2015.12	口腔医学	汲　平	P2X3受体在咬合干扰所致大鼠口颌面疼痛中的作用研究
	柳忠豪	男	1971.08	2015.12	口腔临床医学	徐　欣	糖尿病对口腔种植体骨整合影响的作用机制研究
华中科技大学							
	黄　平	男	1986.02	2015.07	外科学	陈卫民	皮肤角质细胞来源microvesicles对成纤维细胞作用的研究

续表

博士学位授予单位	姓名	性别	出生年月	获学位年月	所授学位专业	指导教师	毕业论文题目
	罗小娟	女	1987.01	2015.07	外科学	毛　靖	大孔介入硅纳米颗粒负载仿生矿化前躯体进行胶原纤维内矿化的研究
中山大学							
	胡逢春	男	1983.08	2015.06	口腔临床医学	黄洪章	miR-218 调控舌鳞状细胞癌化疗耐药机制的研究
	李志鹏	男	1983.10	2015.06	口腔临床医学	陈卓凡	氟化猪骨源羟基磷灰石成骨效能的体内外实验研究
	马　达	女	1976.12	2015.09	口腔临床医学	王　智	钙联蛋白 Calnexin 在肿瘤微环境中的免疫作用机制
	谢　楠	女	1982.06	2015.06	口腔临床医学	黄洪章	Tumor budding 中 microRNAs 差异表达及调控 OSCC 侵袭转移研究
	孙海鹏	男	1975.07	2015.09	口腔临床医学	邓飞龙	化学交联 SDF-1 胶原膜缓释给药及募集干细胞促进成骨的研究
	李　龙	男	1982.11	2015.06	口腔临床医学	黄洪章	miR-205 调控 beta-catenin 提高口腔鳞状细胞癌化疗敏感性的研究
	劳小媚	女	1986.05	2015.06	口腔临床医学	廖贵清	慢性炎症细胞调控舌鳞癌间质纤维化的作用研究
	周　晨	女	1987.07	2015.06	口腔临床医学	凌均棨	同源盒基因 Lhx8 在牙发育过程中的表达变化及其功能研究
	欧美珍	女	1978.11	2015.12	口腔临床医学	凌均棨	外源性多胺对变形链球菌生物膜三维形态结构影响及调控机制研究
	李许演	女	1986.07	2015.06	口腔临床医学	凌均棨	Rac1/Adseverin 信号通路调控人牙髓细胞成牙本质向分化的实验研究
	赵腾达	男	1985.10	2015.06	口腔临床医学	陶　谦	基于 hTERT 永生化细胞株的上皮间充质转化分子机制研究
	吴　婕	女	1987.07	暂未获	口腔临床医学	程　斌	上皮-间质对话通过上调口腔鳞癌细胞 IL-1β 表达诱导肿瘤间质代谢重编程并促进肿瘤细胞增殖
	姜　啸	女	1986.05	2015.09	口腔临床医学	程　斌	CCL18 在口腔鳞癌中表达与作用的初步研究
	张思恩	男	1986.10	2015.06	口腔临床医学	廖贵清	改善自体下颌下腺移植分泌功能的实验研究
	于丽霞	女	1986.08	2015.06	口腔临床医学	林焕彩	变形链球菌 srtA 基因多态性和社会行为因素与乳牙龋关系研究

续表

博士学位授予单位	姓名	性别	出生年月	获学位年月	所授学位专业	指导教师	毕业论文题目
	黄舒恒	女	1987.01	2015.06	口腔临床医学	林正梅	AIM2 在人牙髓组织中的表达及其在牙髓免疫防御中的作用和机制
	张月娇	女	1987.01	2015.06	口腔临床医学	凌均棨	健康及龋病菌群演替的宏基因组学研究
	彭正军	男	1983.09	2015.06	口腔临床医学	凌均棨	体内/外共培养体系诱导牙源性细胞多能性相关基因表达的研究
	郑育亮	男	1983.12	2015.12	口腔临床医学	张志光	人颞下颌关节滑液细胞来源 iPS 细胞系的建立及其定向软骨分化研究
	郭俊兵	男	1974.08	2015.06	口腔医学	陈松龄	人上颌窦黏膜干细胞的分离鉴定及成骨机制研究
	董　茜	女	1982.11	2015.06	口腔医学	丁学强	PRL-3 促进腺样囊性癌侵袭迁移及不良预后机制的研究
	何倩婷	女	1984.08	2015.06	口腔医学	王安训	Bmi1 调控舌鳞状细胞癌干细胞的迁移和侵袭的研究
	赵婷婷	女	1986.11	2015.06	口腔医学	丁学强	涎腺腺样囊性癌中 MTUS1/ATIP 表达的临床病理学意义及抑癌的分子机制
	梁启祥	男	1987.01	2015.06	口腔医学	陈伟良	c-myc/RECK/MMP-2 信号通路调控对成釉细胞瘤细胞株生物学行为的影响
	焦九阳	男	1982.07	2015.12	口腔临床医学	潘朝斌	Twist 调控 bFGF 诱导的舌鳞癌上皮-间质转化的实验研究
	范　松	男	1982.06	2015.06	口腔临床医学	李劲松	BRCA1-miR-593-5p-MFF 对舌鳞癌细胞线粒体分裂和顺铂化疗敏感性的调控机制研
	刘丽敏	女	1980.06	暂未获	口腔临床医学	艾　虹	周期性压力通过整合素/肌球蛋白轻链 II 信号通路促进大鼠髁突软骨细胞成熟分化的机制研究
南方医科大学							
	欧阳可雄	男	1979.07	2015.07	口腔医学	赵建江	长链非编码 RNA TUC338 调控舌鳞癌活性及作用机制的实验研究
	刘成霞	女	1981.01	2015.07	口腔医学	徐平平	不同粒径羟基磷灰石对早期釉质龋再矿化及吸附重金属离子作用研究
	陆　笑	男	1975.04	2015.07	口腔医学	章锦才	LuxS/AI-2 密度感应信号影响草绿色链球菌生物膜致病力的研究

续表

博士学位授予单位	姓名	性别	出生年月	获学位年月	所授学位专业	指导教师	毕业论文题目
	王妙研	女	1982.05	2015.12	口腔医学	章锦才	慢性牙周炎及牙周基础治疗对胃幽门螺杆菌感染及根除率影响的临床研究
	赵亚东	男	1983.10	2015.07	口腔医学	周 磊	氩气保护对纯钛表面生物活性影响的研究
	高 岩	男	1984.10	2015.07	口腔临床医学	周 磊	TiO_2-B/锐钛矿核壳纳米线光催化作用对纯钛表面清洁作用的研究
	杜 兵	女	1976.06	2015.07	口腔医学	周 磊	纳米羟基磷灰石珊瑚骨块对临界慢性颌骨缺损修复的影响
	余 挺	男	1987.06	2016.7	口腔临床医学	章锦才	肥胖状态下牙周感染对宿主免疫反应的影响及机制初探
	万 蕾	女	1987.11	2015.07	口腔临床医学	章锦才	影响念珠菌溶血活性的相关研究
	邓 悦	男	1971.11	2015.07	口腔医学	周 磊	植入扭矩对种植体骨结合影响的实验研究
	郑建伟	男	1981.11	2015.07	口腔医学	周 磊	口腔鳞状细胞癌差异基因的筛选验证及相互作用的生物信息学分析
第三军医大学							
	刘 琪	男	1964.02	2015.06	生物医学工程	刘鲁川	2 型糖尿病伴牙周炎牙周膜干细胞成骨分化能力的研究
	张 莉	女	1970.12	2015.06	生物医学工程	刘鲁川	$Fgfr2^{s252W/+}$小鼠骨量、骨结构特性及 BMSCs 成骨分化调控机制的研究

表 13 2015 年度中国口腔医学 8 年制毕业生一览表

博士学位授予单位	姓名	性别	出生年月	获学位年月	所授学位专业	指导教师	毕业论文题目
四川大学							
	姜喜亮	男	1989.02	2015.06	口腔医学	胡 静	牵张成骨术在颞下颌关节强直及继发下颌骨畸形治疗中的应用
	张翔宇	男	1988.03	2015.06	口腔医学	唐休发	对影响下颌骨重建术术后成功率的单因素及多因素分析
	颜子淇	男	1989.07	2015.06	口腔医学	邹淑娟	甲状旁腺激素对成牙骨质细胞作用的信号通路研究
	李 铀	男	1989.06	2015.06	口腔医学	李龙江	腮腺术后并发症及改良术式研究
	李成龙	男	1988.08	2015.06	口腔医学	周学东	口腔变异链球菌胞内游离钙离子浓度的测定

续表

博士学位授予单位	姓名	性别	出生年月	获学位年月	所授学位专业	指导教师	毕业论文题目
	何鹏飞	男	1989.11	2015.06	口腔医学	陈谦明	ATP6i 在抗肿瘤免疫中的作用及机制研究
	蒋汶容	女	1988.05	2015.06	口腔医学	郑　谦	牙槽突裂植骨术效果分析及影响因素研究
	申道南	女	1989.11	2015.06	口腔医学	吴亚菲	Nd:YAG 激光辅助 SRP 治疗慢性牙周炎疗效的体外研究
	李丹雪	女	1988.09	2015.06	口腔医学	于海洋	仿生功能多肽对早期釉质龋再矿化作用的研究
	余汶静	女	1989.01	2015.06	口腔医学	王　军	正畸力对大鼠牙移动模型牙髓间充质干细胞的影响研究
	王浩浩	女	1990.03	2015.06	口腔医学	周学东	牙科充填材料界面对牙菌斑生物膜的作用研究
	杨　琳	女	1989.04	2015.06	口腔医学	李继遥	正畸白垩斑与龋病风险相关性的临床研究
	王月婷	女	1989.08	2015.06	口腔医学	田卫东	仿生形貌氧化钛表面装嵌载药氧化硅涂层种植体的制备及生物学评价
	邓　芸	女	1989.06	2015.06	口腔医学	万乾炳	三种超透氧化锆对牙釉质磨耗性能的比较研究
	曹　聪	女	1988.12	2015.06	口腔医学	宫　苹	缓释 bFGF 的聚己内酯引导骨再生膜制备及生物学评价
	梅颖颖	女	1989.04	2015.06	口腔医学	周红梅	FEN1 在口腔癌相关成纤维细胞中的表达再验证及其与 PCNA 关系研究
北京大学							
	刘福良	男	1988.01	2015.07	口腔医学	周彦恒	两种拔牙模式矫治差异的合颌面研究
	蔡　雪	女	1989.02	2015.07	口腔医学	王晓燕	载氯己定无定形磷酸钙纳米球对胶原纤维的矿化作用
	王　函	女	1987.08	2015.07	口腔医学	吕培军	全口义齿牙列基托分体数控加工方法及效果初步研究
	王　洋	男	1989.01	2015.07	口腔医学	谢秋菲	TMD 疼痛患者面部感觉功能改变的定量评价与分析
	阳　雯	女	1988.11	2015.07	口腔医学	欧阳翔英	骨壁缺损的磨牙拔牙窝不翻瓣牙槽嵴增量的初步探索
	全星宇	男	1988.06	2015.07	口腔医学	秦　满	儿童髁突骨折保守治疗疗效评估及相关动物实验研究
	洪　霞	女	1988.09	2015.07	口腔医学	俞光岩	IgG4 相关唾液腺炎的临床病理研究
	凌　龙	男	1989.01	2015.07	口腔医学	葛立宏	炎症对犬年轻恒牙牙髓干细胞增殖及成骨分化能力的影响

续表

博士学位授予单位	姓名	性别	出生年月	获学位年月	所授学位专业	指导教师	毕业论文题目
	付　元	男	1989.01	2015.07	口腔医学	张　益	唇腭裂犁骨生长发育程度及骨性鼻中隔偏曲程度的测量分析
	刘　磊	男	1988.07	2016.01	口腔医学	徐　韬	学龄前儿童局部用氟防龋2年效果的评价研究
	程　灿	女	1988.11	2015.07	口腔医学	刘　鹤	替牙期牵引上颌埋伏阻生中切牙的疗效评价
	周志雄	男	1988.07	2015.07	口腔医学	葛立宏	Er:YAG激光促人牙周膜成纤维细胞增殖及牙根面附着的研究
	王宗琦	女	1988.08	2015.07	口腔医学	王　兴	上颌Le Fort Ⅰ型截骨术后鼻唇部软组织形态变化的研究
	张希茜	女	1989.03	2015.07	口腔医学	谭建国	两种方法确定水平颌位关系的研究
	温馥嘉	女	1988.02	2015.07	口腔医学	周彦恒	强支抗病例内收上前牙前后牙根牙槽骨变化的三维分析
	范　聪	女	1989.11	2015.07	口腔医学	周永胜	miR-34a调控RBP2/Notch1/Cyclin D1网络促进人脂肪间充质干细胞成骨向分化的研究
	杨炳涛	男	1988.06	2015.07	口腔医学	孟焕新	2型糖尿病患者口腔牙龈卟啉单胞菌FimA基因型的研究
	邵　校	男	1989.05	2015.07	口腔医学	张建国	纤维蛋白胶在腮腺外科的应用研究
	闫　燕	女	1988.12	2015.07	口腔医学	周彦恒	T淋巴细胞相关免疫参与实验性正畸牙齿移动
	黄和龙	男	1987.12	2015.07	口腔医学	华　红	复发性阿弗他溃疡的局部治疗疗效评价
	徐　筱	男	1989.08	2015.07	口腔医学	徐　莉	牙周改良超声骨皮质切开术临床应用研究
	陈　飞	男	1988.09	2015.07	口腔医学	冯海兰	浓缩生长因子(CGF)对成骨影响及其成分随时间变化的实验研究
	马　晨	女	1990.02	2015.07	口腔医学	郑树国	运用口腔微生物芯片发现乳牙龋潜在新致病菌的研究
	刘　堃	男	1988.09	2015.07	口腔医学	彭　歆	颏下皮瓣修复口腔颌面部肿瘤切除术后缺损的初步研究
	崔　玮	男	1989.03	2015.07	口腔医学	郭传瑸	3dMDface摄影测量系统在评价下颌阻生第三磨牙术后肿胀的应用
	曲春娜	女	1988.12	2015.07	口腔医学	栾庆先	Er, Cr: YSGG激光在慢性牙周炎非手术治疗中的应用及相关研究

续表

博士学位授予单位	姓名	性别	出生年月	获学位年月	所授学位专业	指导教师	毕业论文题目
	雷　驰	男	1989.03	2015.07	口腔医学	林　野	应用异种移植材料进行后牙牙槽嵴保存的随机对照临床研究
	刘明月	女	1989.09	2015.07	口腔医学	谭建国	氧化锆表面聚多巴胺涂层处理对成纤维细胞生物学行为和细菌粘附的影响
	王希昱	女	1989.12	2015.07	口腔医学	谷　岩	骨性 III 类错殆面部对称性与上气道相关性研究
	刘敬一	女	1989.04	2015.07	口腔医学	岳　林	基质细胞衍生因子 1(SDF-1)趋化人根尖牙乳头干细胞定向迁移的研究
	木冬冬	女	1987.09	2015.07	口腔医学	刘宏伟	口腔干燥症临床评价的研究
	胡　哲	男	1989.02	2015.07	口腔医学	郑树国	北京市密云县一岁以内儿童乳牙萌出时间和顺序的研究
	汪　洋	男	1990.10	2015.07	口腔医学	高学军	自荧光法辅助去除感染牙本质效果的评价
	方晓倩	女	1988.01	2015.07	口腔医学	姜　婷	阿司匹林促进可注射性温敏海藻酸复合凝胶/β-磷酸三钙的成骨研究
	陈　晨	女	1988.08	2015.07	口腔医学	高学军	应用光学相干断层扫描技术(OCT)评估机械预备对根尖区根管壁的影响
	余　涛	男	1989.10	2015.07	口腔医学	姜　婷	带通道 β-TCP/PLGA 支架对犬牙槽骨扩增及血管生成的影响
	叶　颖	女	1984.10	2015.07	口腔医学	林　野	单颗后牙种植修复体咬合力的初步研究
	张珊珊	女	1984.07	2015.07	口腔医学	林　野	All-on-4 种植即刻修复患者口腔健康相关生活质量评价
第四军医大学							
	周子凌	男	1988.06	2015.06	口腔医学	丁　寅	个性化咬合接触信息与颞下颌关节应力分布的三维有限元研究
	杨　燚	男	1989.06	2015.06	口腔医学	张少锋 金　岩	白藜芦醇对骨早衰小鼠骨髓间充质干细胞线粒体功能作用的机制研究
	王　辰	女	1988.10	2015.06	口腔医学	陈吉华	偶联剂吹拂气压对氧化锆陶瓷粘接效果的影响及作用机理
	巴睿恺	男	1988.07	2015.06	口腔医学	赵铱民	基于细胞砖技术体内构建组织工程软骨的实验研究
	宗春琳	女	1989.04	2015.06	口腔医学	刘彦普	肌成纤维细胞在放射性颌骨骨坏死发生机制中作用的初步研究

续表

博士学位授予单位	姓名	性别	出生年月	获学位年月	所授学位专业	指导教师	毕业论文题目
	康　帅	男	1988.10	2015.06	口腔医学	王勤涛	镁基合金应用于牙周组织再生的开发性探索研究
	曹　灿	男	1988.03	2015.06	口腔医学	张玉梅	TiO_2 纳米阵列涂层水环境下稳定性及其影响因素的研究
	刘　伟	男	1988.03	2015.06	口腔医学	胡开进	负载 CGRP 及 SP 的明胶缓释微球用于修复家兔骨质疏松模型骨缺损的实验研究
	田忠松	男	1988.04	2015.06	口腔医学	王小竞	激光多普勒应用于年轻恒牙外伤的临床研究
	国正则	男	1988.10	2015.06	口腔医学	李德华	单纯脱蛋白牛骨材料用于开窗法上颌窦底提升术后延期种植的前瞻性临床研究
武汉大学							
	张一祎	女	1989.11	2015.06	口腔医学	王贻宁	桩核修复体肩领效应的扩展有限元分析 & 病例报告
	蔡　旭	男	1989.06	2015.06	口腔医学	赵怡芳	淋巴管畸形间质化状态研究 & 病例报告
	张　洁	女	1989.12	2015.06	口腔医学	彭　彬	新型口腔纳米生物陶瓷对破骨细胞分化的作用研究 & 病例报告
	雷文龙	男	1988.11	2015.06	口腔医学	施　斌	非翻瓣法手术在口腔种植治疗中疗效的系统评价 & 病例报告
	郑　洁	女	1989.03	2015.06	口腔医学	贺　红	利用 Cone-Beam CT 比较安氏 II1 和安氏 I 类错殆畸形上中切牙位置及角度的研究 & 病例报告
	丁慧芬	女	1989.09	2015.06	口腔医学	王家伟	乙醇浴制备 3D 大孔天然高分子静电纺丝纳米纤维组织工程支架
	陈彬文	女	1989.12	2015.06	口腔医学	陈　智	髓腔内固位冠修复根管治疗后磨牙的生物力学分析
	赵小珩	男	1988.07	2015.06	口腔医学	边　专	载 phenytoin nifedipine cyclosporin 的 PLGA 缓释微球局部给药对牙龈退缩的作用
	陈凌轲	男	1989.02	2015.06	口腔医学	周　刚	口腔扁平苔藓病情复发及加重影响因素调查 & 病例报告

（吴　婷）

更正声明

本刊 2014 年卷第 129 页廖健的指导教师应为梁星，特此更正！

科学研究

中国口腔医学研究实验室联盟成立

中国口腔医学研究实验室发展战略研讨会近日在四川大学华西口腔医学院召开。会议由口腔疾病研究国家重点实验室主办，来自全国近 40 家各级各类口腔医学研究实验室、研究所负责人共 80 余人参加了会议。科技部基础研究司科研基地处负责同志出席了会议。

会议研究决定以"自愿、平等、合作、发展"为原则，以"实现资源共享、优势互补、互惠互利、相互促进、整体提升"为联盟宗旨成立中国口腔医学研究实验室联盟。首批联盟成员实验室共有 37 个，主要为口腔疾病研究国家重点实验室国家重点实验室（四川大学）、军民共建军事口腔医学国家重点实验室（第四军医大学）、省部共建口腔基础医学国家重点实验室培育基地（武汉大学）、口腔数字化医疗技术和材料国家工程实验室（北京大学）以及部分省部级重点实验室。香港大学牙学院中心研究实验室也加入了联盟。

口腔医学研究实验室联盟的成立，将加强口腔医学实验室之间的学术交流与争鸣，推动各个实验室形成各自的优势与特色，强强联合、优势互补、共同发展。

科技部

二〇一五年八月五日

表 1　首批中国口腔医学研究实验室联盟实验室

实验室名称	依托单位
口腔疾病研究国家重点实验室	四川大学
军民共建军事口腔医学国家重点实验室	第四军医大学
省部共建口腔基础医学国家重点实验室培育基地	武汉大学
口腔数字化医疗技术和材料国家工程实验室	北京大学
口腔再生医学国家地方联合工程实验室	四川大学
上海市口腔医学重点实验室	上海交通大学
全牙再生与口腔组织功能重建北京市重点实验室	首都医科大学
口腔医学国家民委重点实验室	西北民族大学
广东省口腔医学重点实验室	中山大学
江苏省口腔疾病研究重点实验室	南京医科大学
山东省口腔生物医学重点实验室	山东大学
吉林省牙发育及颌骨重塑与再生重点实验室	吉林大学
全军口腔战创伤重点实验室	解放军总医院
辽宁省口腔疾病重点实验室	中国医科大学
口腔疾病与生物医学重庆市重点实验室	重庆医科大学
广西壮族自治区口腔颌面修复与重建研究重点实验室	广西医科大学
口腔转化医学实验室	同济大学
新疆维吾尔自治区口腔医学研究所	新疆医科大学
贵州省口腔疾病研究特色重点实验室	遵义医学院

续表

实验室名称	依托单位
福建省高校口腔医学重点实验室	福建医科大学
云南省高校重点实验室	昆明医科大学
黑龙江省口腔医学研究所	佳木斯大学
江西省口腔病研究所	南昌大学
口腔用生物医学材料工程研究中心	哈尔滨医科大学
大连市口腔医学基础重点实验室	大连医科大学
温州市高校示范实验中心	温州医科大学
浙江大学附属口腔医院口腔实验室	浙江大学
宁夏医科大学口腔医学院研究所	宁夏医科大学
西安交通大学口腔医学研究中心	西安交通大学
南京大学口腔医学中心实验室	南京大学
中南大学湘雅口腔医学研究所	中南大学
哈尔滨医科大学口腔医学研究所	哈尔滨医科大学
兰州大学口腔医学研究所	兰州大学
山西医科大学口腔医学综合实验室	山西医科大学
安徽医科大学口腔医学中心实验室	安徽医科大学
广州医科大学附属口腔医院实验室	广州医科大学
香港大学牙学院中心研究实验室	香港大学

解码《骨研究》成功之道

李雪昆

由四川大学主办的英文科技期刊 Bone Research（中文刊名《骨研究》）自 2013 年创刊以来，通过采用国际化办刊理念和模式不断改进和完善，仅用一年多时间就被 SCI、PMC 等国际著名数据库以及世界最大的 OA 平台 DOAJ 收录，迈出了走向国际的坚实一步。其实践再次证明了，我国具备创办被国际同行认可的专业期刊的资源和能力。

加快培育国际一流的科技期刊并提升其国际影响力，是科技期刊未来发展的重要方向，更是科技期刊产业化发展的必然选择。而创办《骨研究》的华西口腔医院编辑部如何跨领域取得成功？其旗下期刊实践又为科技期刊进一步发展提供了哪些借鉴与参考？不妨让我们走进华西口腔医院编辑部一探究竟。

密钥 1　借船出海

编委要国际化、审稿专家要国际化、作者要国际化，读者相应也会国际化

尽管世界科学文化的发展越来越强调多元色彩，但英语在科技交流中仍然占据着主导地位。为了提升我国医药卫生期刊的国际影响力，我国需要有一批国际一流的科技期刊。在这一背景下，四川大学华西口腔医院在成功创办 International Journal of Oral Science（《国际口腔医学杂志》英文版）的基础上，创办了骨科学专业英文学术期刊《骨研究》，从而填补了我国骨科医学领域无英文期刊的空白。但在国际上，有关骨科研究的科技期刊并不在少数。正所谓万事开头难，在全球骨科医学界中，如何让专家学者们注意

到这样一本新刊无疑是非常困难的，而其华丽登场并被国际学术界认可的运营奥妙又是什么呢？

其实，当初有人质疑过华西口腔医院编辑部，认为做口腔医学研究的一群人怎么能办好一本骨科杂志。但在华西口腔医院编辑部主任王晴看来，一方面，他们有成功创办国际期刊的经验；另一方面，“借船出海”，通过别人的力量实现自己的目标是完全可行的。“一本走出去的国际知名期刊首先编委要国际化、审稿专家要国际化、作者要国际化，读者相应也会国际化。如果英文期刊是做给中国人看的，那其意义将大打折扣，也不能真正实现国际化，又何谈影响力呢？”王晴说道。

交流中，王晴每每谈到《骨研究》创办的成功经验时都会提到国际化的办刊思路，正是在这一理念的指导下，《骨研究》才因其较好的学术影响力实现了跨越式发展，而它的成功更说明世界需要中国，中国需要融入世界。

在国际化专家团队组建方面，《中国新闻出版报》记者了解到，《骨研究》邀请来自美国、澳大利亚、日本、意大利、中国、韩国、英国等国家的几十位顶尖骨科学专家组成了国际化的编委会，为全球骨科学研究者搭建了一个相互交流的国际性开放平台。并且，他们费尽周折聘请到了骨领域顶级杂志《Journal of Bone and Mineral Research》前主编、美国约翰·霍普金斯大学教授托马斯·L·克莱门斯（Thomas L Clemens）、美国哥伦比亚大学医学院内分泌科主任约翰·贝尔泽立廉（John Bilezikian）、约翰·霍普金斯大学肌肉与骨骼研究中心主任曹旭等，这些都为一本新刊迅速被国际市场认可奠定了良好基础。

对于聘请国内外知名编委会成员的过程，王晴坦言“并不顺利”。“毕竟我们此前做的是口腔研究，对骨科领域并不了解，起初想请的人并不愿意来。为此，《骨研究》创办初期便依托国际华人骨研究学会曹旭教授的帮助，请到了克莱门斯，他对骨研究领域的编辑、出版非常熟悉，并且有着丰富的经验，贝尔泽立廉更是着眼于大临床骨科为期刊邀请了很多权威专家，还邀请了国内骨科领域的顶级专家担任杂志副主编……这些业界‘大咖’的加入对期刊发展产生了事半功倍的效果。”负责《骨研究》编辑工作的杨惠表示，稿源决定了期刊的质量，抓高质量的国际化稿源是办刊的重中之重。由业界知名专家协助组稿、把关，并评估文章在骨科学领域的意义，一方面解决了新刊缺稿的问题，另一方面全球顶尖的骨科医学专家为稿件把脉，保证了稿件的质量。

在提高国际影响力方面，为了让业界专家、作者了解《骨研究》，编辑部定期通过电子邮件向国内外专家发送期刊目次和文章，扩大期刊的受众范围。而在内容设置上，记者还了解到，《骨研究》中的文章大多是原创而非译文和文摘，内容更是综合了目前骨科研究领域的热点、难点和业界关注的问题，从而凸显了期刊的创新性和实用性。

密钥 2　开放获取

免费阅读的基本特征有助于扩大期刊的传播范围，提高期刊影响因子

目前，网络已成为各行各业的人们获取信息资源和知识的主要途径。针对这一趋势，如何利用数字化出版加快期刊的发展，已成为各个期刊编辑部研究的重点课题。在这方面，《骨研究》将数字化出版作为发展科技期刊的重要途径，通过 OA（“开放获取”）的方式进行全球推广。实践证明，利用数字化出版对现有的出版资源进行优化重组，对加快科技期刊发展具有重要作用。

对于读者而言，纸质版期刊是静止的，不能根据读者的需要提供主动服务，而网络出版为期刊建立了一个与读者互动、为读者提供服务和主动宣传的平台。杨惠表示，“开放获取”极大地促进资源共享与学术信息的交流，有利于更快、更加高效地传播科学研究成

果。其发表付费、免费阅读的基本特征有助于扩大期刊的传播范围，在提高期刊影响因子等方面具有重要的现实意义。

对于“开放获取”的必要性，王晴也表示，目前一些跨国出版商收购了许多期刊，并大幅度提高刊物的定价，同时出版社将其旗下期刊进行“捆绑”销售，世界各地的机构为获取这些研究文章不得不支付高额费用，甚至一些专家都不能方便地看到自己发表作品的期刊，这是不公平的。在知识共享的发展趋势下，实行“开放获取”对于缺少经费购买研究成果的发展中国家具有特殊意义。因此，读者免费获取文章、文章的曝光度和引用率增强、作者拥有文章版权且与 OA 数据平台的兼容性高、导出方便等，这对于文章的作者和读者来说是双赢。

此外，为了使读者能真正掌握知识信息内容的全面发展状况，实现知识创新的目标，在网络信息传播方面，《骨研究》更是建立了网上参考文献知识链接。在期刊网站上对文章内容建立了引文链接。读者在阅读文章时，通过点击文中的参考文献可以直接链接到文后该条参考文献，如需要进一步了解该文献的详细内容，点击它可以直接链接到全文或摘要以及该文献被相关数据库收录的情况。“通过引文链接，逐层追溯，可以将多种信息组织起来，形成知识信息的网络，使数字化期刊的资源共享功能得到更大发挥，虽然这些工作相对繁琐，但有利于提高期刊的利用率，方便了读者的阅读。”杨惠补充道。

密钥 3　学习型团队

医学编辑“下基层”参加临床医疗，对科技期刊办刊质量的提升效果明显

一个只有十几人的编辑团队，让一本新刊在 300 余天内便在国际学术界证明了自己的实力，不免让人感觉有些不可思议，而这个团队获得中国出版政府奖先进出版单位奖也一定不是偶然。

在走进华西口腔医院编辑部的几天里记者了解到，作为一个科技期刊编辑部，近年来，该编辑部成员获得各种奖励 20 多项次，其中还包括教育部全国高校科技期刊优秀编辑工作者称号、中国科技期刊青年编辑奖、中国高校学报突出贡献奖……一系列的荣誉与认可，无疑从侧面反映出其编辑队伍建设方面的优势所在，而谈及此话题，更是引出了编辑部在学术人才培养方面的独特做法——医学编辑参加临床医疗。

实践证明，这一方法对科技期刊办刊质量的提升效果是明显的。这一过程，既是编辑不断获得新知识的过程，也是稳定编辑队伍的好举措，更是培养骨干的最佳路径，但这在其他科技期刊发展中是不多见的。“作为一名年轻编辑，起初我也并不理解这种安排的目的，但在实践中我慢慢意识到临床实践对于编辑工作的重要性。”华西口腔医院编辑部编辑张玉楠说道。

“实践证明，青年医学编辑们并不畏惧更多的付出，相反会激励他们安心编辑工作。”王晴认为，通过与临床实践的结合，编辑们都感到自己与现代临床医学的发展紧密结合，比过去充实了许多，许多过去加工稿件时遇到的难题迎刃而解。同时，在加工稿件过程中学到的新知识和新方法，还可以有目的地运用于临床工作，提高编辑对编辑工作的兴趣，加工修改稿件时得心应手，从而为期刊学术水平的提高提供重要保障。

“他们一直在前面飞，我们不停地在后面追。”采访的几天里，正好赶上编辑部内部的业务学习交流会，来自四川省科技期刊同行的这句话给记者留下很深的印象。在业务学习中讲述的内容涉及方方面面，但在王晴看来，要想具备办好一本优秀期刊的能力离不开日常的积累，而业务学习氛围已沿袭多年，这种学习氛围的培养以及对行业内外话题的探讨交流符合新闻人要做杂家的追求。

“只有拧成一股绳才能让集体的力量发

挥到最大。我们这个团队就像一个大家庭，有什么困难大家相互帮忙。在团队浓厚的学习氛围下，编辑部还鼓励我们在其他学术期刊上发表文章，因为文章的梳理对于业务是有帮助的，在写作过程中查阅相关资料的过程也是学习和进步的过程。”华西口腔医院编辑部编辑杜冰如是说。

当然，多年的科技期刊发展探索让编辑部意识到，产业化之路必须转变办刊理念，增强市场竞争意识，努力打造优秀人才脱颖而出并能发挥重要作用的环境和机制，吸引和稳定住青年编辑队伍。为此，王晴特别提到，科技期刊创办初期一般都会开销很大且没有收入，主办单位的支持、领导的决策对刊物的发展至关重要，这其中，《国际口腔医学杂志》《骨研究》主编周学东教授更是为刊物发展献计献策、寻求多方支持，这对期刊的发展无疑有着很大的助推作用。

中国新闻出版报

二〇一五年三月十日

中荷合作在新型钛合金口腔种植修复系统材料及产品研发上取得重大突破

国家国际科技合作专项项目“新型钛合金口腔种植修复系统材料及产品研发”承担单位四川大学通过与荷兰阿姆斯特丹牙医学术中心在种植体设计及表面改性领域开展合作，取得了一系列具有前瞻性的研究成果，在新型口腔种植体系统材料及表面处理领域的关键技术上实现了创新突破。

通过借助荷兰先进的种植体设计理念和种植体骨整合表面工程领域的经验，以及中方在国人牙颌解剖数据库建立和钛金属表面改性技术的优势，项目组开发设计出新型可调节角度的牙种植体、颧骨种植、颅颌面种植系统，研发出制备超亲水仿生形貌 TiO_2 涂层的新型种植体表面处理技术，该表面处理技术与现有国际上最领先的亲水表面处理技术相比具有明显优势。项目组还研制出具有国际先进水平的氧化锆牙科材料，可用于我国种植体系统产品的技术升级及更新换代，有助于形成具有市场竞争力的产品。

四川省科技厅

二〇一五年五月十四日

活动重心下移 科普服务上门——“流动科技馆进陕北”活动启动

5 月 16—24 日，2015 年科技活动周将以“创新创业 科技惠民”为主题，在全国举办大规模群众性科技活动。为把城市的科普资源送到基层，科技活动周组委会办公室联合北京市科委、陕西省科技厅，组织开展“流动科技馆进陕北”活动。5 月 13 日上午，满载科普资源的流动科技馆在科技部启程，科技部党组书记王志刚为服务队授旗。

本次活动组织了消防科普宣传车、“中生代王者归来”流动科普车、流动天文馆、流动口腔科普车、眼科科普宣传车、“空间创客家族”流动科普车、航天互动体验及制作流动科普车，赴延安市宝塔区和延川县、榆林市榆阳区和佳县四个县(区)，依次举行专场科普活动。中国消防博物馆、北京自然博物馆、北京天文馆、首都医科大学附属北京口腔医院、北京同仁医院(北京市眼科研究所)、北京市西城区青少年科技馆、北京交通大学、北京市丰台区东高地青少年科技馆等 8 家参与单位，组织了一支 45 人的科普服务队将全程开展科普服务，把首都的优质科普资源和特色科普活动送到社区广场、中小学校，使当地群众尤其是青少年亲身参与和体验首都的科普活动。活动的另一亮点是集成各种社会资源，服务百姓需求。针对当地过敏性鼻炎等地方病，本次活动特意组织了北京同仁医院和口腔医院的医生、专家与当地医院开展研讨、交流和培训，现场为百姓义诊。

举办流动科技馆进陕北活动，是今年科技活动周针对群众需求，将优质科普资源向基层倾斜的一次实践行动。为使当地青少年能够体验参加科普活动的乐趣，陕西省科技厅、延安市和榆林市科技与教育部门已精心组织了当地中小学校开展活动，并号召在当地中小学生中开展科普征文活动，以有效地扩大活动在当地青少年中的影响。希望通过我们的努力，使边疆民族地区、边远贫困地区、革命老区的百姓特别是青少年亲身感受科技的魅力，激发对科技创新的兴趣，成为支持和参与“大众创业 万众创新”活动的重要力量。

科技部
二〇一五年五月二十日

财政部 国家自然科学基金委员会关于印发《国家自然科学基金资助项目资金管理办法》的通知

财教[2015]15 号

有关单位：

为了规范国家自然科学基金项目资金的管理和使用，根据中央财政科技资金管理有关要求，财政部、国家自然科学基金委员会对《国家自然科学基金项目资助经费管理办法》(财教[2002]65 号)进行了修订。现将修订后的《国家自然科学基金资助项目资金管理办法》印发你们，请遵照执行。

执行中如遇问题，请及时反馈。

附件：国家自然科学基金资助项目资金管理办法

财政部国家自然科学基金委员会
二〇一五年四月十五日

国家自然科学基金资助项目资金管理办法

第一章　总　则

第一条　为了规范国家自然科学基金资助项目(以下简称项目)资金的使用和管理，提高资金使用效益，根据《国家自然科学基金条例》、《国务院关于改进加强中央财政科研项目和资金管理的若干意见》(国发[2014]11号)、《国务院印发关于深化中央财政科技计划(专项、基金等)管理改革方案的通知》(国发[2014]64号)和国家财政财务有关法律法规制定本办法。

第二条　本办法所称项目资金,是指国家自然科学基金按照《国家自然科学基金条例》规定,用于资助科学技术人员开展基础研究和科学前沿探索,支持人才和团队建设的专项资金。

第三条　财政部根据国家科技发展规划,结合国家自然科学基金资金需求和国家财力可能,将项目资金列入中央财政预算,并负责宏观管理和监督。

第四条　国家自然科学基金委员会(以下简称自然科学基金委)依法负责项目的立项和审批,并对项目资金进行具体管理和监督。

第五条　依托单位是项目资金管理的责任主体,应当建立健全"统一领导、分级管理、责任到人"的项目资金管理体制和制度,完善内部控制和监督约束机制,合理确定科研、财务、人事、资产、审计、监察等部门的责任和权限,加强对项目资金的管理和监督。

依托单位应当落实项目承诺的自筹资金及其他配套条件,对项目组织实施提供条件保障。

第六条　项目负责人是项目资金使用的直接责任人,对资金使用的合规性、合理性、真实性和相关性承担法律责任。

项目负责人应当依法据实编制项目预算和决算,并按照项目批复预算、计划书和相关管理制度使用资金,接受上级和本级相关部门的监督检查。

第七条　自然科学基金项目一般实行定额补助资助方式。对于重大项目、国家重大科研仪器研制项目等研究目标明确,资金需求量较大,资金应当按项目实际需要予以保障的项目,实行成本补偿资助方式。

第二章　项目资金开支范围

第八条　项目资金支出是指在项目组织实施过程中与研究活动相关的、由项目资金支付的各项费用支出。项目资金分为直接费用和间接费用。

第九条　直接费用是指在项目研究过程中发生的与之直接相关的费用,具体包括:

(一)设备费:是指在项目研究过程中购置或试制专用仪器设备,对现有仪器设备进行升级改造,以及租赁外单位仪器设备而发生的费用。

(二)材料费:是指在项目研究过程中消耗的各种原材料、辅助材料、低值易耗品等的采购及运输、装卸、整理等费用。

(三)测试化验加工费:是指在项目研究过程中支付给外单位(包括依托单位内部独立经济核算单位)的检验、测试、化验及加工等费用。

(四)燃料动力费:是指在项目研究过程中相关大型仪器设备、专用科学装置等运行发生的可以单独计量的水、电、气、燃料消耗费用等。

(五)差旅费:是指在项目研究过程中开展科学实验(试验)、科学考察、业务调研、学术交流等所发生的外埠差旅费、市内交通费用等。差旅费的开支标准应当按照国家有关规定执行。

(六)会议费:是指在项目研究过程中为了组织开展学术研讨、咨询以及协调项目研究工作等活动而发生的会议费用。

会议费支出应当按照国家有关规定执行,并严格控制会议规模、会议数量和会期。

(七)国际合作与交流费:是指在项目研究过程中项目研究人员出国及赴港澳台、外国专家来华及港澳台专家来内地工作的费用。国际合作与交流费应当严格执行国家外事资金管理的有关规定。

(八)出版/文献/信息传播/知识产权事

务费:是指在项目研究过程中,需要支付的出版费、资料费、专用软件购买费、文献检索费、专业通信费、专利申请及其他知识产权事务等费用。

(九)劳务费:是指在项目研究过程中支付给项目组成员中没有工资性收入的在校研究生、博士后和临时聘用人员的劳务费用,以及临时聘用人员的社会保险补助费用。

劳务费应当结合当地实际以及相关人员参与项目的全时工作时间等因素,合理确定。

(十)专家咨询费:是指在项目研究过程中支付给临时聘请的咨询专家的费用。专家咨询费标准按国家有关规定执行。

(十一)其他支出:项目研究过程中发生的除上述费用之外的其他支出,应当在申请预算时单独列示,单独核定。

直接费用应当纳入依托单位财务统一管理,单独核算,专款专用。

第十条　间接费用是指依托单位在组织实施项目过程中发生的无法在直接费用中列支的相关费用,主要用于补偿依托单位为了项目研究提供的现有仪器设备及房屋,水、电、气、暖消耗,有关管理费用,以及绩效支出等。绩效支出是指依托单位为了提高科研工作的绩效安排的相关支出。

第十一条　结合不同学科特点,间接费用一般按照不超过项目直接费用扣除设备购置费后的一定比例核定,并实行总额控制,具体比例如下:

(一)500 万元及以下部分为 20%;

(二)超过 500 万元至 1 000 万元的部分为 13%;

(三)超过 1 000 万元的部分为 10%。

绩效支出不超过直接费用扣除设备购置费后的 5%。

间接费用核定应当与依托单位信用等级挂钩,具体管理规定另行制定。

第十二条　间接费用由依托单位统一管理使用。依托单位应当制定间接费用的管理办法,合规合理使用间接费用,结合一线科研人员的实绩,公开、公正安排绩效支出,体现科研人员价值,充分发挥绩效支出的激励作用。依托单位不得在核定的间接费用以外再以任何名义在项目资金中重复提取、列支相关费用。

第三章　预算的编制与审批

第十三条　项目负责人(或申请人)应当根据目标相关性、政策相符性和经济合理性原则,编制项目收入预算和支出预算。

收入预算应当按照从各种不同渠道获得的资金总额填列。包括国家自然科学基金资助的资金以及从依托单位和其他渠道获得的资金。

支出预算应当根据项目需求,按照资金开支范围编列,并对直接费用支出的主要用途和测算理由等做出说明。对仪器设备鼓励共享、试制、租赁以及对现有仪器设备进行升级改造,原则上不得购置,确有必要购置的,应当对拟购置设备的必要性、现有同样设备的利用情况以及购置设备的开放共享方案等进行单独说明。合作研究经费应当对合作研究单位资质及拟外拨资金进行重点说明。

第十四条　依托单位应当组织其科研和财务管理部门对项目预算进行审核。

有多个单位共同承担一个项目的,依托单位的项目负责人(或申请人)和合作研究单位参与者应当根据各自承担的研究任务分别编报资金预算,经所在单位科研、财务部门审核并签署意见后,由项目负责人(或申请人)汇总编制。

第十五条　申请人申请国家自然科学基金项目,应当按照本办法第八、九、十、十一条的规定编制项目资金预算,经依托单位审核后提交自然科学基金委。

第十六条　对于实行定额补助方式资助的项目,自然科学基金委组织专家对项目和资金预算进行评审,根据专家评审意见并参考同类项目平均资助强度确定项目资助额度。

对于实行成本补偿方式资助的项目，自然科学基金委组织专家或择优遴选第三方对项目资金预算进行专项评审，根据项目实际需求确定预算。

第十七条 依托单位应当组织项目负责人根据批准的项目资助额度，按规定调整项目预算，并在收到资助通知之日起 20 日内完成审核，报自然科学基金委核准。

第四章 预算执行与决算

第十八条 项目资金按照国库集中支付管理有关规定支付给依托单位。

有多个单位共同承担一个项目的，依托单位应当及时按预算和合同转拨合作研究单位资金，并加强对转拨资金的监督管理。

第十九条 项目负责人应当严格执行自然科学基金委核准的项目预算。项目预算一般不予调整，确有必要调整的，应当按照规定报批。

实行定额补助方式资助的项目，预算调整情况应当在项目年度进展报告和结题报告中予以说明。实行成本补偿方式资助的项目，预算调整情况应当在中期财务检查或财务验收时予以确认。

第二十条 项目预算有以下情况确需调整的，应当经依托单位报自然科学基金委审批。

（一）项目实施过程中，由于研究内容或者研究计划做出重大调整等原因需要对预算总额进行调整的；

（二）同一项目课题之间资金需要调整的。

第二十一条 项目直接费用预算确需调整的，按以下规定予以调整：

（一）项目预算总额不变的情况下，材料费、测试化验加工费、燃料动力费、出版/文献/信息传播/知识产权事务费、其他支出预算如需调整，由项目负责人根据科研活动的实际需要提出申请，报依托单位审批。

（二）会议费、差旅费、国际合作与交流费在不突破三项支出预算总额的前提下可调剂使用。

（三）设备费、专家咨询费、劳务费预算一般不予调增，如需调减的，由项目负责人提出申请，报依托单位审批后，用于项目其他方面支出。

项目间接费用预算不得调整。

第二十二条 依托单位应当严格执行国家有关科研资金支出管理制度。会议费、差旅费、小额材料费和测试化验加工费等，应当按规定实行“公务卡”结算。设备费、大宗材料费和测试化验加工费、劳务费、专家咨询费等，原则上应当通过银行转账方式结算。

第二十三条 项目负责人应当严格按照资金开支范围和标准办理支出，不得擅自调整外拨资金，不得利用虚假票据套取资金，不得通过编造虚假劳务合同、虚构人员名单等方式虚报冒领劳务费和专家咨询费，不得通过虚构测试化验内容、提高测试化验支出标准等方式违规开支测试化验加工费，严禁使用项目资金支付各种罚款、捐款、赞助、投资等。

第二十四条 对于实行成本补偿方式资助的项目，项目中期评估时，由自然科学基金委组织专家对项目资金的使用和管理进行财务检查或评估。财务检查或评估的结果作为调整项目预算安排的依据。

第二十五条 项目研究结束后，项目负责人应当会同科研、财务、资产等管理部门及时清理账目与资产，如实编制项目资金决算，不得随意调账变动支出、随意修改记账凭证。

有多个单位共同承担一个项目的，依托单位的项目负责人和合作研究单位的参与者应当分别编报项目资金决算，经所在单位科研、财务管理部门审核并签署意见后，由依托单位项目负责人汇总编制。

依托单位应当组织其科研、财务管理部门审核项目资金决算，并签署意见后报自然科学基金委。

第二十六条 对于实行成本补偿方式资

助的项目，依托单位应当在委托第三方对项目资金决算进行审计认证后，提出财务验收申请，自然科学基金委负责组织专家对项目进行财务验收。

第二十七条 依托单位应当按年度编制本单位项目资金年度收支报告，全面反映项目资金年度收支情况、资金管理情况及取得的绩效等。年度收支报告于下一年度 3 月 1 日前报送自然科学基金委。

第二十八条 项目通过结题验收并且依托单位信用评价好的，项目结余资金在 2 年内由依托单位统筹安排，专门用于基础研究的直接支出。若 2 年后结余资金仍有剩余的，应当按原渠道退回自然科学基金委。

未通过结题验收和整改后通过结题验收的项目，或依托单位信用评价差的，结余资金应当在验收结论下达后 30 日内按原渠道退回自然科学基金委。

项目负责人在项目结题验收后如需继续使用结余资金，可以向依托单位提出申请。

第二十九条 项目实施过程中，因故终止执行的项目，其结余资金应当退回自然科学基金委。

因故被依法撤销的项目，已拨付的资金应当全部退回自然科学基金委。因特殊情况退回资金确有困难的，应当由依托单位提出申请报自然科学基金委核准。

第三十条 依托单位应当严格执行国家有关政府采购、招投标、资产管理等规定。行政事业单位使用项目资金形成的固定资产属于国有资产，一般由依托单位进行使用和管理，国家有权进行调配。企业使用项目资金形成的固定资产，按照《企业财务通则》等相关规章制度执行。

项目资金形成的知识产权等无形资产的管理，按照国家有关规定执行。

第五章 监督检查

第三十一条 依托单位项目资金管理和使用情况应当接受国家财政部门、审计部门和自然科学基金委的检查与监督。依托单位和项目负责人应当积极配合并提供有关资料。

依托单位应当对项目资金的管理使用情况进行不定期审计或专项审计。发现问题的，应当及时向自然科学基金委报告。

第三十二条 自然科学基金委、依托单位应当建立项目资金的绩效管理制度，结合财务审计和财务验收，对项目资金管理使用效益进行绩效评价。

第三十三条 项目资金管理建立承诺机制。依托单位应当承诺依法履行项目资金管理的职责。项目负责人应当承诺提供真实的项目信息，并认真遵守项目资金管理的有关规定。依托单位和项目负责人对信息虚假导致的后果承担责任。

第三十四条 项目资金管理建立信用管理机制。自然科学基金委对依托单位和项目负责人在项目资金管理方面的信誉度进行评价和记录，作为对依托单位信用评级、绩效考评和对项目负责人绩效考评以及连续资助的依据。

第三十五条 项目资金管理建立信息公开机制。自然科学基金委应当及时公开非涉密项目预算安排情况，接受社会监督。

依托单位应当在单位内部公开项目资金预算、预算调整、决算、项目组人员构成、设备购置、外拨资金、劳务费发放以及结余资金和间接费用使用等情况。

第三十六条 任何单位和个人发现项目资金在使用和管理过程中有违规行为的，有权检举或者控告。

第三十七条 对于预算执行过程中，不按规定管理和使用项目资金、不按时报送年度收支报告、不按时编报项目决算、不按规定进行会计核算，截留、挪用、侵占项目资金的依托单位和项目负责人，按照《预算法》、《国家自然科学基金条例》和《财政违法行为处罚处分条例》等法律法规处理。涉嫌犯罪的，移送司法机关处理。

第六章　附　则

第三十八条　本办法由财政部、自然科学基金委负责解释。

第三十九条　本办法自2015年4月15日起施行。国家杰出青年科学基金项目资金管理依照本办法执行。2002年6月颁布的《国家自然科学基金项目资助经费管理办法》（财教[2002]65号）和《国家杰出青年科学基金项目资助经费管理办法》（财教[2002]64号）同时废止。

国家自然科学基金委员会
二〇一五年五月七日

《国家自然科学基金资助项目资金管理办法》修订情况答记者问

为了进一步规范国家自然科学基金资助项目资金的使用和管理，促进我国基础研究和科学前沿探索，支持人才和团队建设，近日，财政部、自然科学基金委联合修订发布了《国家自然科学基金资助项目资金管理办法》（财教[2015]15号，以下简称《资金管理办法》）。为了更好地贯彻执行《资金管理办法》的各项条款，财政部教科文司、国家自然科学基金委财务局有关负责同志就修订情况回答了记者提问。

问：请介绍一下修订《资金管理办法》的背景。

答：近年来，国家财政对自然科学基金投入大幅增长，从2002年19.7亿元增加到2014年194亿元，年均增长率达21%。科学基金项目资助强度稳步提高，资助格局不断调整优化，形成了由研究项目系列、人才项目系列和环境条件项目系列三大资助格局，作为资助主体的面上项目平均资助强度由2002年19.9万元/项提高到2014年79.57万元/项，较大地改善了基础研究的资助环境。

《国家杰出青年科学基金项目资助经费管理办法》（财教[2002]64号）、《国家自然科学基金项目资助经费管理办法》（财教[2002]65号）自2002年颁布以来，对于规范项目资金管理，保障项目研究工作的顺利开展发挥了重要作用。但是，随着自然科学基金面临的外部环境变化以及国家财政科技资金管理的新要求，原办法亟需修订完善：

一是近年来，项目依托单位开展研究的条件和环境发生了较大的改变，原办法一些内容已不能适应新形势下科研资金管理和使用的要求，主要涉及预算调整程序、劳务费比例以及对依托单位管理成本补偿等方面，在科技界有着较大的改革呼声。

二是2007年《国家自然科学基金条例》颁布，从立法上进一步明确了财政部门、自然科学基金委、项目依托单位和项目负责人在项目资金管理和使用中的职责，为进一步做好资助项目资金管理工作奠定了基础。2011年《财政部 科技部关于调整国家科技计划和公益性行业科研专项资金管理办法若干规定的通知》（财教[2011]434号，以下简称434号文），对完善科技资金管理制度提出了进一步的要求。2014年《国务院关于改进加强中央财政科研项目和资金管理的若干意见》（国发[2014]11号，以下简称国务院11号文）和《国务院印发关于深化中央财政科技计划（专项、基金）管理改革方案的通知》（国发[2014]64号，以下简称国务院64号文），对进一步改进和加强科研资金管理提出了新的要求。

因此，修订《资金管理办法》是落实创新驱动发展战略，执行国务院 11 号文等科研资金管理文件的具体措施。《资金管理办法》是未来指导自然科学基金资助项目资金使用与管理的重要制度。

问：修订《资金管理办法》的原则是什么？

答：《资金管理办法》的修订遵循了以下三条重要原则：

第一，遵循基础研究活动规律，保障科学家探索自由。在国家创新体系建设中，自然科学基金的战略定位是：支持基础研究，坚持自由探索，发挥导向作用。基础研究涉及学科范围广泛，注重原始创新，研究具有较强的探索性和不确定性。《资金管理办法》首先要符合基础研究的活动规律。

第二，遵循财政预算管理总体要求，提高财政资金的使用绩效。自然科学基金经费主要来源于中央财政，管理上要体现财政资金预算管理的要求。

第三，遵循自然科学基金管理特点。自然科学基金项目申请量大面广，评审时间有限，评审工作需要统筹考虑；资助项目数量多，多数体量小；项目类型多，资助强度差异大，因此，《资金管理办法》应具有普适性。自然科学基金委与项目依托单位没有隶属关系；依托单位因性质、规模和地域不同，管理方式存在差异，所以《资金管理办法》有些规定应比较原则，将结合依托单位情况进行细化。

问：《资金管理办法》修订的内容主要有哪些？

答：新修订的《资金管理办法》分为总则、项目资金开支范围、预算的编制与审批、预算执行与决算、监督检查及附则共六章三十九条，修订的内容主要包括以下几个方面：

第一，将《国家杰出青年科学基金项目资助经费管理办法》（财教[2002]64 号）、《国家自然科学基金项目资助经费管理办法》（财教[2002]65 号）合并修订为《资金管理办法》，适用于自然科学基金资助的所有项目。目前自然科学基金资助的基础科学人才培养项目（除延续项目外）已经取消，剩下的青年项目、面上项目、重点项目、重大项目、重大研究计划等项目都适用于《资金管理办法》。

第二，进一步完善了项目资助方式。现阶段，对于占基金资助体量较大的面上项目和青年基金等多数项目类型，由于申请量大，自由探索性强，继续采取定额补助的资助方式以便于管理；对于重大项目和重大科研仪器研制项目两类项目，由于研究目标明确，资金需求量较大，采取成本补偿的资助方式，更能够据实反映不同学科、类型科研项目的实际需求。

第三，建立了项目间接成本补偿机制。《资金管理办法》引入了间接成本补偿机制，将项目资金按照直接费用、间接费用进行了划分。这一做法符合科研活动规律，体现了科学化管理的要求。通过提取一定比例的间接费用，补偿依托单位的管理成本，有利于促进科研机构的良性发展。《资金管理办法》强调依托单位不得在核定的间接费用以外再以任何名义在项目资金中重复提取、列支相关费用。

第四，扩大了劳务费的开支范围，并取消了比例限制。根据国务院 11 号文有关规定，《资金管理办法》扩大了劳务费的开支范围，一是在研究生、博士后等人员基础上，增加了没有工资性收入的临时聘用人员；二是将临时聘用人员的社会保险补助费用纳入劳务费开支范围。同时，《资金管理办法》取消了劳务费比例限制。

第五，进一步完善了结余资金的管理。项目通过结题验收且依托单位信用评价好的，项目结余资金在 2 年内由依托单位统筹安排，专门用于基础研究的直接支出。若 2 年后结余资金仍有剩余的，应按原渠道退回自然科学基金委。对于未通过验收和整改后通过结题验收的项目，或单位信用评价差的，结余资金应当在验收结论下达后 30 日内按原渠道退回自然科学基金委。此外，项目负责人在项目结题验收后如需继续使用结余资金,可以向依托单位提出申请。

第六,进一步下放了预算调整权限。由于基础研究的探索性和不确定性,《资金管理办法》进一步下放了部分预算调整权限。将原全部预算调整事项均需报自然科学基金委批准,调整为:项目预算总额不变的情况下,直接费用中材料费、测试化验加工费、燃料动力费、出版/文献/信息传播/知识产权事务费、其他支出预算如需调整,由项目负责人根据科研活动的实际需要提出申请,报依托单位审批。会议费、差旅费、国际合作与交流费在不突破三项支出预算总额的前提下可调剂使用。设备费、专家咨询费、劳务费预算一般不予调增,如需调减由依托单位审批。

第七,进一步加强了经费监管。《资金管理办法》根据财政财务管理以及科研项目资金管理的新要求,进一步加强了经费监管。主要包括:一是明确了财政部门、自然科学基金委、项目依托单位和项目负责人在项目资金管理和使用中的职责,强调了依托单位是项目资金管理的责任主体;二是对于部分资金支出提出了实行"公务卡"结算的要求,减少现金支出,实现"痕迹"管理;三是进一步明确规定了资金使用中不得开支的内容;四是对于成本补偿方式资助的项目,增加财务中期检查和验收的环节。

问:实施项目间接成本补偿机制有什么考虑?

答:《资金管理办法》将项目资金分为间接费用和直接费用。间接费用是指依托单位在组织实施项目过程中发生的无法在直接费用中列支的相关费用,包括依托单位为提高科研工作的绩效安排的相关支出。新修订的《资金管理办法》开始实施间接成本补偿机制,主要有以下几点考虑:

第一,落实国家政策要求。国务院 11 号文、434 号文等文件,对科研支出实行间接费用政策进行了明确规定,修订《资金管理办法》遵循了以上文件对间接费用的相关要求。

第二,与国际惯例接轨。美国国家科学基金会(NSF)很早就实行了间接费用政策。一般来说,NSF 会通过与各个高校进行谈判,来确定间接经费在整个资助经费中所占的比例。通常,谈判学校科研水平越高,所在地区经济发展水平越高,间接经费所占比例就会相对较高。结合我国科研管理实际,我们对间接费用制定了统一的上限比例,同时要求间接费用的核定要和依托单位的管理状况、信用等级挂钩,以促进依托单位履职尽责,加强项目和资金管理,为科学基金项目的组织实施提供有效的保障。

第三,满足科研的实际需要。原办法中对依托单位的管理成本补助只占项目经费总额的 5%,与实际需求相差较大。广大科研工作者难以从项目中获得创新激励。新办法以间接费用形式提高了对依托单位的管理成本补偿,以绩效支出形式提供了对科研工作者的激励。

问:《资金管理办法》对合作研究有什么规定?

答:项目组成员中有除依托单位以外的人员,该人员所在单位视为项目的合作研究单位。其中,如需要向合作研究单位转拨经费的,依托单位应与该合作研究单位签订书面合作协议,并在以下方面遵循相关规定:

第一,有多个单位共同承担一个项目的,依托单位的项目负责人(或申请人)和合作研究单位参与者应当根据各自承担的研究任务分别编报资金预算,经所在单位科研、财务部门审核并签署意见后,由项目负责人(或申请人)汇总编制。

第二,有多个单位共同承担一个项目的,依托单位应及时按预算和合同转拨合作研究单位资金,并加强对转拨资金的监督管理。

第三,有多个单位共同承担一个项目的,依托单位的项目负责人和合作研究单位的参与者应当分别编报项目资金决算,经所在单位科研、财务管理部门审核并签署意见后，由依托单位项目负责人汇总编制。

问：《资金管理办法》还有哪些新的管理举措？

答：一方面，《资金管理办法》适度放开了项目资金使用的条件限制；另一方面，《资金管理办法》也加强了对项目资金使用的监督管理，出台了一系列新的举措，包括：

第一，要求建立符合自然科学基金特点的绩效管理制度和评价机制，提高资金使用效率。

第二，要求建立项目资金管理承诺机制。依托单位应当承诺依法履行项目资金管理的职责。项目负责人应当承诺提供真实的项目信息，并认真遵守项目资金管理的有关规定。依托单位和项目负责人对信息虚假导致的后果承担责任。

第三，要求建立项目资金管理信用机制。自然科学基金委对依托单位和项目负责人在项目资金管理方面的信誉度进行评价和记录，作为对依托单位信用评级、绩效考评和对项目负责人绩效考评以及连续资助的依据。

第四，要求建立项目资金信息公开机制。自然科学基金委应当及时公开非涉密项目预算安排情况，接受社会监督。依托单位应当在单位内部公开项目资金预算、预算调整、决算，项目组人员构成、设备购置、外拨资金、劳务费发放及结余资金和间接费用使用等情况。

第五，要求依托单位应当按年度编制本单位项目资金年度收支报告，全面反映项目资金年度收支情况、资金管理情况及取得的绩效等，并于下一年度 3 月 1 日前报送自然科学基金委。

问：下一步，将如何贯彻落实《资金管理办法》？

答：新修订的《资金管理办法》有许多新的变化和管理举措，是一项涉及面广、影响深远的改革。《资金管理办法》发布后，财政部、自然科学基金委将协作配合，共同努力推进以下工作：

一是抓好重点关键任务的落实。根据国家科技计划改革的整体要求和《资金管理办法》的具体内容，积极推进改革，抓好间接费用政策落实、依托单位信用评价体系、项目资金信息公开机制等重点工作。二是加强宣传培训，做好政策解读。财政部、自然科学基金委将尽快启动全国范围内的宣传培训工作，统一培训材料，统一解释口径，确保依托单位和广大科研人员尽快熟悉政策、理解政策、用好政策。三是及时了解《资金管理办法》发布后各方的反应，认真研究实施过程中出现的新情况新问题，确保各项政策执行落实到位。

国家自然科学基金委员会
二〇一五年五月六日

关于认真贯彻执行《国家自然科学基金资助项目资金管理办法》的通知

国科金发财[2015]34 号

各依托单位：

《国家自然科学基金资助项目资金管理办法》（财教[2015]15 号，以下简称《资金管理办法》）已于 2015 年 4 月 15 日正式发布实施。为了认真贯彻执行《资金管理办法》，现通知如下：

一、高度重视，认真组织宣传学习

《资金管理办法》是落实国家创新驱动发展战略，贯彻执行国务院关于深化科技体制改革，改进加强中央财政科研项目和资金管理等重大决策和规定的具体措施，是未来指导国家自然科学基金资助项目资金使用与管理的重要制度，各依托单位要高度重视，认真执行。要认真做好宣传培训工作，积极组织科研、财务等管理人员、项目负责人等科研一线人员认真学习，准确理解，以确保《资金管理办法》得以贯彻执行。

二、认真履行职责，建立健全管理制度

依托单位是项目资金管理的责任主体，应当认真履行管理职责。要结合本单位实际情况，研究制定贯彻执行《资金管理办法》的具体措施。要进一步强化法人责任，切实建立"统一领导、分级管理、责任到人"的项目资金管理体制。要进一步明确科研、财务、资产、审计、监察等部门的责任和权限，规范工作程序，完善内控制度。

三、采取有效措施，切实加强重点环节管理

各依托单位应根据"目标相关性、政策相符性、经济合理性"的资金管理基本原则，加强对项目预算、支出和决算的审核与监管，确保各项支出真实、合法、有效。要规范项目预算调整审批程序，确保预算调整合理、合规。要加强对项目支出的管理，严格按要求使用公务卡、银行转账等方式进行结算，减少现金结算，实现"痕迹管理"。要加强对转拨资金的监管，各项转拨资金应严格按项目预算和双方签订的书面合作协议执行。要加强结余资金管理，确保结余资金专门用于基础研究的直接支出；对于应退回的结余资金，要及时足额退回，不得转移挪用。要加强对间接费用和绩效支出的管理，不得在间接费用以外重复提取列支相关费用。

四、加强内部检查，建立健全监督机制

各依托单位要通过建立健全绩效管理机制、信誉承诺机制、信用管理机制、信息公开机制等措施，切实加强对项目资金的监管。要加强对项目资金管理使用的监督检查，坚持进行定期或不定期的专项审计，坚决纠正项目资金管理使用中的各种违法违规行为。要认真做好项目资金年度收支报告工作，及时总结资金管理经验，按时提交年度收支报告。

五、增强法律意识，严格依法使用项目资金

项目负责人是项目资金使用的直接责任人，应当根据项目研究实际需要，严格按照《资金管理办法》和国家有关财经法规的规定，以及项目计划书和批复预算安排和使用资金。要自觉遵守财经纪律，严守法规"红线"，坚决杜绝各种与项目研究工作无关的支出，严禁以各种形式虚报冒领、套取项目资金。

为了保证《资金管理办法》的落实到位，我委将采取多种形式，对项目资金管理使用情况进行监督检查，依托单位和项目负责人应予积极配合。各依托单位执行中应注意认真总结经验，不断改进和完善项目资金管理工作。对工作中取得的好的经验、做法，以及遇到的突出问题，请及时反馈我委。

国家自然科学基金委员会

二〇一五年六月四日

关于公布 2015 年度国家自然科学基金申请项目评审结果的通告

国科金发计[2015]59 号

2015 年 3 月 2 日至 3 月 20 日项目申请集中接收期间，国家自然科学基金委员会（以下简称自然科学基金委）共接收项目申请 165 598项，经初步审查受理 162 433 项。根据《国家自然科学基金条例》、国家自然科学基金相关类型项目管理办法的规定和专家评审意见，决定资助面上项目 16 709 项、重点项目 624 项、创新研究群体项目 38 项、优秀青年科学基金项目 400 项、青年科学基金项目 16 155 项、地区科学基金项目 2 829 项、海外及港澳学者合作研究基金项目 136 项、重点国际（地区）合作研究项目 105 项、国家重大科研仪器研制项目（自由申请）81 项、部分联合基金项目（NSAF 联合基金、天文联合基金和钢铁联合研究基金）130 项，合计 37 207 项。其余项目正在评审过程中。

依托单位科学基金管理人员及申请人可于 8 月 18 日后登录科学基金网络信息系统（https://isisn.nsfc.gov.cn）查询相关申请项目评审结果。自然科学基金委将向相关依托单位寄发纸质批准资助项目通知，并以电子邮件形式向申请人发送申请项目批准资助通知、不予资助通知及专家评审意见。

申请人如对不予资助决定有异议，可向自然科学基金委提出不予资助项目复审申请，相关注意事项详见附件。

欢迎各依托单位和科研人员对国家自然科学基金项目评审工作提出意见和建议。

附件：2015 年度国家自然科学基金不予资助项目复审工作注意事项

国家自然科学基金委员会

二〇一五年八月十七日

附件略。

关于公布中国博士后科学基金第 57 批面上资助获资助人员名单的通知

中博基字[2015] 5 号

各有关博士后设站单位：

根据《中国博士后科学基金资助规定》，中国博士后科学基金第 57 批面上资助对北京大学张清正等 2 822 名博士后研究人员进行了公示，其中一名博士后研究人员已退站，按规定取消其资助资格。本批次实际资助博士后研究人员 2 821 人，其中一等资助 917 人，每人 8 万元；二等资助 1 864 人，每人 5 万元；“西部地区博士后人才资助计划”40 人，每人 5 万元。现对获资助人员名单予以公布，军队系统获资助人员名单另行公布。

附件：中国博士后科学基金第 57 批面上资助获资助人员名单

中国博士后科学基金会

二〇一五年五月十四日

附件略。

表 2　中国博士后科学基金第 57 批面上资助获资助人员名单*

资助编号	省 市	姓 名	博士后编号	设站单位	一级学科	资助等级
2015M570238	山西省	高　莺	137147	山西医科大学第一医院	口腔医学	1
2015M570748	广东省	王　韵	146251	中山大学	口腔医学	1
2015M571071	北京市	李　钒	151531	首都医科大学	口腔医学	2
2015M571578	上海市	曹玲燕	153599	上海交通大学医学院	口腔医学	2
2015M571739	江苏省	泥艳红	152844	南京大学	口腔医学	2
2015M571890	浙江省	封小霞	144091	浙江大学	口腔医学	2
2015M571891	浙江省	王柏翔	143114	浙江大学	口腔医学	2
2015M572668XB	新　疆	刘利军	139330	新疆医科大学	口腔医学	2

注：* 摘自中国博士后科学基金会中集基字[2015]5 号文件之附件，军队系统获资助人员名单略。

中国高等院校口腔医学院和口腔医院科技成果获奖及获科研基金资助简况

本栏目收录范围主要为中华人民共和国各部委、省（自治区）、直辖市和中国人民解放军军级以上单位授予的口腔医学科技成果奖（表 3）及资助的科研基金项目（表 4），市级和校级以及立项无资助的项目均未统计。收录时限为 2015 年。

表 3　2015 年度中国高等院校口腔医学院（系）和口腔医院科技成果获奖一览表

获奖项目名称	主要完成单位	主要完成人	奖励名称与等级	授奖部门
中国唇腭裂序列治疗模式的建立与推广	四川大学	石　冰　李承浩　郑　谦　王　龑　李　杨　蒙　田　龚彩霞　尹　恒	科学技术进步奖二等奖	四川省政府
儿童口腔疾病防治的临床与基础研究	四川大学	邹　静　李小兵　郑黎薇　徐　欣　张　琼　刘人恺	科学技术进步奖三等奖	四川省政府
口腔骨丢失与骨再生技术的应用基础研究	北京大学	周永胜　谢秋菲　姜　婷　刘云松　刘　浩　单艳华　葛严军　李斌斌	北京市科学技术奖三等奖	北京市政府
下颌下腺移植治疗重症干眼关键技术体系的创建及应用	北京大学	俞光岩　吴立玲　蔡志刚　吕　岚　丛　馨　邹留河　张　雷　朱正宏　苏家增　刘筱菁　等	高校科研优秀成果奖科学技术进步奖二等奖	教育部

续表

获奖项目名称	获奖单位	获奖人员	奖励名称与等级	授奖部门
牙周炎与全身疾病相关关系及相应治疗策略的研究	北京大学 广东省口腔医院 上海交通大学 山东大学 四川大学 中国医科大学 第四军医大学 武汉大学	孟焕新 章锦才 束 蓉 闫福华 杨丕山 吴亚菲 潘亚萍 王勤涛 李成章 欧阳翔英等	华夏医学科技奖二等奖 北京市科学技术奖三等奖	中国医疗保健国际交流促进会 北京市政府
口腔颌面部癌诊断和治疗分子靶点的确定和应用	上海交通大学	陈万涛 徐 骎 张志愿 张陈平 严 明 曹 巍 张 萍 张建军 王 旭	中华医学科技奖二等奖	中华医学会
口腔全瓷修复技术的基础研究与临床应用	上海交通大学 上海大学	张修银 张东升 钱海馨 阮丹平 于卫强 吴艳玲 鲁成林 刘 斌 杨 瑞 黄卓砾	科学技术进步奖二等奖	上海市政府
槽骨功能保存与重建临床新技术应用研究	第四军医大学	胡开进 周 洪 王晓娟 周宏志 孔 亮 丁宇翔 侯 锐 李 昂 薛 洋 李永锋 魏建华	科学技术进步奖一等奖	陕西省科技厅
龋病 ART 技术在中国的推广应用	武汉大学	Joannes. E. Frencken （荷兰籍）	国际科学技术合作奖	国务院
涎腺恶性肿瘤生物学行为的研究	武汉大学	陈新明 赵怡芳 张佳莉 孙志军 陈 智 贾 俊 杨邵东 史 璐 陈 刚	高等学校自然科学二等奖	教育部
口腔硬组织保存和修复的研究与应用	武汉大学	黄 翠 曹颖光 冷卫东 王亚珂 杜习金 邓东来 刘思颖 雷晋梅 欧阳小百	科学技术进步奖一等奖	湖北省科技厅
牙周再生功能性材料	武汉大学	张玉峰 施 斌 曹正国 夏海斌 陈小晖	科学技术进步奖二等奖	湖北省科技厅
关于口腔鳞状细胞癌的碘染色临床应用及病理分析	河北医科大学	李向军	科学技术进步奖三等奖	河北省科技厅
基台-金属桥架转移装置在种植固定桥修复中的应用	赤峰学院	吕广辉	科研基金二等奖	内蒙古口腔医学会

续表

获奖项目名称	获奖单位	获奖人员	奖励名称与等级	授奖部门
正畸治疗技术在口腔内科、外科、修复科等多学科中的应用	中国医科大学	刘　奕　卢　利 郑博文　李　宁 伊　哲　田玉楼 白晓峰	科学技术进步奖三等奖	辽宁省科技厅
龈沟液中细胞外基质蛋白表达检测正畸牙根吸收的技术及应用	吉林大学	胡　敏　刘玉艳 韩光红　姜　欢 包幸福　左志刚 张　祎　于东升 张　颖　毕长青 等	科学技术进步奖二等奖	吉林省科学技术进步奖励委员会
纯钛分裂桩冠在低殆龈距离且根分叉较大后牙残根残冠的临床应用	吉林大学	刘志辉　王博蔚 齐　静　赵广发 朱　镇　王占义 倪红霞　张　冰 杨春英　张靖江	科学技术进步奖二等奖	吉林省科学技术进步奖励委员会
癌颌骨侵袭相关因素的细胞生物学研	哈尔滨医科大学	郭福林　李国林 陈红应　朱新远 朴松林　马　杰 迟惠熔	科学技术进步奖三等奖	黑龙江省政府
规范化牙体牙髓病序列诊疗技术的建立和应用	南京市口腔医院	葛久禹　孙卫斌 王铁梅　谢思静 王南南　林梓桐 苗雷英	科学技术进步奖三等奖	江苏省政府
CBCT 在不同骨面型患者颌面部不对称性诊断中的应用	南京医科大学	马俊青	医学新技术引进奖二等奖	江苏省卫计委
牙髓再生的基础与临床研究	南京医科大学	于金华	医学科技奖三等奖	江苏省医学会
口腔鳞状细胞癌线粒体 DNA D 环区基因突变位点的筛选	青岛大学	袁荣涛	医学科技奖三等奖	山东省医学会
颞下颌关节、颌骨与殆的生物力学应用研究	中山大学	许　跃　张志光 郑有华　李　彦 麦理想　匡世军 朱　萍　宋　嵘 林　韩　陈缵光	科学技术进步奖一等奖	广东省科技厅
口腔颌面部血管瘤和脉管畸形的综合治疗	中山大学	陈伟良　黄志权 李劲松　许林锋 杨朝晖　王建广 潘朝斌　张　彬 柴　强　王友元 等	科学技术进步奖三等奖	广东省科技厅
防御素与口腔慢性疾病唾液诊断研究	广西医科大学	陶人川　邓华颉 曾启新　牙祖科 林小洁　蒋兰岚 梅国城　彭圆媛 马　飞	医药卫生适宜技术推广奖一等奖	广西卫生科教管理学会

续表

获奖项目名称	获奖单位	获奖人员	奖励名称与等级	授奖部门
防御素与龋病及口腔念珠菌病防治	广西医科大学	陶人川　邓华颉 曾启新　牙祖科 黄光武　林小洁 蒋兰岚　马　飞 彭圆媛	科学技术进步奖二等奖	广西壮族自治区政府
口腔鳞癌早期筛查及个性化综合防治的临床和基础研究	重庆医科大学	季　平　杨　凯 李　勇　邱丽华 王　涛　张富贵 庞　谅　李　颖 肖水生	医学科技成果奖一等奖	重庆市卫生计生委
重庆市青少年儿童龋病流行病学数据库的建立与综合应用研究	重庆医科大学	林居红　张红梅 刘　桥　罗　俊 蒋　琳　马文竹 许小辉	医学科技成果奖二等奖	重庆市卫生计生委
头颈部恶性肿瘤的基础研究与临床治疗	重庆医科大学	李雅冬　张劲松 赵　丹　陈　睿 陈　丹	医学科技成果奖二等奖	重庆市卫生计生委
阻断性矫治生长发育期错𬌗畸形矫治器和相关设施的临床应用	西安交通大学	李湘琳　司新芹 侯玉霞　管丽敏 鲍庆红　张志勇 邹　敏　王　菲	科学技术进步奖二等奖	陕西省政府
牙槽骨功能保存与重建临床新技术应用研究	第四军医大学 西安交通大学	胡开进　周　洪	科学技术进步奖一等奖	陕西省政府
甘肃省特有少数民族龋病的分子流行病学研究	西北民族大学	李志强　周建业 胡晓潘　张　轩 张菊梅　郭曼丽 马力扬　苏雪莲 韩　冰　包广洁 冯正虎　聂红兵 张金婷	高等学校科学研究优秀成果自然科学类一等奖	甘肃省教育厅
石河子地区各级别口腔医疗机构医院感染现状及有效干预措施	石河子大学 八师石河子市卫生监督所	徐　江　郑　军 李　新　于丽红 梁玉霞	兵团科学技术进步奖三等奖	新疆生产建设兵团
乌鲁木齐市维、汉族不同龋病高危因素流行病学及细菌基因多态性对比研究	新疆医科大学	赵　今　林　静 连冰洁　努尔比亚 木·麦麦提依明 仵　楠　吴　龙 程　春　李　艳 刘震华　刘　芳	科学技术成果奖	新疆维吾尔自治区科技成果管理办公室
牙周病伴牙列缺损义齿修复的临床应用研究	新疆医科大学	何惠宇	自治区科学技术进步二等奖	新疆维吾尔自治区科技厅

表 4　2015 年度中国高等院校口腔医学院(系)和口腔医院获科研基金资助一览表

项目名称	项目负责人	单位	基金来源及名称	批准号或编号	资助金额（万元）
数字口腔诊疗规范及知识服务应用系统研发及示范	沈劼飞	四川大学	国家科技支撑计划子课题	2015BAH13F02	1 080.00
新型轻质高强骨科植入材料研发-可降解聚乳酸材料的动物实验研究	梁　星	四川大学	“863”计划子课题	2015AA033701-4	48.00
胚胎干细胞和成体干细胞表面特异性标识与应用	叶　玲	四川大学	“863”计划子课题	2015AA020306	45.00
第四次全国口腔健康流行病学调查	胡　涛	四川大学	国家卫计委公益性行业科研专项	201502002	102.00
PGE2 在拔牙创愈合骨改建中的作用及机理研究	王娅婷	四川大学	国家自然科学基金青年科学基金	31500780	23.68
仿牙周组织结构的多相支架构建及其诱导牙周再生的机制研究	张曦木	四川大学	国家自然科学基金青年科学基金	31500789	23.68
EGF 信号通路相关的长链非编码 RNA 在颌下腺发育中的调控作用及其机制研究	李春洁	四川大学	国家自然科学基金青年科学基金	81500807	21.60
新型 bHLH 转录因子 CartD 调控小鼠前成釉细胞迁移和分化的研究	贺　兵	四川大学	国家自然科学基金青年科学基金	81500811	21.60
FGFR3 经 PTHrP-Ihh 反馈环路调控腭部骨缝生长过程的实验研究	李精韬	四川大学	国家自然科学基金青年科学基金	81500829	21.60
恒磨牙玻璃离子窝沟封闭质量与继发龋关系的队列研究及微生态机制探讨	尹　伟	四川大学	国家自然科学基金青年科学基金	81500841	21.60
不同生长状态下变异链球菌感受态调控机制的研究	郭　强	四川大学	国家自然科学基金青年科学基金	81500842	21.60
间质-上皮化在牙髓干细胞成牙本质向表型分化中的作用及调控机制研究	杨　惠	四川大学	国家自然科学基金青年科学基金	81500846	20.40
Janus-Type 核苷类似物拮抗单纯疱疹病毒感染的分子位点及其作用机制研究	赵　行	四川大学	国家自然科学基金青年科学基金	81500860	23.68
Osterix 在下颌髁突软骨稳态调节及 TMJOA 中的作用机制研究	靖军军	四川大学	国家自然科学基金青年科学基金	81500876	21.60
三叉神经节酸敏感离子通道 ASIC3 对大鼠牙移动疼痛的调控机制	龙　虎	四川大学	国家自然科学基金青年科学基金	81500884	21.60
Sclerostin 通过 WNT 与 MAPK 信号通路调控牙周炎症破坏与修复的机制研究	舒　睿	四川大学	国家自然科学基金青年科学基金	81500885	21.60

续表

项目名称	项目负责人	单位	基金来源及名称	批准号或编号	资助金额（万元）
Rho/ROCK/actin 信号通路在低频脉冲超声调控三叉神经轴突再髓鞘化过程中作用机制的研究	张　亮	四川大学	国家自然科学基金青年科学基金	81500895	21.60
DKC1 调控口腔鳞癌程序性细胞死亡的分子机制及其临床意义研究	孙崇奎	四川大学	国家自然科学基金青年科学基金	81502351	23.68
以上皮自我更新为靶标阻断口腔黏膜癌前损害发生与衍进的研究	陈谦明	四川大学	国家自然科学基金国际（地区）合作与交流项目	81520108009	282.00
ASH1L 调控牙髓干细胞命运选择的机制研究	叶　玲	四川大学	国家自然科学基金面上项目	81570970	68.40
变异链球菌 srtA 基因在生物膜形成中的作用及调控机制研究	邹　玲	四川大学	国家自然科学基金面上项目	81570974	68.40
血管紧张素 II 在高血压介导的牙周病骨吸收过程中作用机制的研究	王　敏	四川大学	国家自然科学基金面上项目	81570987	61.20
GDF11 逆转老龄骨髓干细胞衰老并促进种植体骨结合和骨缺损修复的研究	袁　泉	四川大学	国家自然科学基金面上项目	81571001	68.40
牙移动疼痛中 CGRP 介导的三叉神经节神经元和卫星胶质细胞间相互作用的机制研究	赖文莉	四川大学	国家自然科学基金面上项目	81571004	68.40
牙种植体中央螺丝螺旋副的微动疲劳机理研究	于海洋	四川大学	国家自然科学基金面上项目	81571006	68.40
CGRP 对牙种植体周骨结合中微循环改建的作用及机制研究	宫　苹	四川大学	国家自然科学基金面上项目	81571008	68.40
应力微环境下 YAP/TAZ 介导牙周膜肌成纤维细胞的分化机制	白　丁	四川大学	国家自然科学基金面上项目	81571009	68.40
应力下 microRNA-26a-5p 靶向调控 Wnt5a 对下颌骨牵张成骨中新骨形成影响的分子作用机制	龙　洁	四川大学	国家自然科学基金面上项目	31570950	76.80
HIF-Wnt 在低氧微环境下协同调控老龄 BMSCs 成骨的机制研究	敬　伟	四川大学	国家自然科学基金面上项目	81571366	68.40
领导细胞 EMT 不同状态时空转换调控涎腺腺样囊性癌集体侵袭的分子机制	汤亚玲	四川大学	国家自然科学基金面上项目	81572650	78.00
hBD-1 在口腔黏膜癌变过程中调控角质形成细胞分化的分子机制及其临床意义研究	但红霞	四川大学	国家自然科学基金面上项目	81572663	65.20
中日灾害牙科服务和灾难牙科研讨会	周学东	四川大学	国家自然科学基金国际（地区）合作与交流项目	81581340115	8.00

续表

项目名称	项目负责人	单位	基金来源及名称	批准号或编号	资助金额（万元）
SIRT1 介导氧化还原信号调控骨细胞代谢	王艳民	四川大学	国家自然科学基金应急管理项目	81541112	10.00
口腔感染性疾病防治及修复研究四川省青年科技创新研究团队	叶　玲	四川大学	四川省青年科技创新研究团队	2015TD0011	130.00
间充质干细胞向牙髓归巢及失巢凋亡机制研究	程　然	四川大学	四川省国际合作项目	2015HH0035	20.00
SIRT1 调控牙周骨重塑的机制	王艳民	四川大学	四川省科技支撑计划	2015FZ0074	20.00
以壳聚糖凝胶/石墨烯制备具有促进软硬组织再生双重功效的 GBR 膜的研究	万乾炳	四川大学	四川省科技支撑计划	2015SZ0078	20.00
可控释生长因子的形状记忆支架修复颌面肿瘤切除术后骨缺损	罗　恩	四川大学	四川省科技支撑计划	2015SZ0127	20.00
巨噬细胞功能与牙周炎防治的研究	徐　屹	四川大学	四川省科技支撑计划	2015SZ0137	20.00
涎腺腺样囊性癌相关肿瘤血管内皮细胞的生物学特性研究	高庆红	四川大学	四川省应用基础研究项目	2015JY0046	15.00
Sin3 蛋白在口腔癌细胞自噬中的表观遗传学调控机制研究	李　一	四川大学	四川省应用基础研究项目	2015JY0090	15.00
三叉神经节神经元交叉兴奋在口颌系统疼痛异常中的作用研究	沈颉飞	四川大学	四川省应用基础研究项目	2015JY0146	15.00
变异链球菌 srtA 基因功能网络调控机理研究	邹　玲	四川大学	四川省应用基础研究项目	2015JY0260	15.00
数字化外科技术和三维打印手术导板在正颌外科手术中的应用研究	祝颂松	四川大学	四川省应用基础研究项目	2015JY0258	10.00
援助克拉玛依市中心医院口腔重点专业学科建设	杨　征	四川大学	四川省科技支撑计划	2015FZ0099-4	100.00
富血小板血浆（PRP）促进牙种植体周围微结构再生及重建的研究	黄　炎	四川大学	四川省科技支撑计划	2016SZ0010	20.00
蛋白酶体抑制剂 carfilzomib（CFZ）上调口腔癌细胞 DR5 表达的分子机制研究	韩　波	四川大学	四川省科技支撑计划	2016SZ0063	20.00
基于 3D 仿生打印的个性化下颌骨缺损修复重建研究	孙建勋	四川大学	四川省创新创业苗子工程重点项目	2016RZ0035	10.00
含碳纳米管的三维多孔高分子支架材料（PHBV）体外生物相容性及体内骨缺损修复的研究	郝　亮	四川大学	四川省创新创业苗子工程重点项目	2016RZ0041	10.00
miRNAs-YAP/TAZ 调控信号在 BMSCs 响应纳米拓扑结构启动成骨分化中的机制与应用	卫　彦	北京大学	国家自然科学基金面上项目	31570990	76.60

续表

项目名称	项目负责人	单位	基金来源及名称	批准号或编号	资助金额（万元）
Pitx2 在牙源上皮向成釉细胞分化中的表观调控机制	高学军	北京大学	国家自然科学基金面上项目	81570943	67.40
组蛋白乙酰转移酶 GCN5 调控人间充质干细胞成骨向分化的作用和机制研究	周永胜	北京大学	国家自然科学基金面上项目	81570953	68.40
DLX3 基因突变诱导 TDO 综合征的分子机制及利用 CRISPR-Cas9 技术基因纠正治疗研究	冯海兰	北京大学	国家自然科学基金面上项目	81570961	68.40
钙结合蛋白在牙周炎发病机制中的作用	孟焕新	北京大学	国家自然科学基金面上项目	81570980	68.27
枯草芽孢杆菌拮抗口腔念珠菌及其作用机制研究	闫志敏	北京大学	国家自然科学基金面上项目	81570985	69.20
NOD 样受体调控破骨细胞分化在牙周炎牙槽骨吸收中的作用	欧阳翔英	北京大学	国家自然科学基金面上项目	81570986	68.40
高脂肥胖影响机体疼痛反应性的中枢脊髓分子机制	傅开元	北京大学	国家自然科学基金面上项目	81570997	67.00
基于间质微环境——破骨细胞相互作用优化 AOO 应用的实验动物学研究	江久汇	北京大学	国家自然科学基金面上项目	81571002	30.00
微机器人控制飞秒激光的临床自动化牙体预备基础研究	原福松	北京大学	国家自然科学基金面上项目	81571023	68.40
骨仿生材料的纳米结构对机体免疫微环境的影响和调控作用	刘　燕	北京大学	国家自然科学基金面上项目	81571815	69.60
成分明确的人诱导多能干细胞体外成骨分化微环境构建及分子机制研究	魏世成	北京大学	国家自然科学基金面上项目	81571824	67.20
P(VDF-TrFE)/$BaTiO_3$ 纳米纤维复合材料的制备及其成骨性能调控研究	张学慧	北京大学	国家自然科学基金青年科学基金	51502006	24.00
高导热、易流动牙胶类根管充填高分子复合材料	袁重阳	北京大学	国家自然科学基金青年科学基金	51503004	26.04
颌骨牵引过程中 TRPM7 阳性间充质干细胞感受机械力刺激的作用研究	肖　锷	北京大学	国家自然科学基金青年科学基金	81500819	21.20
H3K9 乙酰化在间充质干细胞成骨向分化过程中开关作用的机制研究	张　萍	北京大学	国家自然科学基金青年科学基金	81500822	21.60
少汗型外胚叶发育不全综合征患者突变基因的分子生物学研究	朱俊霞	北京大学	国家自然科学基金青年科学基金	81500828	21.60
改良微纳米抗炎颗粒-水凝胶系统应用于炎症牙髓修复的研究	王媛媛	北京大学	国家自然科学基金青年科学基金	81500837	21.60

续表

项目名称	项目负责人	单位	基金来源及名称	批准号或编号	资助金额（万元）
维生素 K 依赖蛋白 Gas6 在牙龈卟啉单胞菌脂多糖对内皮细胞生物学影响中的作用	安　娜	北京大学	国家自然科学基金青年科学基金	81500859	21.60
线粒体功能障碍在侵袭性牙周炎发病机制中的作用	王啸轩	北京大学	国家自然科学基金青年科学基金	81500863	21.60
补体 C1q/肿瘤坏死因子相关蛋白 3 在唾液腺组织的表达和抗凋亡功能研究	苏家增	北京大学	国家自然科学基金青年科学基金	81500873	21.44
GDF5 介导的发育期颞下颌关节骨关节炎中软骨化骨和生长发育异常的机制研究	孙志鹏	北京大学	国家自然科学基金青年科学基金	81500877	21.60
碘-125 粒子照射对骨组织影响的细胞生物学及放射物理学研究	黄明伟	北京大学	国家自然科学基金青年科学基金	81502652	21.60
牙缺失相关基因 PAX9 通过 WNT 信号通路调节口腔鳞状细胞癌的发生	李　倩	北京大学	国家自然科学基金青年科学基金	81502345	23.80
正畸虚拟排牙骨性边界的确认方法研究	刘　怡	北京大学	国家自然科学基金应急管理项目	81550018	11.80
基于新型快速成型技术构建仿生多级结构、活性颌骨缺损修复体的研究	韩　冰	北京大学	国家自然科学基金应急管理项目	81541042	12.00
根尖牙乳头干细胞的旁分泌在牙髓-牙本质再生中的作用研究	葛立宏	北京大学	国家自然科学基金应急管理项目	81541110	12.00
染料木素和雌激素对面部疼痛的影响机制	谢秋菲	北京大学	国家自然科学基金应急管理项目	81541113	12.00
骨特异性转录因子与口腔黏膜上皮细胞癌变及其侵袭、转移的关系	李斌斌	北京大学	教育部留学回国启动基金	第 49 批-教外司留(2015)311 号	3.00
科研项目-北京实验室-鹿角骨修复口腔颌骨缺损的研究	邓旭亮	北京大学	北京市与中央在京高校共建项目	-	59.28
激光熔融钛合金 3D 打印解剖根形牙种植体设计软件研发及产品研制	唐志辉	北京大学	北京市科技计划	Z151100003715007	295.04
面向颞下颌关节疾病诊治的三维多模态医学影像融合研究	李　刚	北京大学	北京市科技计划	Z151100004015040	15.00
儿童髁突骨折保守治疗规范的研发和推广	赵玉鸣	北京大学	北京市科技计划	Z151100004015093	15.00
TGF-β1/Smad3 通路调控的 miR-21/29 选择性表达在放射诱导的颌骨组织纤维化中的作用研究	何　悦	上海交通大学	国家自然科学基金面上项目	81570949	68.00
变异链球菌 LuxS 密度感应与代谢流相关性研究	黄正蔚	上海交通大学	国家自然科学基金面上项目	81570964	67.70

续表

项目名称	项目负责人	单位	基金来源及名称	批准号或编号	资助金额（万元）
STAT3 信号在正畸应力调控骨质疏松牙槽骨成骨改建中的作用及机制研究	江凌勇	上海交通大学	国家自然科学基金面上项目	81570950	68.40
FOXC2 在颌面部骨组织再生和甲状旁腺激素响应中的作用及机制研究	沈国芳	上海交通大学	国家自然科学基金面上项目	81570947	68.40
载重组釉原蛋白纳米水凝胶的制备及其在牙周再生中的实验研究	束　蓉	上海交通大学	国家自然科学基金面上项目	81570977	68.40
miR-324-5p/PTPN18/c-Met/FZD8 信号轴作为口腔鳞癌干细胞治疗靶点的实验研究	孙树洋	上海交通大学	国家自然科学基金面上项目	81572656	78.00
IL-6/Stat3 通路下调口腔扁平苔藓 CD4 + CD25 + Treg 功能及机制研究	唐国瑶	上海交通大学	国家自然科学基金面上项目	81570975	67.80
新型肿瘤抑制剂 Compound 2 靶向降解癌性蛋白 EZH2 作用及机制研究	王　旭	上海交通大学	国家自然科学基金面上项目	81572646	68.00
颌面软组织图像、力触觉反馈模型构建及算法实现	于洪波	上海交通大学	国家自然科学基金面上项目	81571022	68.00
AP-1/miR-455-3p/Calcr 前馈环路对降钙素调控破骨细胞分化及牙槽骨吸收的作用机制研究	陆尔奕	上海交通大学	国家自然科学基金面上项目	81570948	57.00
PIK3CA 基因突变导致淋巴管发育畸形的分子机制研究	张　凌	上海交通大学	国家自然科学基金面上项目	81541041	12.00
仿生骨膜复合三维支架用于临界尺寸骨缺损修复研究	曹玲燕	上海交通大学	国家自然科学基金青年科学基金	31500787	24.00
Integrin/FAK 信号通路在下颌髁突软骨细胞力学信号转导中的分子机制研究	纪　芳	上海交通大学	国家自然科学基金青年科学基金	81500813	21.60
牙本质基质蛋白 1 通过 Wnt/β-catenin 信号通路调控成骨及矿化的机制研究	林淑贤	上海交通大学	国家自然科学基金青年科学基金	81500814	21.60
钽修饰促进钛种植体骨整合和抗菌的作用及其机理研究	史俊宇	上海交通大学	国家自然科学基金青年科学基金	81500892	21.60
调节性 B 细胞在骨质疏松动物中促进种植体骨结合的研究	王宇华	上海交通大学	国家自然科学基金青年科学基金	81500881	20.40
可注射智能互穿网络水凝胶用于颌骨再生功能修复	蒋欣泉	上海交通大学	上海市科学技术委员会非政府间国际合作项目	15410722700	30.00
上海市口腔颌面部肿瘤组织样本及生物信息数据库专业技术服务平台	陈万涛	上海交通大学	上海市科学技术委员会基地平台	15DZ2292300	100.00

续表

项目名称	项目负责人	单位	基金来源及名称	批准号或编号	资助金额（万元）
口腔黏膜上皮炎癌转变过程中TLR-9 基因过表达的转录调控机制研究	阮　敏	上海交通大学	上海市科学技术委员会浦江人才计划	15PJD024	20.00
颌面软组织图像、力触觉反馈模型构建及算法实现	于洪波	上海交通大学	上海市科学技术委员会;浦江人才计划	15PJD023	20.00
针对产业化需求的颅颌面外科智能手术机器人的关键技术验证及第 II 代实验样机制作	张诗雷	上海交通大学	上海市科学技术委员会其他项目	15441906000	50.00
外泌体-miRNAs 介导头颈鳞癌细胞 DNA 损伤修复的机制	张建军	上海交通大学	上海市科学技术委员会启明星项目	15QA1402800	20.00
表观遗传学调控的 GRIM19 介导头颈部癌变中的代谢异常	蒋伟文	上海交通大学	上海市科学技术委员会上海市自然科学基金	15ZR1424700	10.00
牵张力作用下血管内皮细胞促进骨髓基质干细胞成骨能力的研究	唐国华	上海交通大学	上海市自然科学基金	15ZR1425200	10.00
神经新生相关 GDNF-GFRα1 轴在舌鳞癌侵袭、转移中的作用	季　彤	上海交通大学	上海市自然科学基金	15ZR1424600	10.00
颌面部恶性肿瘤早期诊治的多中心临床研究	张陈平	上海交通大学	上海市科学技术委员会生药重点项目	15411950300（15411950301）	200.00
老年人群颌骨骨折的诊治技术与方法研究	徐　兵	上海交通大学	上海市科学技术委员会生药重点项目	15411951300	40.00
颞下颌关节骨关节炎大动物模型的建立及生物髁突重建的初步研究	何冬梅	上海交通大学	上海市科学技术委员会实验动物专项	15140902500	20.00
碳水化合物交互致龋实验动物模型及其评价系统的建立	夏文薇	上海交通大学	上海市科学技术委员会实验动物专项	15140902402	10.00
利用 CRISPR/Cas9 介导基因编辑技术建立条件性基因敲除的颅颌面发育畸形动物模型	王旭东	上海交通大学	上海市科学技术委员会实验动物专项	15140902400（15140902401）	15.00
手术优先方案通过交感神经调控加快正颌正畸联合序列治疗的实验研究	袁　灏	上海交通大学	上海市科学技术委员会医学引导项目	15411967400	10.00
口腔颌面部骨再生与牙种植功能修复的研究	蒋欣泉	上海交通大学	上海市科学技术委员会优秀学术带头人计划	15XD1502500	40.00
前磨牙牙体缺损全瓷冠修复方式的选择应用研究	翁维民	上海交通大学	上海市卫生与计划生育委员会面上项目	201540061	5.00
影响髁突囊内骨折非手术治疗效果的因素分析	王保利	上海交通大学	上海市卫生与计划生育委员会面上项目	201540115	5.00
调节性 B 细胞在骨质疏松疾病中促进种植体骨结合的研究	王宇华	上海交通大学	上海市卫生与计划生育委员会面上项目	201540045	5.00
血管生成拟态预测恩度治疗晚期黑色素瘤效果的研究	吴云腾	上海交通大学	上海市卫生与计划生育委员会青年项目	20154Y0057	2.00

续表

项目名称	项目负责人	单位	基金来源及名称	批准号或编号	资助金额（万元）
肋骨移植颞下颌关节重建数字医学指导和评价系统的建立	黄　栋	上海交通大学	上海市卫生与计划生育委员会青年项目	20154Y0189	2.00
釉质发育不全相关的严重早期婴幼儿龋（HAS-ECC）的 3D（Defect, Decay & Diet）流行病学研究	陈　曦	上海交通大学	上海市浦东新区卫生与计划生育委员会联合攻关项目	PW2015D-6	20.00
口腔扁平苔藓患者慢性肾病风险研究	唐国瑶	上海交通大学	中华口腔医学会	CSA-Z2015-03	30.00
慢性牙周炎与阿尔茨海默病相互关联机制初探	宋忠臣	上海交通大学	中华口腔医学会	CSA-Y2015-01	10.00
变形链球菌耐氟菌株对牙本质-复合树脂界面降解的影响	汪　嘉	上海交通大学	中华口腔医学会	CSA-B2015-02	2.00
口腔健康教育规范化研究	陈　曦	上海交通大学	中华口腔医学会	CSA-P2015-01	10.00
咬合异常致颞颌关节骨关节炎动物模型的创建及其软骨退变的细胞与分子机理研究	王美青	第四军医大学	国家自然科学基金重点项目	81530033	328.60
仿生生物材料重建再生微环境调控免疫反应实现内源性组织再生	陈发明	第四军医大学	国家自然科学基金重点项目	81530050	327.60
骨植入材料表面微纳米形貌通过巨噬细胞影响植入体周边成骨微环境的机制研究	张玉梅	第四军医大学	国家自然科学基金重点项目	81530051	328.60
一种新的力学敏感分子 ANTXR1 在压力促 BMSCs 成软骨响应中的作用及力学信号转导机制研究	张　旻	第四军医大学	国家自然科学基金面上项目	31570951	76.32
骨种植体表面微纳米形貌和压力对间充质干细胞成骨分化的联合作用和机制研究	赵领洲	第四军医大学	国家自然科学基金面上项目	31570954	79.20
TNF-α 通过 P38 调控 Wnt 信号通路影响牙周膜间充质干细胞成骨分化分子机制研究	周　峻	第四军医大学	国家自然科学基金面上项目	31570991	79.20
衰老微环境中 HDAC9 调控自噬影响骨髓间充质干细胞再生能力的机制研究	刘文佳	第四军医大学	国家自然科学基金面上项目	31571532	71.20
周围交感神经控制骨髓间充质干细胞再生修复牙周损伤的机制研究	轩　昆	第四军医大学	国家自然科学基金面上项目	81570937	68.40
乙酰转移酶 MORF 调控内质网应激影响牙周膜干细胞再生能力的机制研究	金　钫	第四军医大学	国家自然科学基金面上项目	81570976	68.40
海马胶质细胞内大麻素受体 2（CB2R）参与正畸牙齿移动所致应激反应的机制研究	顾泽旭	第四军医大学	国家自然科学基金面上项目	81571000	68.40

续表

项目名称	项目负责人	单位	基金来源及名称	批准号或编号	资助金额（万元）
光敏剂-壳聚糖纳米粒复合体的构建及对龋坏影响牙本质生物改性的作用研究	方　明	第四军医大学	国家自然科学基金面上项目	81571013	61.20
牙齿修复材料细胞毒性试验新方法的研究	赵信义	第四军医大学	国家自然科学基金面上项目	81571014	68.40
柑橘黄烷酮与无定型纳米磷酸钙联合应用提高牙本质粘接持久性的作用和生物学机制	李　芳	第四军医大学	国家自然科学基金面上项目	81571019	68.40
长链非编码 LincROR 吸附 miRNA 在调控牙髓干细胞自我更新中的作用机制	杨　帆	第四军医大学	国家自然科学基金面上项目	81570938	29.80
多孔纳米纤维微球联合 BMP-2/SDF-1 双控释系统诱导级轻恒牙根尖再发育	王　玮	第四军医大学	国家自然科学基金青年科学基金	31500786	25.00
Micro-26a 协同调节 PTEN/AKT 与 BMP/SMAD 信号通路促进大面积骨缺损修复的机制研究	李　岩	第四军医大学	国家自然科学基金青年科学基金	31501036	24.00
α7 nAChR 及 Wnt/Ca^{2+} 信号通路在替牙期乳牙根吸收发生发展中的作用及机制研究	邬礼政	第四军医大学	国家自然科学基金青年科学基金	81500805	21.60
HIF-1α-ROS-NF-κB 信号通路介导心理应激加重牙周炎病变的作用机制研究	李　强	第四军医大学	国家自然科学基金青年科学基金	81500851	21.60
老龄化对牙周膜干细胞增殖及分化能力的影响及其机制研究	张曦予	第四军医大学	国家自然科学基金青年科学基金	81500853	21.60
Nrf2 在牙周炎氧化应激微环境中促牙周膜干细胞修复组织缺损的作用及其机理研究	刘艳丽	第四军医大学	国家自然科学基金青年科学基金	81500867	21.60
Sema4D/Plexin-B1 在下颌髁突早期骨关节炎软骨下骨丢失中的作用研究	鹿　蕾	第四军医大学	国家自然科学基金青年科学基金	81500875	21.60
Cx43 半通道介导 PGE2 释放在异常咬合所致髁突软骨退变中的作用	张　婧	第四军医大学	国家自然科学基金青年科学基金	81500896	24.00
自噬对高糖应激下牙周膜干细胞保护作用的基础应用研究	李云鹏	第四军医大学	国家自然科学基金青年科学基金	81500901	21.60
功能复合型颌面赝复硅橡胶材料抗老化性能的相关研究	韩　颖	第四军医大学	国家自然科学基金青年科学基金	81500902	21.60
探索 nMRP1 调控黏液表皮样癌多药耐药性的新机制：nG-SH/p38MAPK 通路	蔡卜磊	第四军医大学	国家自然科学基金青年科学基金	81502338	21.60
IGF1 调节脆性 X 综合征模型小鼠神经元发育及突触可塑性异常的作用及其机制研究	冯　斌	第四军医大学	国家自然科学基金青年科学基金	-	21.50

续表

项目名称	项目负责人	单位	基金来源及名称	批准号或编号	资助金额（万元）
可募集间充质干细胞和促血管生成的颌骨组织工程支架的构建及体内外性能研究	黄　翠	武汉大学	湖北省科技厅自然科学基金重点项目	2015CFA072	10.00
CGF 实现年轻恒牙功能性牙髓再生的作用和机制研究	宋光泰	武汉大学	湖北省科技厅自然科学基金面上项目	2015CFB258	3.00
Osterix 对牙周膜细胞成骨分化的调控机制研究	曹正国	武汉大学	湖北省科技厅自然科学基金面上项目	2015CFB259	3.00
cripto 对咀嚼肌肌卫星细胞的调控作用	贺　红	武汉大学	湖北省科技厅自然科学基金面上项目	2015CFB454	3.00
锥形束 CT 涎腺造影构建涎腺导管数字化三维模型与仿真涎腺镜的实验研究	李　波	武汉大学	湖北省科技厅自然科学基金面上项目	2015CFB716	3.00
基因敲除小鼠急危重症医学模型研发与集成	朱宏飞	武汉大学	湖北省科技厅重大支撑项目	2015BCE099	30.00
OPN 和 BSP 对骨内植入材料界面巨噬细胞免疫响应的调控	夏海斌	武汉大学	国家自然科学基金面上项目	31570982	64.00
TGF-β 激活的 Smad1/5 和 Smad2/3 信号通路正反向调控早期牙胚上皮增殖的研究	杨国斌	武汉大学	国家自然科学基金面上项目	81570942	57.00
MiR-214 靶向作用 Osterix 调控成牙骨质细胞分化的研究	曹正国	武汉大学	国家自然科学基金面上项目	81570946	57.00
HnRNP L 在锶诱导成骨过程中的作用机制研究	张玉峰	武汉大学	国家自然科学基金面上项目	81570954	65.00
YAP1 在间充质干细胞软骨内成骨中的作用及机制研究	王家伟	武汉大学	国家自然科学基金面上项目	81570956	57.00
靶向调控树突状细胞 Fpr2 受体增强防龋疫苗免疫反应的作用及机制	许庆安	武汉大学	国家自然科学基金面上项目	81570968	57.00
模板法合成 Ag-Zn-Ca-Si 复合纳米介孔颗粒用于根管内感染控制的实验研究	范　伟	武汉大学	国家自然科学基金面上项目	81570969	77.00
自主装纳米粒子防龋疫苗的免疫效能及机制研究	樊明文	武汉大学	国家自然科学基金面上项目	81570972	57.00
JAK2/STAT3 信号通路调控 ex-Foxp3 Th17 与根尖周骨破坏	彭　彬	武汉大学	国家自然科学基金面上项目	81570973	57.00
内皮微粒在脉管性疾病发生发展中的作用及分子机制研究	赵怡芳	武汉大学	国家自然科学基金面上项目	81570994	57.00
慢性阻塞性涎腺炎中 NF-κB 活化及炎性 microRNA 对其调控研究	程　勇	武汉大学	国家自然科学基金面上项目	81570995	51.00
预诱导软骨分化促进颌骨再生的效应及机制研究	王贻宁	武汉大学	国家自然科学基金面上项目	81571011	57.00
双驱动促矿化智能纳米粒子的构建及其在粘接中的机制研究	黄　翠	武汉大学	国家自然科学基金面上项目	81571012	57.00

续表

项目名称	项目负责人	单位	基金来源及名称	批准号或编号	资助金额（万元）
去 miR-9 作用增强靶向防龋 DNA 疫苗免疫效果和机制研究	郭继华	武汉大学	国家自然科学基金面上项目	81571024	57.00
RAD54B 在唇腭发育及唇腭裂形成中的作用及机制研究	孟柳燕	武汉大学	国家自然科学基金面上项目	81571438	55.00
microRNAs 协同抑制生物钟基因 RORα 在口腔鳞癌发生中的作用	张佳莉	武汉大学	国家自然科学基金面上项目	81572664	50.00
EGCG 协同 SDF-1α 激活 FIP200/自噬通路促进牙髓再生的实验研究	杨静文	武汉大学	国家自然科学基金青年科学基金	31500788	20.00
多囊蛋白 polycystin-1/2 在淋巴管畸形淋巴管网络汇合异常中的作用研究	孙艳芳	武汉大学	国家自然科学基金青年科学基金	81500379	18.00
Plectin 对种植体周-结合上皮半桥粒结构的调控作用	王　敏	武汉大学	国家自然科学基金青年科学基金	81500866	18.00
mTOR 信号通路在口腔扁平苔藓 T 细胞免疫应答中的作用研究	张　静	武汉大学	国家自然科学基金青年科学基金	81500868	18.00
瘦素及其受体 Ob-Rb 在颞下颌关节骨关节炎中的作用研究	魏丽丽	武汉大学	国家自然科学基金青年科学基金	81500878	18.00
牙釉质发育、成熟过程中晶体“水合层”的演变及作用机制研究	撒　悦	武汉大学	国家自然科学基金青年科学基金	81500887	18.00
骨硬化蛋白在非龋性硬化牙本质形成中的调控作用研究	梁珊珊	武汉大学	国家自然科学基金青年科学基金	81500888	18.00
蛋白多糖调控“分子筛”效应促进 I 型胶原纤维矿化的研究	王亚珂	武汉大学	国家自然科学基金青年科学基金	81500889	17.00
SOCS1/SOCS3 平衡体系在淋巴管畸形淋巴内皮功能障碍中的作用及分子机制	何克飞	武汉大学	国家自然科学基金青年科学基金	81502708	18.00
血清反应因子 SRF 调控内皮细胞迁移信号感知参与血管瘤发生的机制研究	邹海啸	武汉大学	国家自然科学基金青年科学基金	81502745	18.00
胡椒素调控 CD147-MMPs 信号通路对牙周组织细胞外基质降解的作用及机制研究	杨　栋	武汉大学	国家自然科学基金青年科学基金	81503624	18.00
ClpP 蛋白酶对牙龈卟啉单胞菌生物膜调控机制的研究	李　红	首都医科大学	国家自然科学基金青年科学基金	81500833	21.60
炎症环境下活性氧调控牙周膜干细胞成骨向分化的机制研究	严　妍	首都医科大学	国家自然科学基金青年科学基金	81500852	21.60
牙周病活动性的椅旁快速诊断电化学免疫传感器基础研究	裴振华	首都医科大学	国家自然科学基金青年科学基金	81500856	21.60
固定正畸治疗中牙釉质脱矿的预防机制和新策略	张　宁	首都医科大学	国家自然科学基金青年科学基金	81500879	21.60

续表

项目名称	项目负责人	单位	基金来源及名称	批准号或编号	资助金额（万元）
PTHrP/PTH1R 信号系统在正畸矫治力所致牙根吸收中的调控机理研究	李　钒	首都医科大学	国家自然科学基金青年科学基金	81500880	21.60
低强度脉冲超声波在 TMD 治疗中的作用及相关机制研究	耿　威	首都医科大学	国家自然科学基金面上项目	61571311	88.55
BARX1 对间充质干细胞牙向分化的影响及调控机制研究	董　蕊	首都医科大学	国家自然科学基金面上项目	81570936	68.40
微胶囊包装 WNT3A 和 BMP7 诱导自体干细胞归巢再生牙本质	周　建	首都医科大学	国家自然科学基金面上项目	81570939	68.40
Tgfbr1 诱导性条件敲除小鼠腭裂发生的机制探讨	杜　娟	首都医科大学	国家自然科学基金面上项目	81570940	84.00
硝酸盐转运蛋白 Sialin 在组织瓣缺血再灌注损伤中的作用机制研究	韩正学	首都医科大学	国家自然科学基金面上项目	81570957	68.40
ANO5 基因突变导致 Gnathodiaphyseal dysplasia 的发病机制研究	胡　颖	首都医科大学	国家自然科学基金面上项目	81570958	68.40
微丝-瞬时感受电位香草精受体 4-水通道蛋白 5 复合体与水通道蛋白 5 转换对唾液水分泌的调控机制的研究	丁谦文	首都医科大学	国家自然科学基金面上项目	81570990	68.20
Sialin 调控涎腺再生的作用和机制	秦力铮	首都医科大学	国家自然科学基金面上项目	81570991	78.30
不同速率的手术辅助前颌骨扩展（SARMP）对 BMP/Smad 信号通路相关因子表达影响的研究	厉　松	首都医科大学	国家自然科学基金面上项目	81570998	61.20
高亲水性氢化 TiO_2 纳米管缓释体系的建立及生物效应研究	陈　溯	首都医科大学	国家自然科学基金面上项目	81570999	68.40
DNA 异常甲基化对口腔黏膜癌变的早期预测作用研究	张辛燕	首都医科大学	北京市自然科学基金面上项目	7162073	18.00
EPHA3 基因多态性、环境因素及其交互作用与非综合征性唇腭裂关系研究	陈仁吉	首都医科大学	北京市自然科学基金面上项目	7162074	18.00
天然 VEGFR1 自身抗体对口腔癌细胞的作用	胡　颖	首都医科大学	北京市自然科学基金面上项目	7162075	18.00
口腔组织再生相关干细胞的生物电网络特性研究	裴振华	首都医科大学	北京市自然科学基金预探索项目	7163215	6.00
老年脑卒中患者功能障碍与口腔疾病的相关性研究	陈　曦	首都医科大学	北京市科委科技计划项目	Z151100004015041	15.00
低龄儿个体患龋风险因素评估及防龋模式的建立	杨东梅	首都医科大学	北京市科委科技计划项目	Z151100004015031	15.00
唾液腺干细胞在干燥综合征发病中的作用研究	徐骏疾	首都医科大学	北京市科技新星计划	Z151100000315094	35.00

续表

项目名称	项目负责人	单位	基金来源及名称	批准号或编号	资助金额（万元）
儿童龋病综合预防模式的推广应用	韩永成	首都医科大学	北京市科委科技计划项目	Z151100004015238	30.00
复合正畸粘接剂预防牙釉质脱矿的机制与临床效果研究	白玉兴	首都医科大学	北京市科委科技计划项目	Z151100003915137	80.00
FRC 纤维桩修复的微渗漏研究	白保晶	首都医科大学	北京市教委科技发展计划项目	KM201510025022	15.00
牙髓干细胞及其共培养在成骨分化中的研究	马金玲	首都医科大学	北京市优秀人才培养专项	2014000021469G248	5.00
面-鼻-鼻软骨支架解剖关系的研究	胥　毅	首都医科大学	北京市优秀人才培养专项	2014000021469G249	5.00
EIF5A2 在口腔鳞状细胞癌侵袭转移中的作用及机制研究	刘艳艳	首都医科大学	北京市优秀人才培养专项	2014000021469G250	5.00
SHANK2 对根尖牙乳头干细胞分化影响	郭力嘉	首都医科大学	北京市优秀人才培养专项	2014000021469G251	5.00
Gnathodiaphyseal Dysplasia 致病基因的研究	胡　颖	首都医科大学	教育部留学回国人员科研启动基金	–	3.00
种植钉辅助上颌快速扩弓的成年小型猪实验研究	贾海潮	首都医科大学	教育部留学回国人员科研启动基金	–	3.00
甲状旁腺激素对应力刺激下牙周膜细胞生物学特性的影响	李　钒	首都医科大学	中国博士后科学基金	2015M571071	5.00
IL-17/Act1/Traf6 信号通路在口腔扁平苔藓中的作用研究	王　辉	首都医科大学	中国博士后科学基金	2015T80107	15.00
下颌骨缺损功能性修复重建规范化治疗的临床研究	韩正学	首都医科大学	临床医学发展专项-“扬帆计划”	XMLX201505	73.08
PTHr/PTH1R 信号系统在正畸矫治力所致牙根吸收中的调控机理研究	李　钒	首都医科大学	北京市博士后科研活动经费	2015ZZ-52	4.60
小型猪牙齿发育定量蛋白质组学分析	李　阳	首都医科大学	北京市博士后科研活动经费	2015ZZ-53	4.60
丹参注射液联合脱落乳牙干细胞移植再生牙髓牙本质复合体的研究	范志朋	首都医科大学	北京市中医药科技项目	JJ2015-10	5.00
显微根管治疗技术推广和应用	侯本祥	首都医科大学	北京市卫生和计划生育委员会科技成果和适宜技术推广项目	TG-2015-08	19.00
独立供水式牙科综合治疗台水路感染控制技术的应用推广	苏　静	首都医科大学	北京市卫生和计划生育委员会科技成果和适宜技术推广项目	TG-2015-09	14.30
正畸牙移动过程中牙周膜干细胞的免疫调控作用	靳路远	首都医科大学	北京市医管局人才培养计划“青苗”计划	QML20151401	6.00
rnc 基因调控变链素形成影响变异链球菌生物膜致龋性的分子机制研究	张　珂	首都医科大学	北京市医管局人才培养计划“青苗”计划	QML20151403	6.00
炎症牙周膜干细胞再生牙周组织的功能及机制研究	熊纪敏	首都医科大学	北京市医管局人才培养计划“青苗”计划	QML20151402	6.00

续表

项目名称	项目负责人	单位	基金来源及名称	批准号或编号	资助金额（万元）
小型猪牙周马氏上皮剩余促进牙周组织再生研究	张　茹	首都医科大学	北京市医管局人才培养计划“青苗”计划	QML20151404	6.00
老年人口腔疾病综合防治及全身健康促进的研究	郭　斌	解放军总医院	军队保健专项科研课题	14BJZ10	20.00
口腔黏膜潜在恶性疾患癌变早期诊断新体系多中心协同研究	郭　斌	解放军总医院	公益性行业科研专项项目子项目	2015SQ00096	29.33
BMAL1 调控间充质干细胞在糖尿病性牙周炎骨缺损修复的机制	郭　斌	解放军总医院	国家自然科学基金面上项目	81470754	67.00
口腔综合治疗专科技术及质量管理标准	郭　斌	解放军总医院	国家科技支撑计划课题子项目	2015BAH13F02	30.00
腺样囊性癌转移相关的 ssDNA 配基的筛选及功能研究	席　庆	解放军总医院	海南省自然科学基金	20158320	3.00
低致癌性槟榔咀嚼块替代物的实验研究	席　庆	解放军总医院	海南省社会发展科技专项项目	2015SF19	30.00
尼古丁对人根尖亚乳头干细胞的生物学特性的影响及机制研究	徐　娟	解放军总医院	吴阶平基金临床科研专项资助基金	320.6750.15029	10.00
超声预防正畸过程中牙根吸收的机理研究	徐　娟	解放军总医院	国家自然科学基金应急项目	81541111	11.90
超声预防正畸治疗中牙根吸收的机理研究	徐　娟	解放军总医院	教育部留学归国人员科研启动基金	–	3.00
新型钛钽生物功能型人工种植牙研制及应用	贺慧霞	解放军总医院	国家高技术研究发展“863”计划项目	2015AA033502	453.00
基于干细胞口腔颌面部战创伤后牙颌缺损重建研究	贺慧霞	解放军总医院	军队重大科研项目子项目	AWS14C007	20.00
等静压超声波振荡制备高性能牙科用氧化锆材料的新工艺	邓　斌	解放军总医院	国家自然科学基金面上项目	51572294	90.00
雌激素相关受体α通过调节氧化应激水平对牙周膜干细胞成骨分化的调控作用	蔡　川	解放军总医院	国家自然科学基金青年科学基金	81500861	18.00
颌位对错𬌗畸形患者口颌系统功能的影响	张春香	天津市口腔医院	天津市卫生计生委科技基金	15KG119	10.00
BSSRO 对双侧下颌角宽度影响的研究分析	宋大立	天津市口腔医院	天津市卫生计生委科技基金	2015KY22	2.00
口腔正畸中骨重建的数值仿真研究	连小丽	天津市口腔医院	天津市卫生计生委科技基金	2015KY23	2.00
IL-17 对人炎症牙髓干细胞生物学行为的作用	梁素霞	天津市口腔医院	天津市卫生计生委科技基金	2015KY24	2.00
PRF 与 CGF 促进牙周骨再生的临床及实验对比研究	李新月	天津市口腔医院	天津市卫生计生委科技基金	2015KZ055	2.00
基于生存素基因多态性的口腔鳞癌分子标志物的研究	李燕妮	天津市口腔医院	天津市卫生计生委科技基金	2015KZ056	2.00

续表

项目名称	项目负责人	单位	基金来源及名称	批准号或编号	资助金额（万元）
多功能纳米载药系统联合光动力与化疗靶向治疗口腔鳞状细胞癌的研究	张连云	天津医科大学	国家自然科学基金面上项目	81572655	66.00
仿生肽引导纳米无定形磷酸钙定向有序再矿化牙体硬组织	张　旭	天津医科大学	国家自然科学基金面上项目	81571016	68.40
纯钛种植体表面改性促进成骨细胞黏附活性的分子调控网络研究	李　莺	天津医科大学	国家自然科学基金青年科学基金	81500886	21.60
应用穿透小室研究信号分子在双菌种口腔生物膜初期形成中作用机制	张　溪	天津医科大学	国家自然科学基金青年科学基金	81501798	21.60
HDAC 抑制剂促进间充质干细胞介导牙周组织再生及机制	贾　智	天津医科大学	天津市应用基础及前沿技术研究计划一般项目	15JCYBJC50200	10.00
中国非综合征缺牙患者的遗传学诊断及综合序列治疗研究	张向宇	天津医科大学	天津市卫生行业重点攻关项目	15KG139	20.00
同步辐射衍射增强 CT 在根管形态学研究中的应用	丛长虹	天津医科大学	天津市卫计委科技基金自筹项目	2015KZ111	2.00
TiO_2 复合纳米光敏剂治疗口腔鳞状细胞癌的研究	胡　欣	天津医科大学	天津市卫计委科技基金自筹项目	2015KZ112	2.00
石家庄地区 120 例成釉细胞瘤回顾分析及 RECK 与局部侵袭性生长关系的研究	张旭东	河北医科大学	河北省科技厅科技支撑计划项目	–	7.50
一种新型防龋漱口水的研发	李　涛	河北医科大学	河北省科技厅科技支撑计划项目	15272703D	15.00
铒激光在乳牙龋齿治疗中的应用研究	平雅坤	河北医科大学	河北省政府资助临床医学优秀人才培养和基础课题研究项目	361029	22.50
CAD/CAM 纯钛烤瓷冠制作过程中影响金瓷结合强度因素的研究	孟令强	河北医科大学	河北省政府资助临床医学优秀人才培养和基础课题研究项目	361029	22.50
无定型磷酸钙改性窝沟封闭剂的研究	李　涛	河北医科大学	河北省卫生计生委医学科学研究重点课题	20150184	0.50
骨性 III 类错𬌗上颌前牵引疗效影响的三维有限元分析	胡骁颖	河北医科大学	河北省卫生计生委医学科学研究重点课题	20150185	0.50
第四次全国口腔健康流行病学调查	赵　彬	山西医科大学	国家卫生计生委	–	103.00
载锌多壁碳纳米管/壳聚糖支架材料性能的研究	何东宁	山西医科大学	山西省卫计委	2015112	1.00
多类型牙体缺损参数化虚拟建模及力学反馈研究	李　冰	山西医科大学	山西省科技攻关社会发展项目	20150313010-1	3.00
新型义齿稳固剂的开发及研究	武　峰	山西医科大学	山西省科技攻关社会发展项目	20150313010-2	3.00

续表

项目名称	项目负责人	单位	基金来源及名称	批准号或编号	资助金额（万元）
TRAF6 基因沉默对人牙周膜成纤维细胞生物学特性影响的研究	李　霞	山西医科大学	山西省科技攻关社会发展项目	20150313010-3	3.00
口腔专业学位研究生临床胜任力培养及评估体系的构建与实践	李　冰	山西医科大学	山西省教育厅	2015JG48	2.00
个性化双槽沟舌侧矫治系统的临床优化设计	武秀萍	山西医科大学	山西省回国留学人员科研资助项目	–	3.00
颌骨内种植支抗系统参数变化的虚拟建模及力学优化设计	武秀萍	山西医科大学	山西省留学回国人员科技活动择优资助项目	–	5.00
“微种植体-直丝化双槽沟托槽”正畸系统的虚拟建模与实验研究	武秀萍	山西医科大学	山西省国际科技合作项目	2015081030	10.00
炭材料对口腔黏膜脱落癌细胞检测的研究	李　然	山西医科大学	山西省高等学校科技创新项目	–	3.00
计算机数字化技术在正畸正颌联合治疗过程中的临床应用	高小波	赤峰学院	内蒙古口腔医学会科研基金	–	0.20
三种术式在下颌垂直阻生第三磨牙拔除书中应用的比较	李文超	赤峰学院	内蒙古口腔医学会科研基金	–	0.10
脱甲基化酶 Jmjd3 调节成骨细胞凋亡的作用机制	杨　谛	中国医科大学	国家自然科学基金青年科学基金	81500843	18.00
应用基因敲除小鼠探讨组织蛋白酶 S 在慢性牙周炎进程中的作用及分子机理	张馨文	中国医科大学	国家自然科学基金青年科学基金	81500858	18.00
ANRIL 对牙龈卟啉单胞菌感染牙周膜干细胞调控细胞周期作用的研究	潘春玲	中国医科大学	国家自然科学基金青年科学基金	81500862	18.00
牙龈卟啉单胞菌肽酰精氨酸脱亚氨酶与类风湿性关节炎的相关机制研究	刘静波	中国医科大学	国家自然科学基金青年科学基金	81500869	17.00
PLGA 纳米纤维支架缓释 pFGF-2/pBMP-2 促进牙周膜再生的研究	姜力铭	中国医科大学	国家自然科学基金青年科学基金	81500898	18.00
TMPRSS4 在涎腺腺样囊性癌中的表达促进侵袭转移的机制研究	代　炜	中国医科大学	辽宁省自然科学基金	2015020528	5.00
牙龈卟啉单胞菌唾液酸酶基因表达调控研究	李　琛	中国医科大学	辽宁省自然科学基金	2015020496	5.00
表面改性和粘接剂种类对氧化锆陶瓷与牙本质粘接强度影响的研究	马红梅	中国医科大学	辽宁省自然科学基金	2015020468	5.00
具核梭杆菌 FomA 蛋白在诱导牙龈卟啉单胞菌共聚过程中的作用及机制分析	王宏岩	中国医科大学	辽宁省自然科学基金	2015020754	5.00

续表

项目名称	项目负责人	单位	基金来源及名称	批准号或编号	资助金额（万元）
CAD/CAM 个性化根形二氧化锆种植体的生物力学设计与初步研发	阎　旭	中国医科大学	辽宁省自然科学基金	2015020465	5.00
有限元分析指导下种植义齿个性化基台的研究	张忠提	中国医科大学	辽宁省自然科学基金	2015020558	5.00
lncRNA-HOTAIR 对过表达 PTTG1 口腔鳞癌细胞 SCC-15 侵袭迁移能力的影响及其机制研究	张恩礁	中国医科大学	辽宁省博士科研启动基金	201501010	6.00
miR-125a-5p 在头颈鳞癌淋巴结转移中作用的研究	刘法昱	中国医科大学	辽宁省博士科研启动基金	201501002	6.00
慢性牙周炎患者炎症牙龈中组织蛋白酶 S 的表达对其发病机制关联的研究	张馨文	中国医科大学	辽宁省博士科研启动基金	201501006	6.00
胶原蛋白和羟胆固醇复核涂层金属材料的研发与临床应用	刘　奕	中国医科大学	辽宁省公益研究科研基金项目	2015005003	8.00
固定义齿数字化修复技术应用研究	伊　哲	中国医科大学	辽宁省公益研究科研基金项目	2015001018	3.00
卷曲蛋白受体(Fzd)2 影响口腔鳞癌细胞侵袭转移的机制研究	张恩礁	中国医科大学	辽宁省教育厅一般项目	L2015597	6.00
颞下颌关节紊乱病患者两种咬合板治疗前后咬合接触特征改变的机制研究	李　波	中国医科大学	辽宁省教育厅一般项目	L2015574	6.00
用声发射研究牙体组织和修复材料的界面断裂	刘小舟	中国医科大学	辽宁省教育厅一般项目	L2015581	6.00
高发错𬌗畸形早期干预治疗的研究	刘　奕	中国医科大学	辽宁省教育厅一般项目	L2015584	6.00
牙周病诊疗能力提高项目	潘亚萍	中国医科大学	辽宁省临床能力建设项目	LNCCC-C08-2015	70.00
以修复为导向的数字化精确即刻种植与修复的应用项目	张忠提	中国医科大学	辽宁省临床能力建设项目	LNCCC-D17-2015	20.00
$Foxp3^+$ 调节性 T 细胞调控 RANK-RANKL 在牙周骨免疫中的作用机制	林晓萍	中国医科大学	国家自然科学基金	81571988	57.00
类风湿性骨病伴牙周炎患者发病机制及诊疗策略的研究	林晓萍	中国医科大学	中华口腔医学会	CSA-Z2015-07	30.00
慢性牙周炎致老年认知功能障碍机制的研究	周延民	吉林大学	国家自然科学基金面上项目	81570983	51.00
D-氨基酸通过 c-di-GMP 信号通路对种植体表面生物膜的破坏作用	孟维艳	吉林大学	国家自然科学基金面上项目	81571007	57.00
促红细胞生成素对放射性颌骨坏死的预防作用研究	李　琛	吉林大学	国家自然科学基金青年科学基金	81500820	18.00

续表

项目名称	项目负责人	单位	基金来源及名称	批准号或编号	资助金额（万元）
碳纤维增强型聚醚醚酮修复颌骨缺损的生物相容性及生物活性研究	韩成敏	吉林大学	吉林省科技厅	20150101196JC	10.00
载辛伐他汀羟基磷灰石药物载体制备及应用的实验研究	李　毅	吉林大学	吉林省科技厅	20150101204JC	10.00
新型寡核苷酸对 Pg 感染人牙周膜细胞的免疫调控作用机制	申玉芹	吉林大学	吉林省科技厅	20150101173JC	10.00
载 PMX-53 的明胶纳米微球治疗牙周炎的试验研究（探索）	于维先	吉林大学	吉林省科技厅	20150101076JC	10.00
自噬在口腔鳞癌 CAL-27 细胞顺铂耐药中的作用机制研究	张泽兵	吉林大学	吉林省科技厅	20150101174JC	10.00
BMP4 启动子报告基因重组基础上的成骨中药筛选	李　江	吉林大学	吉林省科技厅	20150414007GH	15.00
载 EPO 蛋白可注射温敏水凝胶递释系统促进义齿种植区牙槽骨再生	孙宏晨	吉林大学	吉林省科技厅	20150414002GH	15.00
生津片的研制	韩　冰	吉林大学	吉林省科技厅	20150204016YY	18.00
白细胞介素 18 对人舌癌细胞 CRL1623 的体内外抗肿瘤机制及相关通路的初步研究	刘炜炜	吉林大学	吉林省科技厅	20150520040JH	6.00
缓释肾上腺髓质素组织工程骨的体外构建和体内研究	王　林	吉林大学	吉林省科技厅	20150520043JH	6.00
新型正畸装置研究团队专利示范培育	刘　畅	吉林大学	吉林省科技厅	20150312021ZG	15.00
MMPs 抑制剂对牙本质粘接作用的机制研究	李男男	吉林大学	中华口腔医学会青年医师专项	CSA-B2015-05	2.00
新型填料增强的低收缩光固化复合树脂的制备与应用研究	朱　松	吉林大学	吉林省发展和改革委员会	2015Y038-2	10.00
聚醚醚酮生物复合合材料泊改性研究与开发	刘　红	吉林大学	吉林省发展和改革委员会	2015Y038-3	10.00
牙本质浸提液促进脐带间充质干细胞定向分化协同 SCF 诱导造血祖细胞归巢重建牙髓组织的实验研究	潘　爽	哈尔滨医科大学	国家自然科学基金	81570963	78.00
SUMO 化修饰通路基因与环境因子的交互作用与非综合征性唇腭裂的相关性研究	宋　涛	哈尔滨医科大学	黑龙江省博士后科研启动基金	LBH-Q14111	10.00
壳聚糖季铵盐改性义齿树脂基托性能的机理研究	宋　蓉	哈尔滨医科大学	黑龙江省博士后科研启动基金	LBH-Q14114	10.00
正畸力对牙槽骨改建中 EphB4/ephrinB2 表达的影响	王梦溪	哈医大四院	黑龙江省青年科学基金	QC2015124	5.00
Notch 信号通路在 Schwann 细胞向成牙本质细胞分化过程中的调控机制 研究	赵守亮	复旦大学	国家自然科学基金委员会常规面上项目	81570965	78.00

续表

项目名称	项目负责人	单位	基金来源及名称	批准号或编号	资助金额（万元）
3D 打印可控多孔牙种植体表面纳米化对成骨细胞生物学效应的研究	余优成	复旦大学	上海市科委重点项目	14JC1401301	40.00
miR-27a 通过 TGF-β/BMP 信号通路负向调控 Stab2 介导的成骨分化的作用研究	龚逸明	复旦大学	上海市科学委员会基金	15ZR1406200	10.00
慢性间歇性低氧及 HIF-1 条件性敲除小鼠模型的构建及生物学研究	刘月华	上海市口腔病防治院	上海市科委“科技创新行动计划”实验动物研究领域项目	15140903500	25.00
微种植体支抗辅助非拔牙矫治成年患者轻度骨性安氏Ⅲ类错殆的临床研究	许　衍	上海市口腔病防治院	上海市卫计委面上项目	201540260	5.00
氟保护漆在学龄前儿童乳牙防龋中的模式及效果研究	陈　栋	上海市口腔病防治院	上海市卫计委面上项目	201540281	5.00
rhPDGF-BB 促进糖尿病大鼠骨髓基质干细胞迁移的体外研究	赵琰芳	上海市口腔病防治院	上海市卫计委青年项目	20154Y0154	2.00
新型无托槽隐形矫治器初始疼痛影响因素及其生物学基础初探——基于与传统固定矫治器的对比研究	罗　薇	上海市口腔病防治院	上海市卫计委青年项目	20154Y0181	2.00
富血小板纤维蛋白（PRF）在下颌第三磨牙排除后第二磨牙远中牙槽嵴保存的应用	罗　远	上海市口腔病防治院	上海市卫计委青年项目	20154Y0200	2.00
上海牙组织修复与再生工程技术研究中心	王佐林	同济大学	上海市科学技术委员会基地处	15DZ2251600	600.00
骨保护素在牙根吸收中的多重保护作用和机制的研究	张　旗	同济大学	国家自然科学基金面上项目	81570966	56.00
纳米粒同轴电纺法构建多重免疫抑制剂和生长因子修复牙周炎牙槽骨缺损的基础研究	苏俭生	同济大学	国家自然科学基金面上项目	81572114	56.00
BMSCs 联合石墨烯在颅面部骨缺损修复及口腔种植领域中的应用	王佐林	同济大学	中央高校基本科研业务费专项资金-学科交叉类重点项目	1504219037	80.00
可降解微纳结构双相磷酸钙生物陶瓷调控成骨/成血管及其应用研究	林开利	同济大学	上海市科学技术委员会项目	15441905300	50.00
模拟咀嚼条件下纳米氟磷灰石聚醚醚酮新型种植材料的临床前研究	马　健	同济大学	上海市科学技术委员会项目	15411963000	30.00
利用基因敲除小鼠构建病理性牙根外吸收模型的研究	张　旗	同济大学	上海市科学技术委员会项目	15140902600	25.00
富血小板纤维蛋白在年轻恒牙牙髓血运重建中的应用研究	蒋备战	同济大学	上海市科学技术委员会项目	15411965800	20.00

续表

项目名称	项目负责人	单位	基金来源及名称	批准号或编号	资助金额（万元）
锶/硅掺杂高结晶度纳米结构羟基磷灰石生物涂层的制备及促骨整合性能研究	林开利	同济大学	上海市卫生计划委员会项目	201540369	15.00
基于夜磨牙运动模式的个性化咬合板研制	陶建祥	同济大学	上海市科学技术委员会项目	15411969400	10.00
炎性微环境下抗菌肽 β 防御素 3 及其基因修饰的金纳米颗粒修复牙周组织缺损的实验研究	闫福华	南京大学	国家自然科学基金面上项目	81570982	68.00
主动吸烟激活 Nrf2 信号通路调控 NLRP3 炎症小体对口腔黏膜局部免疫的影响及其机制研究	王文梅	南京大学	国家自然科学基金面上项目	81570978	68.00
基于精密控制导向静电纺丝技术的磁性三维多孔膜的制备与工程化骨组织的重构	苗雷英	南京大学	国家自然科学基金面上项目	81570952	68.00
磁性介孔氧化硅纳米粒子促进 DC 细胞对 DRiPs 抗原交叉递呈和凋亡的作用及机制研究	牟永斌	南京大学	国家自然科学基金面上项目	81571800	68.00
酶靶向钆喷酸葡甲胺-紫杉醇智能型纳米粒子对口腔鳞癌诊疗一体化的诊治研究	林梓桐	南京大学	江苏省自然科学基金青年基金	BK20150089	20.00
纳米银复合口腔树脂材料的制备及其应用基础研究	孟翔峰	南京大学	江苏省“333 工程”科研项目	-	4.00
CGF 技术改善薄扇型牙周表型的临床研究	李厚轩	南京大学	江苏省卫生厅面上科研课题	H201543	4.00
口腔鳞癌患者切缘状态与肿瘤侵袭的相关性研究	蒲玉梅	南京大学	江苏省卫生厅指导性科研课题	Z201516	1.00
江苏省卫生计生委预防医学科研课题	郑丽纯	南京大学	江苏省卫生计生委预防医学科研课题	Y2015004	2.00
江苏省卫生厅干部保健课题	吴文蕾	南京大学	江苏省卫生厅干部保健课题	BJ15002	3.00
江苏省卫生职业院校文化建设课题面上项目	王　磊	南京大学	江苏省卫生职业院校文化建设课题面上项目	JCH201519	0.30
微小 RNA 基因多态与非综合征型唇腭裂遗传易感性及其机制研究	潘永初	南京医科大学	国家自然科学基金面上项目	81570959	78.00
基于精密测量和数值模拟的牙周膜本构模型构建	严　斌	南京医科大学	国家自然科学基金面上项目	81571005	61.20
TAZ 激活长链非编码 RNA Zeb2-AS1 促进口腔鳞癌侵袭转移的分子机制研究	程　杰	南京医科大学	国家自然科学基金面上项目	81572669	66.00
IFT80 调控上颌快速扩大腭中缝骨改建的机制研究	王　华	南京医科大学	国家自然科学基金青年基金	81500815	21.60

续表

项目名称	项目负责人	单位	基金来源及名称	批准号或编号	资助金额（万元）
miR-145 通过抑制 Semaphorin3A 调节成骨细胞分化的机制研究	张　玮	南京医科大学	国家自然科学基金青年基金	81500823	21.60
基于 cAMP-CREB1-HDAC8 通路探讨 BMSC 在颌骨骨纤维异常增殖症中的发病机制	傅　瑜	南京医科大学	国家自然科学基金青年基金	81500874	21.60
Insulin-TGF-β-SATB2 通路调控 BMSCs 自噬影响 2 型糖尿病颌骨再生修复的研究	张　平	南京医科大学	国家自然科学基金青年基金	81500903	21.60
Gata4 调控神经嵴细胞迁移进而影响颌面发育的机制研究	马俊青	南京医科大学	江苏省杰出青年基金	BK20150048	100.00
长链非编码 RNA WWTR1-AS 激活 TAZ 促进口腔鳞癌干细胞干性维持的机制研究	杨建荣	南京医科大学	江苏省自然科学基金	BK20151561	10.00
载银锌 MCSNs 对根管和根尖细菌生物膜感染的控制研究	吴大明	南京医科大学	江苏省自然科学基金	BK20151560	10.00
特异性修饰的微囊泡介导 miR-138 靶向治疗口腔鳞癌的作用研究	袁　毅	南京医科大学	江苏省自然科学基金	BK20151562	10.00
细胞纤毛内转运蛋白 80 在上颌快速扩大机械生物信号转导中的调控机制研究	王　华	南京医科大学	江苏省自然科学基金	BK20150999	20.00
磷酸酯单体 MDP 与氧化锆陶瓷化学粘接的水解机制	谢海峰	南京医科大学	江苏省自然科学基金	BK20150998	20.00
LncG122 与非综合征型唇腭裂发病风险的机制研究	王　林	南京医科大学	江苏教育厅重大项目	15KJA320002	30.00
碱性涂层对磷酸酯单体 MDP 与氧化锆粘接水解的抑制	谢海峰	南京医科大学	江苏教育厅	15KJB320003	3.00
IFT80 在上颌快速扩大腭中缝骨改建中的调控机制	王　华	南京医科大学	江苏教育厅	15KJB320004	3.00
口颌系统功能的系统诊断及不同正畸手段对功能的影响研究	邵　胜	南京医科大学	江苏省卫计委	H201535	4.00
下颌骨块状骨移植在牙槽嵴裂修复中的应用研究	杜一飞	南京医科大学	江苏省卫计委	Z201511	1.00
新型氟化钠凝胶的研制与儿童龋病防治初步研究	梅予锋	南京医科大学	江苏省卫计委	Y2015051	2.00
Waveone、iRaCe 机用镍钛锉对老年患者根管预备的临床研究	李　谨	南京医科大学	江苏省干保课题	BJ15030	3.00
口腔颌面锥形束 CT 导航下老年人疑难牙髓病的显微超声治疗	吴大明	南京医科大学	江苏省干保课题	BJ15031	3.00
Ku 在电离辐射诱导的 DSB 修复通路选择中的作用及机制研究	池林峰	浙江大学	国家自然科学青年基金	81502752	21.60

续表

项目名称	项目负责人	单位	基金来源及名称	批准号或编号	资助金额（万元）
Smad4 信号在骨诱导性仿生骨粉表面调控成骨的作用和机制研究	刘　铁	浙江大学	国家自然科学青年基金	81500891	21.60
牙本质胶原疏水化修饰及其促进牙本质粘接远期效果的作用研究	郑　沛	浙江大学	浙江省自然科学基金一般项目	LY15H140006	8.00
无机牛骨粉（Bio-Oss）表面晶体涂层缓释低浓度 BMP-2 调控炎症反应的分子机理	刘　铁	浙江大学	浙江省自然科学青年基金	LQ15H140001	5.00
致龋细菌荧光特征及特异性荧光基团研究	朱海华	浙江大学	浙江省自然科学青年基金	LQ15H140002	5.00
缓释 SDF-1 支架膜诱导内源性干细胞归巢促进再植牙牙周膜再生的应用基础研究	封小霞	浙江大学	浙江省自然科学青年基金	LQ15H140003	5.00
骨髓间充质干细胞经 Periostin 调控口腔鳞状细胞癌的机制研究	刘传霞	浙江大学	浙江省自然科学青年基金	LQ15H160009	5.00
葡萄籽提取物抑制变异链球菌生物膜致龋性的体外研究	金晓婷	浙江大学	浙江省自然科学青年基金	LQ15H140005	5.00
钛锆合金种植体的研发及生物学效应评价	何福明	浙江大学	浙江省公益性技术应用研究计划	2015C33161	10.00
CXCL12/CXCR 介导干细胞归巢在再植牙牙周再生的作用	封小霞	浙江大学	中国博士后科学基金	2015M571890	5.00
贝尼地平缓释微球介导 BMP/Smad 通路促成骨分化机制研究	王柏翔	浙江大学	中国博士后科学基金	2015M571891	5.00
纯钛种植体表面亲水掺锶微、纳米二氧化钛层的制备和生物学评价	何福明	浙江大学	浙江省省部共建计划	2015110331	15.00
载贝尼地平微球缓释软膏促进牙槽骨再生作用的研究	王柏翔	浙江大学	浙江省医药卫生科技计划	2015109211	3.00
载抗菌短肽水凝胶的设计、制备及生物学评价	王　莹	浙江大学	浙江省医药卫生科技计划	2015108889	3.00
纯钛表面人 alpha-防御素（HNP-1）涂层的构建以及在体外对 Porphyromonasgingvalis 抑菌作用的研究	胡　军	浙江大学	浙江省教育厅一般科研项目	Y201534776	1.00
HIF-1α 缓释基因调控纳米纤维支架内细胞缺氧微环境和组织血管化的作用研究	朱慧勇	浙江大学	浙江省自然科学基金一般项目	LY15H140002	8.00
KLF2 促进骨髓间充质干细胞自我更新和多能性维持的分子机制研究	朱慧勇	浙江大学	国家自然科学基金面上项目	31570989	64.00
基于 SLM 技术的仿生钛合金支架用于颌骨缺损修复及咬合功能重建的研究	赵文权	浙江大学	浙江省公益性技术应用研究计划	2015C33200	10.00

续表

项目名称	项目负责人	单位	基金来源及名称	批准号或编号	资助金额（万元）
整合素 β1 在成釉细胞瘤中表达及肿瘤侵袭性的相关研究	魏　栋	浙江大学	浙江省医药卫生科技计划	2015112214	3.00
骨皮质切开术后矫治力大小对牙齿速度的影响及其机制	黄丞一	浙江大学	浙江省自然科学基金一般项目	LY15H140001	8.00
口腔医学（重点方向：正畸与种植）	卢海平	浙江中医药大学	浙江省教育厅"十二五"普通本科高校新兴特色专业建设项目	100301K	30.00
口腔基础医学	谷志远	浙江中医药大学	浙江省教育厅高校重点学科	100301	50.00
GSK3β-Cyclophilin D-mPTP 信号轴在氧化应激诱导成骨细胞凋亡中的作用和机制研究	黄盛斌	温州医科大学	国家自然科学基金青年基金项目	81500817	17.00
RAGE 在 AGEs 诱导成骨细胞线粒体途径凋亡中的调控作用及机制研究	黄盛斌	温州医科大学	浙江省自然科学基金一般项目	LY15H140008	8.00
纳米氧化锌致胚胎中枢神经系统损伤及其分子机制研究	魏利敏	温州医科大学	浙江省自然科学基金	LY16H140003	9.00
Drpl 在 TEGDMA 诱导牙髓细胞凋亡中的作用及机制研究	潘乙怀	温州医科大学	浙江省自然科学基金	LY16H140005	10.00
基于分子阀门结构的抗菌药物控释系统的研发及在钛植入体中的应用	刘劲松	温州医科大学	浙江省公益技术研究社会发展项目	2015C33139	15.00
黄芩素加速大鼠正畸牙移动的应用研究	胡荣党	温州医科大学	浙江省中医药科技计划	2015ZA122	3.00
炎症微环境下应力对牙周膜干细胞骨向分化的影响和调控	邓　辉	温州医科大学	浙江省医药卫生科技计划项目	2015KYA149	3.00
紫外线诱导下二氧化钛纳米颗粒对皮肤的潜在损伤作用及其分子机制研究	谢广平	湖州师范学院	国家自然科学基金	31300795	23.00
"去污和矿化"双活性表面诱导釉质样结构再生的自愈性修复	李全利	安徽医科大学	国家自然科学基金面上项目	81571018	57.00
IGF2BP1 在细胞分化中作用机制的研究	朱友明	安徽医科大学	国家自然科学基金青年科学基金	31501103	21.00
组织工程骨和软骨	邹多宏	安徽医科大学	安徽省自然科学基金项目杰出青年项目	1508085J08	30.00
FasL 的特异性 miRNA 阻断舌鳞癌免疫逃逸	陈乔尔	安徽医科大学	安徽省自然科学基金项目面上项目	1508085MH155	8.00
cdpf1 在细胞分化中作用机制的研究	朱友明	安徽医科大学	安徽省自然科学基金项目青年项目	1508085QC62	8.00
TRPC1 蛋白与药物性牙龈增生发病的相关性研究	李午丽	安徽医科大学	安徽省第二批自然科学基金	1508085SQH222	8.00
粪肠球菌诱导的根尖周炎对大鼠主动脉炎症反应的影响	陈　帅	福建医科大学	国家自然科学基金	81500845	18.00
烤瓷合金去除前后外周血金属离子及 PBMCs 变化的研究	程　辉	福建医科大学	福建省医药卫生科技创新项目	2015-CX-29	8.00

续表

项目名称	项目负责人	单位	基金来源及名称	批准号或编号	资助金额（万元）
自体牙转化为骨移植材料在口腔种植治疗中的应用研究	吴　东	福建医科大学	福建省医药卫生科技创新项目	2015-CX-30	8.00
活髓牙漂白的方案优化研究	于　皓	福建医科大学	福建省医药卫生科技创新项目	2015-CX-31	8.00
口腔专科医院及连锁门诊消毒供应中心区域化管理研究	庄玉兰	福建医科大学	福建省医药卫生科技创新软科学项目	2015-CX-R6	2.00
新医改背景下公立医院绩效管理问题研究	张志兴	福建医科大学	福建省医药卫生科技创新软科学项目	2015-CX-R7	2.00
microRNA-204 调控颌骨牵张成骨诱导研制牙颌面畸形实验研究	吴　烨	福建医科大学	福建省卫生系统中青年骨干人才培养项目资助计划	2015-ZQN-ZD-27	18.00
CEMP1 实现骨质疏松状态下牙周组织再生的实验研究	骆　凯	福建医科大学	福建省卫生系统中青年骨干人才培养项目资助计划	2015-ZQN-ZD-28	18.00
双曲匙曲唇弓关闭正畸拔牙间隙的实验研究	刘佳莉	福建医科大学	福建省卫生计生委青年科研课题	2015-1-63	3.00
高脂血症对粪肠球菌诱导的先天免疫反应的影响	陈　帅	福建医科大学	福建省卫生计生委青年科研课题	2015-1-64	3.00
骨膜细胞与骨髓基质细胞促进牙周组织再生能力比较研究	黄永玲	福建医科大学	福建省卫生计生委青年科研课题	2015-1-65	3.00
钙离子对人间充质干细胞增殖及成骨分化的影响	雷　群	福建医科大学	福建省卫生计生委青年科研课题	2015-1-66	3.00
涎腺肿瘤与人乳头瘤病毒感染的相关性研究	刘玲玲	福建医科大学	福建省卫生计生委青年科研课题	2015-1-67	3.00
精确引导咬合板对髁突的位置及对称性影响的研究	黄鹏程	福建医科大学	福建省卫生计生委青年科研课题	2015-1-68	3.00
根管治疗后下颌切牙瓷贴面与全瓷冠两种修复方式的抗折裂性对比研究	陈世炜	福建医科大学	福建省卫生计生委青年科研课题	2015-1-69	2.00
三种不同类型牙周治疗仪临床疗效及对牙体表面结构影响的对比研究	伍晓红	福建医科大学	福建省卫生计生委青年科研课题	2015-1-70	2.00
牙外伤后预防性植骨控制牙槽骨吸收的动物实验研究	谢福平	福建医科大学	福建省卫生计生委青年科研课题	2015-1-71	2.00
自体骨膜细胞片层复合富血小板纤维蛋白构建组织工程骨的实验研究	伍晓红	福建医科大学	福建省教育厅一般项目	JA15199	1.00
复方奥硝唑小檗碱口腔膜的制备及抑菌作用初探	王　希	福建医科大学	福建省教育厅一般项目	JA15205	1.00
江西省第二次口腔健康流行病学调查	欧晓艳	南昌大学	江西省科技厅	20152ACG70023	50.00
热碱溶液蚀刻对氧化锆与树脂黏结强度的影响实验研究	朱洪水	南昌大学	江西省科技厅	20151BBG70076	10.00
3Y-TZP 表面稀土掺杂 TiO_2 抗菌薄膜的性能研究	付玉林	南昌大学	江西省科技厅	20151BBG70238	3.00

续表

项目名称	项目负责人	单位	基金来源及名称	批准号或编号	资助金额（万元）
自主研发复方冰硼冲洗液行难治性感染根管冲洗的临床应用研究	史　彦	南昌大学	江西省科技厅	20151BBG70239	3.00
iRoot SP 用于单尖根管充填的充填率及微渗漏的研究	杨　健	南昌大学	江西省科技厅	20151BBG70240	3.00
牙龈生物型对牙冠延长术的影响	王梦秀	南昌大学	江西省科技厅	20151BBG70241	3.00
橙油等三种溶剂对人牙周膜成纤维细胞毒性的实验研究	郑治国	南昌大学	江西省科技厅	20151BBG70242	3.00
$Eu2^+$ 掺杂 3Y-TZP 陶瓷模拟天然牙荧光性能的研究	石连水	南昌大学	江西省科技厅	20151BAB205031	5.00
种植体表面 GL13K 肽涂层对种植体骨结合影响及对种植体周围的抗菌性能的动物实验研究	吴润发	南昌大学	江西省科技厅	20151BAB205032	5.00
血清 IL-17 的表达与绝经后骨质疏松症和牙周炎的相关性研究	叶　芳	南昌大学	江西省科技厅	20151BAB205095	3.00
SOX9 信号分子在兔腭中缝磁力牵扯张成骨过程中表达规律的研究	童　菲	南昌大学	江西省科技厅	20151BAB205018	5.00
磁力扩弓矫治器疗效的三维模型重叠及计算机三维测量研究	刘　剑	南昌大学	江西省科技厅	20151BDH80039	10.00
石墨烯-生物玻璃、聚乳酸支架在骨组织工程的应用研究	廖　岚	南昌大学	江西省卫计委	20161082	0.40
江西地区一般人群下颌骨体副孔 CBCT 的解剖位置研究	陈林林	南昌大学	江西省卫计委	20161083	0.40
CBCT 在颌骨骨折中的应用研究	张余生	南昌大学	江西省卫计委	20161084	0.40
生理性支抗 PASS 矫治技术的临床应用	郑　莹	南昌大学	江西省卫计委	20161085	0.40
自体静脉血在犬年轻恒牙牙髓血运重建术中的应用	王秋伟	南昌大学	江西省卫计委	20165298	0.40
牙列重度磨耗采用不同侧向㱔咬合重建的对比研究	孙益平	南昌大学	江西省卫计委	20165299	0.40
成年未手术腭裂患者颅面形态的 X 线头影测量分析	郭凌燕	南昌大学	江西省卫计委	20165300	0.40
两种氢氧化钙碘仿糊剂用于乳牙根管治疗的疗效对比观察	黄　彦	南昌大学	江西省卫计委	20165301	0.40
唇裂患儿术后运用改良袖带进行肘部制动的效果研究	刘晓霞	南昌大学	江西省卫计委	20165302	0.40
头颈鳞状细胞癌干细胞靶向性磁流体热疗研究	高振南	山东大学	山东省重点研发计划	2015GGE27275	10.00
高脂血症大鼠种植体骨整合早期通路研究	蓝　菁	山东大学	山东省科技发展计划	2015GSF118186	30.00

续表

项目名称	项目负责人	单位	基金来源及名称	批准号或编号	资助金额（万元）
纳米银颗粒/PLGA 共涂层钛合金种植体抗感染和骨整合双重作用的研究	刘　毅	山东大学	山东省自然科学基金博士基金项目	BS2015YY027	7.00
吉特瑞修复膜复合牙龈干细胞作为支架材料的研究	徐　欣 马　跃	山东大学	国家科技支撑计划子课题	2012BAI17B00	8.60
安氏 II 类 1 分类伴下颌后缩生长发育期患者 Twin Block 矫治后上气道反应的流体动力学仿真模拟	刘东旭	山东大学	国家自然科学基金面上项目	81070572	57.00
基于三维数字化模型测量的下颌前磨牙托槽粘结合区轮廓分析	郭　杰	山东大学	山东省科协重点学术项目	201510	1.00
牙龈干细胞促进高脂血症小鼠牙周组织修复的抗炎机制研究	徐全臣	青岛大学	国家自然科学基金青年科学基金	81500849	20.40
SCOS3 蛋白调控 JAK2/STAT3 信号在根尖周炎炎症性骨破坏中的作用	刘玲霜	青岛大学	国家自然科学基金青年科学基金	81500834	21.60
低温氩氧等离子体活化表面对种植体骨结合的影响及其机制研究	柏　娜	青岛大学	国家自然科学基金青年科学基金	81500882	18.00
放射诱导内皮细胞源 Microvesicles 通过 TGF-β/Smad 信号通路介导口腔癌放疗抗性的研究	宋　凯	青岛大学	国家自然科学基金青年科学基金	81502340	18.00
P38M APK 基因沉默对唇腭裂术后瘢痕增生影像的实验研究	肖文林	青岛大学	山东省自然科学基金	ZR2015HM022	15.00
缺牙部位附着龈区组织的结构特点、影响因素及初步干涉研究	周　弘	郑州大学	河南省科技厅重点科技攻关项目	152102310055	10.00
不同正畸力作用下大鼠疼痛行为反应与牙根吸收的相关研究	张月兰	郑州大学	河南省教育厅重点科研项目资助计划	15A320087	2.00
CBCT 在各类骨面型青少年气道体积研究中的应用	崔淑霞	郑州大学	河南省教育厅重点科研项目资助计划	15A320013	3.00
T-scan 等在评价成人深覆殆患者不同咬合打开技术临床效果的应用	张月兰	郑州大学	河南省医学科技攻关重点项目	201502014	2.00
ART 窝沟封闭预防年轻恒磨牙窝沟龋成本-效果观察	刘宝盈	郑州大学	河南省医学科技攻关普通项目	201503121	2.00
自体骨复合 PRF 修复根尖囊肿囊腔的研究	张　克	郑州大学	河南省医学科技攻关普通项目	201503122	2.00
成人上颌 腭部快速扩大的研究	乔义强	郑州大学	河南省医学科技攻关普通项目	201503123	1.00
儿童牙科畏惧症的影响因素及干预研究	高　黎	郑州大学	河南省医学科技攻关普通项目	201503125	1.00
基于 HFMEA 建立口腔专科医院患者护理安全管理体系	冉　芳	郑州大学	河南省医学科技攻关普通项目	201503126	1.00

续表

项目名称	项目负责人	单位	基金来源及名称	批准号或编号	资助金额（万元）
遗传性牙本质发育缺陷性疾病的临床诊断和治疗策略	陈　栋	郑州大学	河南省医学科技攻关普通项目	201503127	1.00
上颌中切牙埋伏阻生的诊断与治疗的相关研究	崔淑霞	郑州大学	河南省医学科技攻关普通项目	201503129	2.00
舌侧矫治系统种植体支抗整体远移上下颌牙列的临床效果分析	张月兰	郑州大学	郑州市科技局科技攻关重点项目	153PKJGG167	5.00
内质网应激预处理负性调控晚期糖基化终末产物（AGEs）诱导的炎症反应分子机制的研究	陈黄琴	湖北科技学院	湖北省自然科学基金面上项目	2015CFB472	3.00
吴茱萸碱对人口腔鳞癌 KB 细胞增殖和凋亡影响	冯　蕊	湖北科技学院	湖北省教育厅科研项目	B2015084	0.50
跨区域口腔健康协同服务平台关键技术研发与应用示范	唐瞻贵	中南大学	国家科技支撑计划项目	2015BAH14F03	20.00
Treg/Th17 平衡对 2 型糖尿病颅颌骨缺损再生与修复的影响及机制研究	唐健霞	中南大学	国家自然科学基金青年科学基金	81500812	18.00
多生物因子在牙髓再生中的协调机制研究	雷　蕾	中南大学	湖南省教育厅	–	6.00
“5＋3”一体化培养改革的口腔医学课程体系研究	李奉华	中南大学	湖南省教育厅	–	1.00
CD105 调控 DSP-Smad 信号通路的机制研究及在牙本质发育中的意义	郭　峰	中南大学	湖北省教育厅科研项目	2015JC3038	5.00
老年慢性病管理、康复与照护的应用研究	尹　乒	中南大学	湖北省教育厅科研项目	2015SK2049	5.00
支抗方法与牵引角度对唇腭裂前牵引影响的生物力学研究	雷勇华	中南大学	湖北省教育厅科研项目	2015SK2039	10.00
PLCγ1 在口腔白斑癌变中的作用及机理研究	马立为	中南大学	湖南省卫生厅科研项目	C2015-005	5.00
不同参数 Er：YAG 激光对主要牙周致病菌及根面形态的影响	阙国鹰	中南大学	湖南省卫生厅科研项目	2015-021	5.00
TINCR 通过与 miR-31 和 C/EBP-α 相互作用调控脂肪基质干细胞成脂分化的机制研究	陈　林	中南大学	国家自然科学基金青年科学基金	81500832	21.60
多孔型种植体 CKIP-1 siRNA 缓释涂层的构建及生物学效应的研究	陈良建	中南大学	国家自然科学基金面上项目	81571021	57.00
降解适配型磷酸钙/MgZn 植入材料研究	陈良建	中南大学	湖南省科技厅重点项目	2015WK3012	15.00
拟生矿化诱导性衬底剂提高树脂粘接耐久性的研究	亓益品	中山大学	中华口腔医学会	CSA-B2015-03	2.00
口腔健康教育规范化研究	周　燕	中山大学	中华口腔医学会	CSA-P2015-01	10.00

续表

项目名称	项目负责人	单位	基金来源及名称	批准号或编号	资助金额（万元）
LncRNA-p23154 调节口腔鳞癌糖酵解的功能与机制研究	王　韵	中山大学	人社部中国博士后科学基金	146251	8.00
β-防御素 2 在 IL-1β 介导的活动性牙周炎中的免疫调控功能及其分子机制	王盼盼	中山大学	国家自然科学基金青年科学基金	81500871	21.60
变形链球菌 lmrB 外排子对感受态形成的调控作用及机制研究	刘　佳	中山大学	国家自然科学基金青年科学基金	81500836	21.60
7ND 阻断 MCP-1 趋化作用对破骨细胞介导的慢性根尖周炎骨吸收的抑制研究	权晶晶	中山大学	国家自然科学基金青年科学基金	81500839	21.60
Als3 调节饥饿状态下白色念珠菌和粪肠球菌联合致病机制的研究	宁　杨	中山大学	国家自然科学基金青年科学基金	81500838	21.60
EGCG 生物改性改善龋影响牙本质粘接的作用及其机制	黄雪清	中山大学	国家自然科学基金青年科学基金	81500883	21.60
釉原蛋白 Exons 8 和 9 联合编码多肽促进口腔黏膜创伤愈合的机制研究	黄宇蕾	中山大学	国家自然科学基金青年科学基金	81500865	21.60
白色念珠菌感染通过调节 PSCA 表达促进口腔黏膜癌变的功能及机制研究	李晓旭	中山大学	国家自然科学基金青年科学基金	81500864	21.60
LncRNA-p15135-miR-378a 信号轴调节口腔鳞癌糖酵解的功能与机制研究	王　韵	中山大学	国家自然科学基金青年科学基金	81502356	21.60
变异链球菌粘附相关小 RNA 与龋易感性的关系及功能分析	林焕彩	中山大学	国家自然科学基金面上项目	81570967	68.40
钛表面稳定结合、刚性可调载基因纳米囊泡聚电解质膜构建及促进骨结合机制研究	滕　伟	中山大学	国家自然科学基金面上项目	81571015	68.40
脂肪细胞来源的外泌体通过 lncRNAs 抑制骨髓间充质干细胞成骨分化及其在老年骨质疏松中的作用	谭家莉	中山大学	国家自然科学基金面上项目	81570803	69.60
FOSL1 ceRNA 网络调控舌鳞癌 Tumor Budding 细胞侵袭转移的分子机制	王　成	中山大学	国家自然科学基金面上项目	81572661	72.00
自噬调控代谢重编程介导口腔鳞癌侵袭转移的分子机制	侯劲松	中山大学	国家自然科学基金面上项目	81572660	55.20
基于 NaCas-CaCO3 微球构建的磁靶向智能载药体系及其用于种植体周围炎的应用基础研究	许　跃	中山大学	国家自然科学基金面上项目	81571020	68.40
TET1 介导的 DNA 去甲基化调控 FAM20C 促进牙髓干细胞成牙本质分化	徐　琼	中山大学	国家自然科学基金面上项目	81570971	68.40

续表

项目名称	项目负责人	单位	基金来源及名称	批准号或编号	资助金额（万元）
抑制 LIMK2 从而直接特异性地提高成骨细胞的力学敏感性对加速骨改建进程的影响及其分子机制的研究	付　强	中山大学	国家自然科学基金面上项目	81570955	67.20
新型骨再生胶原-壳聚糖/温敏水凝胶缓释 BMP-2 复合支架材料的实验研究	王　焱	中山大学	国家自然科学基金	81550013	17.96
口腔黏膜潜在恶性疾患癌变早期诊断新体系多中心协同研究	程　斌	中山大学	国家卫生计生委科技司	201502018	58.00
第四次全国口腔健康流行病学调查	林焕彩	中山大学	国家卫生计生委科技司	201502002	53.05
猪骨羟基磷灰石氟离子掺杂后溶解平衡与成骨性能的研究	陈卓凡	中山大学	广东省自然科学基金	2015A030311051	30.00
MicroRNA-30a 调控自噬活化关键信号通路促进口腔鳞癌恶性进展的分子机制	侯劲松	中山大学	广东省自然科学基金	2015A030313034	10.00
NKD2 调控牙囊干细胞中 Wnt 经典信号通路及分化作用的研究	杜　宇	中山大学	广东省自然科学基金	2015A030313048	10.00
靶向干预成骨和破骨细胞分化过程中 miR146a 表达促进体内成骨机制的研究	谭家莉	中山大学	广东省自然科学基金	2015A030313068	10.00
低氧介导 miR-21 调控人牙周韧带细胞成骨分化的分子机究	吴莉萍	中山大学	广东省自然科学基金	2015A030313083	10.00
多巴胺调节聚电解质多层膜刚性促进钛种植体骨整合机制	滕　伟	中山大学	广东省自然科学基金	2015A030313087	10.00
托槽周唾液流体力学性质对口腔前庭细菌微生态的影响	许　跃	中山大学	广东省自然科学基金	2015A030313179	10.00
p38β 靶向调控 BMP-2 对牙髓细胞定向分化为成牙本质细胞的影响及作用机制	秦　伟	中山大学	广东省自然科学基金	2015A030310079	10.00
口腔链球菌群与严重早期儿童龋发病关系的分子生态学研	陶　冶	中山大学	广东省自然科学基金	2015A030310347	10.00
釉原蛋白 Exons 8 和 9 联合编码多肽调控口腔黏膜上皮细胞创伤修复的机制研究	黄宇蕾	中山大学	广东省医学科研基金面上项目	A2015134	1.00
个性化舌侧矫治对成人牙面脱矿及牙菌斑的影响研究	陈奕嘉	中山大学	广东省医学科研基金面上项目	A2015198	0.50
变形链球菌 SMU. 745-SMU. 747c 外排系统对感受态形成的调控作用及机制	刘　佳	中山大学	广东省医学科研基金青年科学基金	A2015190	0.50
重症婴幼儿龋牙菌斑中白色念珠菌基因型与分泌型天冬氨酸蛋白酶(Saps)基因表达相关性的研究	李文卿	中山大学	广东省医学科研基金青年科学基金	A2015396	0.50

续表

项目名称	项目负责人	单位	基金来源及名称	批准号或编号	资助金额（万元）
基于粒子介导的中性 ACP 成晶系统对龋损牙本质的仿生再矿化作用研究	亓益品	中山大学	广东省医学科研基金青年科学基金	A2015304	0.50
一种改善龋影响牙本质粘接的新技术	黄雪清	中山大学	广东省科技计划项目	2015A030401035	10.00
颞下颌关节骨关节病关节盘穿孔的实验动物研究	何一青	中山大学	广东省科技计划项目	2015A030302019	10.00
开窗减压术治疗下颌骨大型囊肿及囊性病变的前瞻性研究	王剑宁	中山大学	广东省科技计划项目	2015A020210040	10.00
负载牙囊细胞旁分泌效应因子的温敏型纳米凝胶修复损伤牙髓的应用研究	韦　曦	中山大学	广东省科技计划项目	2015A020212004	30.00
NFI-C 对牙囊细胞增殖和分化影响的初步研究	俞少杰	中山大学	广东省科技计划项目	2014A020212086	10.00
Trx 系统在实验性氧化应激-4NQO 大鼠舌癌模型中的表达及机制研究	陈小冰	中山大学	广东省科技计划项目	2014A020212104	10.00
miR-29 和 miR-203 调节慢性难愈合创面血管化作用的研究	杨灵澜	中山大学	广东省科技计划项目	2014A020212081	10.00
LPA 对组织工程化骨的影响研究	付　强	中山大学	广东省科技计划项目	2014A020212072	10.00
广东省口腔医学重点实验室运行经费(第一批经费)	凌均棨	中山大学	广东省科技计划项目	2014B030301036	100.00
白杨素增强紫杉醇诱导头颈鳞癌细胞凋亡作用及机制研究	王剑宁	中山大学	广东省科技计划项目	2014A020212437	5.00
重症婴幼儿龋儿童变链菌 scrA 基因调控糖代谢的分子机制	周　燕	中山大学	广东省科技计划项目	2014A020212621	5.00
应用 3D 打印技术研发个性化唇侧矫治系统	孔卫东	暨南大学	广东省科技计划项目基金	2015A020214015	30.00
基于炎性单核细胞探讨 TLR4 在糖尿病状态下牙周组织炎症中的作用研究	杨　熙	广东省口腔医院	国家自然科学基金青年科学基金	81500848	21.60
口腔扁平苔藓中活化成纤维细胞对血管内皮细胞生物学特性的影响及其调控机制研究	孟文霞	广东省口腔医院	国家自然科学基金青年科学基金	81500850	21.60
具有对放射性损伤骨趋向性的脂肪间充质干细胞亚群的分离及其归巢行为研究	徐平平	广东省口腔医院	广东省科技计划项目公益研究与能力建设专项	2014A020212239	10.00
CXCL-10 诱导人舌鳞癌细胞增殖及凋亡机制的研究	王治平	广东省口腔医院	广东省科技计划项目社会发展领域科技计划项目	2014A020212549	5.00
LPS 介导 NF-κB 通路调控促炎因子表达诱导种植体周围炎的分子机制的研究	黄元瑾	广东省口腔医院	广东省自然科学基金	2015A030313758	10.00

续表

项目名称	项目负责人	单位	基金来源及名称	批准号或编号	资助金额（万元）
基于干细胞技术的可注射凝胶复合物引导牙髓牙本质组织再生的研究	曾雄群	广东省口腔医院	广东省自然科学基金	2015A030313810	10.00
人骨髓间充质干细胞成骨分化相关的 LncRNA 的筛选、鉴定及分子机制研究	赵建江	广东省口腔医院	广东省自然科学基金	2015A030313787	10.00
牙周炎状态下正畸骨改建过程中 PERK-eIF2α-ATF4 通路的作用研究	段培佳	广东省口腔医院	广东省自然科学基金	2015A030313861	10.00
miRNA 对牙髓干细胞天然免疫受体 TLR4 的调控机制研究	刘　影	广东省口腔医院	广东省自然科学基金博士启动项目	2015A030310071	10.00
单核/巨噬细胞在牙周炎对动脉粥样硬化斑块稳定性影响中的作用及其机制	倪　佳	广东省口腔医院	广东省自然科学基金博士启动项目	2015A030310159	10.00
细胞凋亡蛋白酶在乳牙生理性根吸收中的作用	钱　虹	广东省口腔医院	广州市科技创新委员会科学研究专项	1563000340	20.00
LPS 介导 NF-κB 通路调控促炎因子表达诱导种植体周围炎的分子机制的研究	黄元瑾	广东省口腔医院	广州市科技创新委员会科学研究专项	1563000342	20.00
低能量 Er,Cr:YSGG 激光对种植骨整合的影响	肖立民	广东省口腔医院	广东省医学科研基金	A2015584	0.50
牙周炎引起的 miR-155 高表达机制研究	赵　华	广东省口腔医院	广东省医学科研基金	A2015616	0.50
糖尿病对牙髓细胞炎症应激反应的影响	李晓娜	广东省口腔医院	广东省医学科研基金	A2015200	0.50
钛种植体表面 Ω 微孔外形与大小对成骨细胞成骨效率的影响	张　迪	广东省口腔医院	广东省医学科研基金	A2015578	0.50
Dicer 基因对口腔鳞癌血管生成信号的调控作用研究	高文峰	广东省口腔医院	广东省医学科研基金	A2015215	0.50
一种骨增量钉垂直骨增量作用的实验研究	吕影涛	广东省口腔医院	广东省医学科研基金	A2015595	0.50
Wnt16 在下颌骨发生、改建过程中的表达及其作用机制研究	刘显文	广东省口腔医院	广东省医学科研基金	A2015189	0.50
表观遗传学因素在牙周炎促进肥胖机体胰岛素抵抗中的作用	韩倩倩	广东省口腔医院	广东省医学科研基金	A2015196	0.50
血管生成相关因子在口腔扁平苔藓中的表达研究	孟文霞	广东省口腔医院	广东省医学科研基金	A2015537	0.50
经 RGD 肽段修饰表面为大直径 TiO_2 纳米管的微纳混合形貌其生物性能的体外研究	丁祥龙	广东省口腔医院	广东省医学科研基金	A2015208	0.50
miR-26a 对 LASP-1 介导的细胞迁移性能的影响及机制研究	贾　芳	广东省口腔医院	广东省医学科研基金	A2015589	0.50
拮抗 TLR4 在糖尿病状态促进牙周炎发展的作用研究	杨　熙	广东省口腔医院	广东省医学科研基金	A2015145	1.00

续表

项目名称	项目负责人	单位	基金来源及名称	批准号或编号	资助金额（万元）
第四次全国口腔健康流行病学调查	预防科	广东省口腔医院	国家卫生计生委科教司公益性行业科研专项项目	201502002	103.00
组织功能化纳米羟基磷灰石生物陶瓷及其复合物的合成制备:颌骨缺损修复上的应用	黄达鸿	佛山科学技术学院	国家自然科学基金	51541206	15.00
SDF-1/CXCR4 轴介导内源性细胞归巢的牙髓再生机制研究	陈文霞	广西医科大学	国家自然科学基金	81560183	37.00
促破骨细胞分化相关基因修饰的骨髓间充质干细胞对磷酸钙骨水泥降解成骨的作用研究	廖红兵	广西医科大学	国家自然科学基金	81560190	40.00
机械压力信号在人牙龈成纤维细胞纤维化传导通路中的初步研究	莫水学	广西医科大学	国家自然科学基金	81560188	37.00
广西壮药狗肝菜多糖对涎腺放射性损伤的防护作用及机制研究	王代友	广西医科大学	国家自然科学基金	81560187	37.00
基于 RP 技术与计算机辅助设计的个体化颌骨缺损与咬合关系的修复与重建研究	黄旋平	广西医科大学	广西科学研究技术与开发计划项目	桂科攻 1598012-18	10.00
糖皮质激素对口腔微生态及防御素表达的影响及调控机制研究	陶人川	广西医科大学	广西科学基金重点项目	2015GXNSFDA139018	30.00
甜味受体基因 TAS1R2 多态性与婴幼儿龋易感性的分子流行病学研究	邱荣敏	广西医科大学	广西科学基金青年基金项目	2015GXNSFBA139127	5.00
调节 Lnk-SCF/KIT 信号通路影响糖尿病骨髓基质干细胞骨向分化的实验研究	李　昊	广西医科大学	广西科学基金青年基金项目	2015GXNSFBA139140	5.00
计算机辅助设计与制作个体化微种植体手术导板的应用基础研究	唐　敏	广西医科大学	广西科学基金青年基金项目	2015GXNSFBA139141	5.00
广西事业单位岗位设置和职称评聘问题研究	罗　萍	广西医科大学	广西人力资源和社会保障厅项目	GXZC2015-D3-0633-CGZX	10.00
微格教学在规范口腔医学生临床技能操作的运用	廖明华	右江民族医学院	广西高等教育本科教学改革工程项目	桂教高教[2015]20 号文件，编号 2015JGA312	1.00
Er,Cr:YSGG 激光表面处理技术对纤维桩黏结强度的影响	邓　敏	右江民族医学院	广西高校科学技术研究项目	桂教科研[2015]2 号文件，编号 KY2015YB231	3.00
骨涎蛋白调控软骨细胞增殖及分化的机制研究	周海燕	海南医学院	国家自然科学基金地区科学基金项目	81560354	43.00
低强度脉冲超声协同 DFCs/BMSCs 诱导牙周组织再生的实验研究	宋锦璘	重庆医科大学	国家自然科学基金面上项目	81570981	68.28

续表

项目名称	项目负责人	单位	基金来源及名称	批准号或编号	资助金额（万元）
椎间盘再生的细胞和分子调控机制	杨德琴	重庆医科大学	国家自然科学基金面上项目	31571508	78.00
β-catenin 在丘脑-皮层投射神经发育过程中的功能及作用机制	赵天宇	重庆医科大学	国家自然科学基金面上项目	31571510	73.20
NFκB 信号通路中泛素蛋白酶体系统在牙周病的发病机制和防治中的作用	邓　锋	重庆医科大学	国家自然科学基金面上项目	81570979	68.40
KDM4A 对口腔黏膜上皮细胞自我更新的调控及在其癌变中的作用研究	金　鑫	重庆医科大学	国家自然科学基金青年科学基金	81500855	21.60
仿生 ECM 蛋白水凝胶的合成及其骨修复性质研究	杨　生	重庆医科大学	国家自然科学基金青年科学基金	81500894	21.50
多孔钽材料新型牙种植体的应用开发研究	季　平	重庆医科大学	重庆市科委社会事业与民生保障科技创新专项一般项目	cstc2015shmszx10008	20.00
重庆市儿童口腔健康状况数据建立与口腔疾病综合干预应用研究	张红梅	重庆医科大学	重庆市科委社会事业与民生保障科技创新专项一般项目	cstc2015shmszx00012	20.00
政府购买公共卫生服务绩效评价机制研究	吴小红	重庆医科大学	重庆市科委决策咨询与管理创新重点项目	cstc2015jccxB10003	10.00
KDM4A 调控肿瘤干细胞生成机制及以其为靶点抗口腔鳞癌侵袭转移的研究	金　鑫	重庆医科大学	重庆市科委前沿与应用基础研究一般项目	cstc2015jcyjA10029	5.00
PDLSCs、DPSCs 复合 PRF 逆转全脱位再植年轻恒牙牙根替代性吸收	胡　赟	重庆医科大学	重庆市科委前沿与应用基础研究一般项目	cstc2015jcyjA10028	5.00
DFCs、BMSCs 共培养联合 LIPUS 刺激促进牙周缺损修复的实验研究	胡　波	重庆医科大学	重庆市科委前沿与应用基础研究一般项目	cstc2015jcyjA10035	5.00
基于 3D 打印优化口腔根形种植体微观拓扑结构的生物力学相容性研究	王　超	重庆医科大学	重庆市科委前沿与应用基础研究一般项目	cstc2015jcyjA10027	5.00
口腔数字化正畸新技术高峰论坛	张　翼	重庆医科大学	重庆市科学技术协会	-	2.00
Nd:YAG 激光与传统方法治疗牙龈增生的疗效比较	黄　姣	重庆医科大学	重庆市卫生计生委重点项目	2015ZDXM018	10.00
数字血管神经化背阔肌肌皮瓣重建口腔舌鳞癌舌缺损的临床研究	赵洪伟	重庆医科大学	重庆市卫生计生委重点项目	2015ZDXM019	10.00
全脱位再植年轻恒牙牙根替代性吸收生物工程治疗的应用研究	胡　赟	重庆医科大学	重庆市卫生计生委医学高端后备人才培养项目	2015HBRC009	7.00

续表

项目名称	项目负责人	单位	基金来源及名称	批准号或编号	资助金额（万元）
LIPUS 联合 GTR 治疗牙周炎的临床疗效及方案优化	张晓南	重庆医科大学	重庆市卫生计生委医学高端后备人才培养项目	2015HBRC010	7.00
重庆沙坪坝区与万州三峡库区 7－9 岁儿童第一恒磨牙龋病发病状况及相关因素对比抽样调查与分析	柴召午	重庆医科大学	重庆市卫生计生委面上项目	2015MSXM045	2.00
盐酸米诺环素纳米脂质体对大鼠实验性牙周炎治疗作用的初步观察	邓咏梅	重庆医科大学	重庆市卫生计生委面上项目	2015MSXM046	2.00
PRP 应用于牙髓血管再生治疗的临床应用研究	窦　磊	重庆医科大学	重庆市卫生计生委面上项目	2015MSXM047	2.00
高压氧治疗种植体周围炎可行性研究	胡　娜	重庆医科大学	重庆市卫生计生委面上项目	2015MSXM048	2.00
原花青素对脱矿牙本质的仿生再矿化研究	黄雅静	重庆医科大学	重庆市卫生计生委面上项目	2015MSXM049	2.00
牙龈卟啉单胞菌与老年痴呆症相关性及机制研究	潘兰兰	重庆医科大学	重庆市卫生计生委面上项目	2015MSXM050	2.00
“个性化舌侧-种植体支抗”内收上颌前牙力系的三维有限元力学仿真研究	邱靓星	重庆医科大学	重庆市卫生计生委面上项目	2015MSXM051	2.00
不同发育期口腔疾病筛查与微生物群落结构分析技术的推广与应用	舒　毅	重庆医科大学	重庆市卫生计生委面上项目	2015MSXM052	2.00
不同颅颌面形态及上气道解剖学差异对正颌手术治疗 OSAHS 疗效的相关研究	王云霁	重庆医科大学	重庆市卫生计生委面上项目	2015MSXM053	2.00
骨皮质切开术辅助萎缩牙槽骨内牙移动的临床研究	吴　艳	重庆医科大学	重庆市卫生计生委面上项目	2015MSXM054	2.00
玻璃纤维复合树脂修复体治疗牙周炎后牙食物嵌塞的临床研究	赵美林	重庆医科大学	重庆市卫生计生委面上项目	2015MSXM055	2.00
舌侧正畸系统力学特点的三维有限元分析	周　洁	重庆医科大学	重庆市卫生计生委面上项目	2015MSXM056	2.00
泛素蛋白酶体系统对种植体的磨屑促炎反应和无菌性脱落防治作用的研究	吴晓绵	重庆医科大学	重庆市教委科学技术研究一般项目	KJ1500227	2.00
LIPUS 抑制 LPS 介导的牙周炎症反应及其主要机制的初步研究	蒋　丹	重庆医科大学	重庆市教委科学技术研究一般项目	KJ1500241	2.00
雌激素及其受体调控牙周膜干细胞成骨分化的分子机制	徐晓梅	西南医科大学	四川省科技厅基础研究项目	2015JY0199	10.00

续表

项目名称	项目负责人	单位	基金来源及名称	批准号或编号	资助金额（万元）
微弧氧化-胶原涂层法制 HA/CS-TGF-β1 缓释微球复合涂层钛种植体对糖尿病大鼠的成骨性研究	郑立舸	西南医科大学	口腔疾病研究国家重点实验室开放课题	SKLOD 2015OF09	10.00
“IL-35(iTr35)在口腔扁平苔藓 Th17/Treg 平衡中的作用”	蔡　扬	贵州医科大学	国家自然科学基金地区基金	81460104	47.00
“用于口腔黏膜疾病治疗的新型缓释粉雾制剂的研究”	蔡　扬	贵州医科大学	贵州省人社厅	黔人项目资助合同(2014-9)号	5.00
RANKL/OPG 信号通路在 PTH 促进 SFA 正颌外科术后颌骨改建和正畸加速中的调控效应研究	唐正龙	贵州医科大学	国家自然科学基金地区科学基金	–	47.00
《口腔正畸学》教学案例库建设	徐卫华	贵州医科大学	贵州省教育厅本科教改项目	080800822	4.00
改良可调节腭托-横腭杆＋前庭盾治疗合并口呼吸习惯错殆畸形的临床疗效观察	贾　莹	贵州医科大学	中华口腔医学会西部行口腔医学临床科研基金资助项目	CSA-W2015	6.00
三维可视化模型在口腔解剖生理学课程教学中的新构建和改革	贾　莹	贵州医科大学	贵州省教育厅本科教改项目	黔教高发[2014]378 号	3.50
锌在腭裂发生中的作用及机制研究	宋庆高	遵义医学院	国家自然科学基金	81560182	44.40
miR-3077-5p 对颌骨骨质疏松的 JBMMSCs 的生物学特性的影响及其机制研究	杨晓红	遵义医学院	贵州省三方合作协议项目	黔科合 LH 字[2015]7534 号	5.00
超选择性颞浅动脉逆行插管引导装置的设计及应用研究	胡小华	遵义医学院	贵州省三方合作协议项目	黔科合 LH 字[2015]7510 号	6.00
microRNA-101 在颞下颌关节炎中的功能研究	陈　芳	遵义医学院	贵州省三方合作协议项目	黔科合 LH 字[2015]7508 号	7.00
自体荧光在口腔黏膜潜在恶性疾患癌变早期诊断中的应用	杨建堂	遵义医学院	贵州省三方合作协议项目	黔科合 LH 字[2015]7563 号	5.00
第一恒磨牙的 CBCT 研究	吴剑花	昆明医科大学	云南省教育厅基金项目	C030311	1.00
功能矫形治疗对颞下颌关节影响的 CBCT 影像学研究	尹　康	昆明医科大学	云南省卫生厅内设机构研究项目	2014NS292	5.00
Rsf-1 与涎腺腺样囊性癌发生及相关机制研究	许　彪	昆明医科大学	口腔国家重点实验室项目	SKLOD 2015OF10	10.00
低龄儿童龋临床前防治体系的建立	赵东方	西安交通大学	陕西省资源主导型产业关键技术(链)项目社会发展领域	2015KTCL03-07	30.00
Lin28 参与牙髓损伤修复的作用研究	田剑刚	西安交通大学	陕西省社会发展科技攻关项目	2015SF153	5.00
下颌功能推进器(FMA)的临床应用研究	司新芹	西安交通大学	陕西省社会发展科技攻关项目	2015SF156	5.00
口腔综合治疗台水路中微生物含量分析及感染防控研究	彭　军	西安交通大学	陕西省社会发展科技攻关项目	2015SF155	5.00

续表

项目名称	项目负责人	单位	基金来源及名称	批准号或编号	资助金额（万元）
模拟髓腔组织压力对人牙髓干细胞骨架形态和牙本质向分化和矿化功能的影响	侯铁舟	西安交通大学	陕西省社会发展科技攻关项目	2015SF154	5.00
PTEN 调控 ZEB2 对口腔鳞状细胞癌 EMT 及化疗敏感性的影响	任文豪	西安交通大学	陕西省自然科学基础研究计划	2015JM8396	3.00
应力环境下整合素偶联激酶对人牙周膜细胞生物学行为的影响	邹　蕊	西安交通大学	陕西省自然科学基础研究计划	2015JM8414	3.00
替代性吸收信号传导机制初步探索	郭青玉	西安交通大学	陕西省自然科学基础研究计划	2015JM8401	3.00
新型机械敏感离子通道 Piezo 参与牙本质过敏反应及损伤修复的机制研究	刘瑞瑞	西安交通大学	国家自然科学基金青年科学基金	81500840	18.00
低氧环境下 circRNA-103698 作为 miR-204 海绵对口腔鳞状细胞癌迁移侵袭行为的机制性研究	高　岭	西安交通大学	国家自然科学基金青年科学基金	81502354	18.00
第四次全国口腔健康流行病学调查	黄瑞哲	西安交通大学	2015 年度 1 项公益性行业科研专项子课题	201502002	51.00
2015 年中央财政资金支持社会组织参与社会服务项目方案-西部地区孤残儿童口腔疾病综合防治示范项目	阮建平	西安交通大学	中国牙病防治基金会项目	-	10.00
口腔健康教育规范化研究	阮建平	西安交通大学	中华口腔医学会项目	CSA-P2015-01	5.00
松针提取物 PMNE 防治根面龋的双重功效研究	唐成芳	西安医学院	陕西省科技厅社会发展科技攻关项目	2015SF242	7.00
AIM2 炎症体在牙髓炎症中的调节机理	翟莎菲	西安医学院	陕西省科技厅社会发展科技攻关项目	2015SF157	5.00
黄土高原代表性地区环境微量元素对儿童龋齿发病的可能影响	李子夏	西安医学院	陕西省教育厅专项科研计划项目	15JK1625	2.00
淫羊藿苷诱导人牙周膜干细胞骨向分化及其信号通路研究	余占海	兰州大学	兰州市科技厅	2014-RC-79	20.00
针对口腔龋病微生态宏基因组学研究的技术开发	何祥一	兰州大学	省部级重点实验室开放基金	2015-002	6.00
新型干细胞膜片技术构建预血管化组织工程真皮的研究	范增杰	兰州大学	国家自然科学基金	81571829	56.00
Wnt5a 正向调节 IL-17 参与牙髓免疫调节机制的研究	赵　媛	兰州大学	国家自然科学基金青年基金	81500835	18.00
甘肃省临夏州儿童口腔龋病微生物多样性追踪研究	周建业	西北民族大学	国家自然科学基金地区科学基金项目	31560159	44.00

续表

项目名称	项目负责人	单位	基金来源及名称	批准号或编号	资助金额（万元）
外显子捕获测序技术筛选发现及验证宁夏地区回族 NSCL/P 家系相关突变基因	黄永清	宁夏医科大学	国家自然科学基金地区科学基金	81560181	37.00
控释双组分奥硝唑/bFGF 的引导组织再生膜的构建研究	张华林	宁夏医科大学	国家自然科学基金地区科学基金	81560191	37.00
Sirt6-FoxO 对牙胚间充质细胞分化影响的机制研究	李睿敏	宁夏医科大学	国家自然科学基金青年科学基金	81500810	17.00
基因芯片技术筛选宁夏地区回族非综合症型唇腭裂患者长链非编码 RNA 的研究	李亚娣	宁夏医科大学	宁夏自然科学基金	NZ15174	3.00
朊蛋白在口腔鳞癌顺铂化疗耐受中的作用及机制研究	徐　江	石河子大学	国家自然科学基金地区科学基金项目	81560442	37.00
Naa10p 调控 Pirh2-p53 信号通路在口腔鳞癌侵袭转移中的作用机制研究	曾　妍	石河子大学	国家自然科学基金地区科学基金项目	81560473	41.00
乙酰转移酶 Naa10p 在口腔鳞癌中表达的临床诊断和预后研究	曾　妍	石河子大学	兵团社会发展科技攻关与成果转化计划	2015AD003	30.00
喀什地区 3－5 岁维吾尔族和汉族不同龋敏感儿童口腔细菌群落指纹图谱分析	连冰洁	新疆医科大学	自治区科技厅医学联合基金	2015211C091	5.00
机用 Protaper 结合超声荡洗一次法根管治疗慢性根尖周炎的随机对照试验	孙玉亮	新疆医科大学	自治区科技厅医学联合基金	2015211C093	5.00
牙体牙髓病学 PBL 教学案例编写及应用探索	赵　今	新疆医科大学	新疆医科大学教育改革项目	YG2015052	0.50
口腔颌面部三维生物识别技术应用研究	何惠宇	新疆医科大学	新疆维吾尔自治区科技支疆项目	201591191	40.00
三维打印制备蛋白复合型陶瓷化骨及其颌骨缺损修复能力的实验研究	何惠宇	新疆医科大学	新疆维吾尔自治区自然科学基金	2014211c307	7.00
全唾液分析伴糖尿病及牙周病牙列缺损患者行种植修复预后临床研究	何惠宇	新疆医科大学	乌鲁木齐市科技局科学技术计划项目	Y15130006	15.00
高等医学院校青年教师临床教学能力评价标准研究	王　玲	新疆医科大学	新疆医科大学人文社会科学基金项目改革与发展专项资助	2015XYFG01	0.80
新疆维吾尔语唇腭裂患者语音治疗方法的研究	王　玲	新疆医科大学	中华口腔医学会西部行口腔医学临床科研基金资助项目	CSA-W2015-02	5.00
热休克蛋白家族在正畸牙移动中的表达与调节机制的研究	聂　晶	新疆医科大学	新疆维吾尔自治区自然科学基金青年科学基金	2014211C080	5.00

2015 年出版发行的口腔医学图书

［本栏目收录的图书目录为我国内地口腔医学或相关学科教师、医师所编（著、译）并公开出版发行的口腔医学专业图书，时限自 2015 年 1 月至 12 月（个别增补 2014 年出版）。按各类图书书名的首字汉语拼音字母顺序排序］

著作与教材

2015 口腔医学新进展

主　　编　樊明文
出　　版　人民卫生出版社
出版日期　2015 年 10 月
开　　本　32 开
字　　数　363 千字
页　　数　437 页
定　　价　42.00 元

JCP 临床牙周病学-与牙周病相关的局部因素专辑（中文版）

主　　编　（意）Maurizio Tonetti
译　　者　章锦才
出　　版　辽宁科技出版社
出版日期　2015 年 4 月
开　　本　16 开
页　　数　69 页
定　　价　50.00 元

Peterson 口腔颌面外科原理（上．下卷）（第 3 版）英文版

主　　编　Michael Miloro
　　　　　G. E. Ghali
　　　　　Peter Larson
　　　　　Peter Waite
出　　版　辽宁科学技术出版社
出版时间　2015 年 4 月
开　　本　大 16 开
字　　数　3 392 千字
页　　数　1 706 页
定　　价　599.00 元

超声牙周刮治原理与技术

著　　者　（美）Marie D. George
　　　　　（美）Timothy G. Donley
　　　　　（英）Philip M. Preshaw
译　　者　闫福华　李厚轩　陈斌
出　　版　人民卫生出版社
出版时间　2015 年 7 月
开　　本　16 开
字　　数　300 千字
页　　数　211 页
定　　价　120.00 元

唇腭裂手术麻醉

丛书主编　石冰
主　　编　王淼
出　　版　人民军医出版社
出版日期　2015 年 2 月
开　　本　16 开
字　　数　180 千字
页　　数　151 页
定　　价　80.00 元

唇腭裂手术治疗

丛书主编　石冰
主　　编　王袭　李承浩
出　　版　人民军医出版社
出版日期　2015 年 2 月
开　　本　16 开
字　　数　210 千字
页　　数　179 页
定　　价　150.00 元

唇腭裂正畸治疗

丛书主编　石冰
主　　编　黄宁　杨超
出　　版　人民军医出版社

出版日期　2015 年 2 月
开　　本　16 开
字　　数　115 千字
页　　数　136 页
定　　价　120.00 元

腭裂语音评估与治疗
丛书主编　石冰
主　　编　李杨　尹恒
出　　版　人民军医出版社
出版日期　2015 年 2 月
开　　本　16 开
字　　数　247 千字
页　　数　209 页
定　　价　99.00 元

儿童口腔科诊疗指南与护理常规
主　　编　秦满
副 主 编　夏斌
顾　　问　葛立宏
出　　版　人民卫生出版社
出版日期　2015 年 9 月
开　　本　32 开
字　　数　117 千字
页　　数　149 页
定　　价　49.00 元

耳鼻咽喉口腔恶性肿瘤非手术治疗
主　　编　屈永涛　张慧平　何强
出　　版　华中科技大学出版社
出版日期　2015 年 6 月
开　　本　16 开
字　　数　316 千字
页　　数　204 页
定　　价　58.00 元

固定义修复学精要(第 4 版)
编　　著　(美)Herbert T. shillingburg
主　　译　冯海兰
出　　版　人民军医出版社
出版日期　2015 年 1 月
开　　本　16 开
字　　数　876 千字
页　　数　527 页
定　　价　250.00 元

可摘局部义齿工艺技术(全国中等医药卫生职业教育“十二五”规划教材　供口腔修复工艺技术专业用)
主　　编　杨亚茹
出　　版　中国中医药出版社
出版日期　2015 年 3 月
开　　本　16 开
字　　数　406 千字
页　　数　279 页
定　　价　55.00 元

口唇颜面美容丰盈术
原　　著　(美)Robert Gordon
主　　译　管国强　马文盛　管慧妍
出　　版　人民卫生出版社
出版时间　2015 年 3 月
开　　本　16 开
字　　数　300 千字
页　　数　200 页
定　　价　89.00 元

口腔材料学(第 3 版)(国家卫生和计划生育委员会“十二五”规划教材全国高等医药教材建设研究会“十二五”规划教材全国高职高专学校教材)(供口腔医学、口腔医学技术专业用)
主　　审　赵信义
主　　编　王荃　马惠萍
副 主 编　毛珍娥　贺志芳　刘洋
出　　版　人民卫生出版社
出版日期　2015 年 2 月
开　　本　16 开
字　　数　341 千字
页　　数　209 页
定　　价　35.00 元

口腔工艺管理(国家卫生和计划生育委员会“十二五”规划教材全国高等医药教材建设研究会“十二五”规划教材全国高职高专学校教材　供口腔医学、口腔医学技术专业用)
主　　编　吕广辉　岳莉
副 主 编　陈凤贞　尹崇志　杨洪涛　任华
出　　版　人民卫生出版社

出版日期　2015 年 1 月
开　　本　16 开
字　　数　220 千字
页　　数　132 页
定　　价　26.00 元

口腔公共卫生学
编　　著　李刚
出　　版　第四军医大学出版社
出版日期　2015 年 1 月
开　　本　16 开
页　　数　354 页
定　　价　85.00 元

口腔固定修复工艺技术（第 3 版）（国家卫生和计划生育委员会“十二五”规划教材全国高等医药教材建设研究会“十二五”规划教材全国高职高专学校教材　供口腔医学、口腔医学技术专业用）
主　　编　李长义　李水根
副 主 编　蒋菁　黄强生　翟晓棠
出　　版　人民卫生出版社
出版日期　2015 年 1 月
开　　本　16 开
字　　数　487 千字
页　　数　304 页
定　　价　45.00 元

口腔颌面-头颈部肿瘤生物学
主　　编　陈万涛
出　　版　上海交通大学出版社
出版时间　2015 年 5 月
开　　本　16 开
字　　数　884 千字
页　　数　429 页
定　　价　180.00 元

口腔颌面-头颈外科手术学（国家“十二五”重点图书出版规划项目）
主　　编　邱蔚六
出　　版　安徽科学技术出版社
出版日期　2015 年 3 月
开　　本　16 开
字　　数　500 千字
页　　数　608 页
定　　价　152.00 元

口腔颌面外科查房手册
主　　编　胡勤刚
主　　审　邱蔚六
出　　版　人民卫生出版社
出版日期　2015 年 10 月
开　　本　16 开
字　　数　470 千字
页　　数　422 页
定　　价　69.00 元

口腔颌面外科门诊手术操作规范与技巧
主　　编　赵吉宏
副 主 编　康海阔　蔡育
出　　版　北京大学医学出版社
出版日期　2015 年 3 月
开　　本　大 16 开
字　　数　479 千字
页　　数　281 页
定　　价　165.00 元

口腔颌面外科学（第 3 版）（“十二五”全国高职高专口腔医学和口腔医学技术专业规划教材）
主　　编　胡砚平　万前程
副 主 编　张清彬　李金源　范珍明
出　　版　人民卫生出版社
出版日期　2015 年 3 月
开　　本　16 开
字　　数　608 千字
页　　数　399 页
定　　价　55.00 元

口腔颌面医学影像学（第 2 版）（北京大学口腔医学教材）
主　　编　马绪臣
出　　版　北京大学医学出版社
出版日期　2014 年 12 月
开　　本　大 16 开
字　　数　603 千字
页　　数　312 页
定　　价　55.00 元

口腔护理技术
主　　编　邱娟
副 主 编　彭厚诚　关明星
出　　版　人民卫生出版社
出版日期　2015 年 7 月
开　　本　16 开
页　　数　95 页
定　　价　16.00 元

口腔解剖生理学(第 3 版)(国家卫生和计划生育委员会“十二五”规划教材全国高等医药教材建设研究会“十二五”规划教材全国高职高专学校教材　供口腔医学、口腔医学技术专业用)
主　　编　马莉　原双斌
副 主 编　王福　纪晴
出　　版　人民卫生出版社
出版日期　2015 年 2 月
开　　本　16 开
字　　数　487 千字
页　　数　301 页
定　　价　59.00 元

口腔科护理手册(第 2 版)
主　　编　赵佛容　李秀娥　邓立梅
出　　版　科学出版社
出版日期　2015 年 6 月
开　　本　32 开
字　　数　246 千字
页　　数　355 页
定　　价　48.00 元

口腔科疾病用药分册
主　　编　陈美玲　杜光
出　　版　湖北科技出版社
出版日期　2015 年 1 月
开　　本　32 开
页　　数　193 页
定　　价　14.80 元

口腔临床实习前培训教程(全国高等学校教材　供口腔医学专业用)
主　　编　石冰
出　　版　人民卫生出版社
出版日期　2015 年 5 月
开　　本　16 开
字　　数　608 千字
页　　数　395 页
定　　价　53.00 元

口腔流行病学(第 3 版)(高等医药院校教材　供口腔、预防、临床医学类专业用　供口腔本科生、研究生及专科医师用)
主　　编　闫永平
出　　版　第四军医大学出版社
出版日期　2015 年 1 月
开　　本　16 开
字　　数　450 千字
页　　数　298 页
定　　价　39.00 元

口腔内科学(第 3 版)(国家卫生和计划生育委员会“十二五”规划教材全国高等医药教材建设研究会“十二五”规划教材全国高职高专学校教材)(供口腔医学、口腔医学技术专业用)
主　　编　顾长明　杨家瑞
副 主 编　杜凤芝　金雪青　李安泽
出　　版　人民卫生出版社
出版日期　2015 年 1 月
开　　本　16 开
字　　数　657 千字
页　　数　413 页
定　　价　56.00 元

口腔内科学高级教程(高级卫生专业技术资格考试指导用书)
主　　编　凌均棨
出　　版　人民军医出版社
出版日期　2015 年 8 月
开　　本　16 开
页　　数　596 页
定　　价　240.00 元

口腔黏膜病疑难病案分析
主　　编　周曾同
出　　版　中国中医药出版社
出版日期　2015 年 1 月

开　　本　16 开
字　　数　151 千字
页　　数　179 页
定　　价　58.00 元

口腔修复工艺图谱
原　　著　(意)Romeo Paseetta
　　　　　Davide Dainese
主　　译　罗云　王敏　黄敏
出　　版　人民军医出版社
出版日期　2015 年 6 月
开　　本　16 开
字　　数　406 千字
页　　数　416 页
定　　价　699.00 元

口腔修复工艺学(北京大学口腔医学教材)
主　　编　周永胜　佟岱
出　　版　北京大学医学出版社
出版日期　2014 年 12 月
开　　本　大 16 开
字　　数　647 千字
页　　数　346 页
定　　价　79.00 元

口腔修复学(第 3 版)(国家卫生和计划生育委员会"十二五"规划教材全国高等医药教材建设研究会"十二五"规划教材全国高职高专学校教材　供口腔医学、口腔医学技术专业用)
主　　编　姚江武　麻健丰
出　　版　人民卫生出版社
出版日期　2015 年 1 月
开　　本　16 开
字　　数　535 千字
页　　数　332 页
定　　价　69.00 元

可摘局部义齿修复工艺技术(第 3 版)(国家卫生和计划生育委员会"十二五"规划教材全国高等医药教材建设研究会"十二五"规划教材全国高职高专学校教材　供口腔医学、口腔医学技术专业用)
主　　编　林雪峰　潘灏
副 主 编　姬海莲　郭蕊欣　胡飞琴
出　　版　人民卫生出版社
出版日期　2015 年 1 月
开　　本　16 开
字　　数　462 千字
页　　数　287 页
定　　价　43.00 元

口腔学专业知识-医疗卫生系统公开招聘工作人员考试核心考点 2015
编　　著　中公教育医疗卫生系统考试研究院
出　　版　世界图书出版公司
出版日期　2015 年 1 月
开　　本　16 开
字　　数　528 千字
页　　数　344 页
定　　价　39.00 元

口腔医学口腔颌面影像科分册(国家卫生和计划生育委员会住院医师规范化培训规划教材)
主　　编　王铁梅　余强
出 版 社　人民卫生出版社
出版时间　2015 年 6 月
开　　本　大 16 开
页　　数　430 页
定　　价　83.00 元

口腔医学口腔内科分册(国家卫生和计划生育委员会住院医师规范化培训规划教材)
主　　编　凌均棨　陈智
副 主 编　孙正　牛玉梅　俞立英　等
出 版 社　人民卫生出版社
出版时间　2015 年 8 月
开　　本　16 开
字　　数　743 千字
页　　数　411 页
定　　价　95.00 元

口腔医学美学(第 3 版)(国家卫生和计划生育委员会"十二五"规划教材全国高等医药教材建设研究会"十二五"规划教材全国高职高专学校教材)(供口腔医学口腔医学技术专业用)
主　　编　于海洋　胡荣党
副 主 编　张华坤　周芳　唐勇

出　　版　人民卫生出版社
出版日期　2015 年 2 月
开　　本　16 开
字　　数　438 千字
页　　数　276 页
定　　价　59.00 元

口腔预防保健基础（全国中等医药卫生职业教育"十二五"规划教材　供口腔修复工艺技术专业用）
主　　编　苏光伟
出　　版　中国中医药出版社
出版日期　2015 年 2 月
开　　本　16 开
字　　数　280 千字
页　　数　189 页
定　　价　29.00 元

口腔预防医学
主　　编　任彦萍　王春风
出　　版　中国医药科技出版社
出版日期　2015 年 8 月
开　　本　16 开
字　　数　305 千字
页　　数　235 页
定　　价　32.00 元

口腔正畸策略控制与技巧
主　　编　白丁　赵志河
出　　版　人民卫生出版社
出版日期　2015 年 10 月
开　　本　16 开
字　　数　1 331 千字
页　　数　659 页
定　　价　339.00 元

口腔正畸工艺技术（全国中等医药卫生职业教育十二五规划教材　供口腔修复工艺技术专业用）
主　　编　胡景团
出　　版　中国中医药出版社
出版日期　2015 年 2 月
开　　本　16 开
字　　数　290 千字
页　　数　197 页
定　　价　35.00 元

口腔正畸技术精粹《世界正畸学杂志》经典病例回顾
主　　编　（美）格拉伯
主　　译　周彦恒　柳大为
出　　版　人民军医出版社
出版日期　2015 年 4 月
开　　本　16 开
字　　数　282 千字
页　　数　250 页
定　　价　160.00 元

口腔正畸学（第 **3** 版）（国家卫生和计划生育委员会"十二五"规划教材全国高等医药教材建设研究会"十二五"规划教材全国高职高专学校教材　供口腔医学、口腔医学技术专业用）
主　　编　左艳萍　杜礼安
副 主 编　易建国　谢静忠　史建陆
出　　版　人民卫生出版社
出版日期　2015 年 1 月
开　　本　16 开
字　　数　341 千字
页　　数　209 页
定　　价　34.00 元

口腔正畸学导读
主　　编　张华坤
出　　版　北京大学医学出版社
出版日期　2015 年 5 月
开　　本　16 开
字　　数　280 千字
页　　数　169 页
定　　价　78.00 元

口腔正畸中锥形束 CT(CBCT)应用临床指南
原　　著　Sunil D. Kapila
主　　译　李煌　白丁
出　　版　人民军医出版社
出版日期　2015 年 11 月
开　　本　16 开
字　　数　772 千字
页　　数　405 页

定　　价　288.00 元

口腔种植的风险防范

主　　编　陈江
出　　版　人民军医出版社
出版日期　2015 年 11 月
开　　本　16 开
字　　数　358 千字
页　　数　248 页
定　　价　198.00 元

口腔种植临床问题解决方案

著　　者　(日)簗瀨武史　江黑徹
　　　　　竹岛明道　村上弘
主　　译　张健　熊炬
出　　版　辽宁科学技术出版社
出版日期　2015 年 9 月
开　　本　16 开
页　　数　106 页
定　　价　148.00 元

口腔种植中的数字化技术

主　　编　彭伟　游嘉
出　　版　人民卫生出版社
出版日期　2015 年 6 月
开　　本　16 开
字　　数　95 千字
页　　数　69 页
定　　价　39.00 元

口腔种植助手实操图谱

主　　编　(日)中山香　马场精　石川知弘
译　　者　杨磊　杨果杰
出　　版　辽宁科学技术出版社
出版日期　2015 年 11 月
开　　本　16 开
字　　数　256 千字
页　　数　288 页
定　　价　300.00 元

口腔组织病理学理论与实验教学彩色袖珍图谱

主　　编　王丽珍
出　　版　军事医学科学出版社
出版日期　2015 年 1 月
开　　本　大 32 开
字　　数　280 千字
页　　数　312 页
定　　价　58.00 元

面部轮廓整形美容外科学

主　　编　艾玉峰　柳大烈
副 主 编　归来　张智勇　侯敏
出　　版　浙江科学技术出版社
出版日期　2015 年 4 月
开　　本　16 开
字　　数　750 千字
页　　数　451 页
定　　价　330.00 元

临床颌学——成功修复指导(第 **2** 版)

主　　编　谢秋菲
出　　版　科学技术出版社
出版日期　2014 年 12 月
开　　本　16 开
字　　数　493 千字
页　　数　333 页
定　　价　198.00 元

临床牙周病学(种植体周围炎专辑中文版)

主　　编　(意)托尼提(Tonetti M.)
主　　译　章锦才
出　　版　辽宁科技出版社
出版日期　2014 年 10 月
开　　本　16 开
字　　数　50 千字
页　　数　81 页
定　　价　50.00 元

颅颌面骨内固定原则-创伤与正颌外科

主　　编　(德)Michael Ehrenfeld
　　　　　(美)Paul N Manson
　　　　　(瑞士)Joachim Prein
主　　译　沈国芳
出　　版　山东科学技术出版社
出版日期　2015 年 9 月
开　　本　16 开
页　　数　309 页

定　　价　200.00 元

全科牙医之道

著　　者　秦伟光

出　　版　人民卫生出版社

出版日期　2015 年 2 月

开　　本　32 开

字　　数　500 千字

页　　数　193 页

定　　价　60.00 元

全口咬合重建

主　　编　姜婷　张海

出　　版　人民卫生出版社

出版日期　2015 年 5 月

开　　本　16 开

字　　数　558 千字

页　　数　265 页

定　　价　198.00 元

全口义齿工艺技术(第 3 版)(国家卫生和计划生育委员会"十二五"规划教材全国高等医药教材建设研究会"十二五"规划教材全国高职高专学校教材供口腔医学、口腔医学技术专业用)

主　　编　王跃进　景先明

副 主 编　许少平　闵曦　熊坤

出　　版　人民卫生出版社

出版日期　2015 年 1 月

开　　本　16 开

字　　数　268 千字

页　　数　193 页

定　　价　39.00 元

人类牙体图谱(英文版)

作　　者　Charles J. Goodacre

出　　版　人民卫生出版社

出版日期　2015 年 6 月

开　　本　32 开

字　　数　85 千字

页　　数　99 页

定　　价　69.00 元

社区口腔健康教育指导

主　　编　陈曦

出　　版　上海交通大学出版社

出版日期　2015 年 11 月

开　　本　32 开

字　　数　122 千字

页　　数　144 页

定　　价　29.00 元

实用口腔诊疗镇静技术

主　　编　Stanley F. Malamed

主　　译　葛立宏

出　　版　人民卫生出版社

出版日期　2015 年 1 月

开　　本　大 16 开

字　　数　1 183 千字

页　　数　453 页

定　　价　128.00 元

实用口腔正畸临床技术图谱

主　　编　武广增

副 主 编　周权　洪宝

出　　版　辽宁科学技术出版社

出版日期　2015 年 1 月

开　　本　16 开

字　　数　460 千字

页　　数　355 页

定　　价　198.00 元

现代口腔种植学(第 3 版)

著　　者　(美)CARLE. MISCH

主　　译　李德华

译　　者　宋应亮　马威　谢超　等

出　　版　人民军医出版社

出版日期　2015 年 2 月

开　　本　16 开

字　　数　1 632 千字

页　　数　922 页

定　　价　680.00 元

牙齿大研究

编　　著　关口浩

出　　版　人民邮电出版社

出版日期　2014 年 7 月

开　　本　16 开

字　　数　75 千字
页　　数　79 页
定　　价　39.00 元

牙周病与口腔种植临床诊治要点(第 5 版)
主　　编　(美)Lisa A. Harpenau
Richard T. Kao
William P. Lundergan
Mariano Sanz
主　　译　麻健丰　郑宝玉
主　　审　闫福华
出　　版　人民卫生出版社
出版时间　2015 年 7 月
开　　本　大 16 开
字　　数　774 千字
页　　数　400 页
定　　价　199.00 元

牙周病诊疗指南
主　　编　(英)瓦莱丽. 克拉里修
(英)阿拉德纳. 图奈特
(美)罗伯特. 丁. 金柯
主　　译　潘亚萍
出　　版　辽宁科学技术出版社
出版日期　2015 年 2 月
开　　本　16 开
字　　数　300 千字
页　　数　201 页
定　　价　100.00 元

牙齿发育异常
主　　编　刘英群
副 主 编　王锐　吕学超
编　　导　刘蔚民
摄　　像　杨光
解　　说　陈静然
制　　片　孙亚良
出　　版　人民卫生出版社
出版日期　2015 年 1 月

眼耳鼻喉口腔科护理(国家卫生和计划生育委员会“十二五”规划教材　供护理、助产专业用)
主　　编　黄海芸
出　　版　人民卫生出版社
出版日期　2015 年 7 月
开　　本　16 开
页　　数　237 页
定　　价　33.00 元

眼耳鼻咽喉口腔科护理(国家卫生和计划生育委员会“十二五”规划教材)(供护理类专业用)
主　　编　彭韶平　吴玉华
出　　版　人民卫生出版社
出版日期　2015 年 8 月
开　　本　16 开
页　　数　273 页
定　　价　29.00 元

眼耳鼻咽喉口腔科护理学(第 3 版)
主　　编　王文涛
出　　版　高等教育出版社
出版日期　2015 年 8 月
开　　本　16 开
字　　数　440 千字
页　　数　286 页
定　　价　32.00 元

张口呼吸——需警惕的不良习惯
主　　编　卢晓峰　朱敏　王猛
出　　版　北京大学医学出版社
出版日期　2015 年 7 月
开　　本　16 开
字　　数　118 千字
页　　数　88 页
定　　价　20.00 元

正畸舌侧矫治技术-蘑菇型弓丝技术与舌侧托槽
著　　者　(韩)景熙文
主　　译　许衍　王震东
出　　版　东南大学出版社
出版日期　2014 年 12 月
开　　本　大 16 开
字　　数　343 千字
页　　数　258 页
定　　价　150.00 元

中国口腔医学教育史

主　　编　周学东　叶玲
出　　版　高等教育出版社
出版日期　2015年3月
开　　本　16开
字　　数　256千字
页　　数　319页
定　　价　54.00元

中国口腔医学年鉴2014年卷

主　　编　周学东
出　　版　四川科学技术出版社
出版日期　2015年9月
开　　本　16开
字　　数　440千字
页　　数　302页
定　　价　83.00元

中国口腔种植临床精萃(2015年卷)

名誉主编　邱蔚六　王大章
主　　编　王兴　刘宝林
执行主编　宿玉成
秘　　书　赵阳
出　　版　人民军医出版社
出版时间　2015年9月
开　　本　16开
字　　数　1 399千字
页　　数　819页
定　　价　399.00元

中国牙齿美学病例精选2015

主　　编　王兴
执行主编　刘峰
出　　版　人民卫生出版社
出版时间　2015年5月
开　　本　大16开
字　　数　922千字
页　　数　474页
定　　价　268.00元

种植体周围炎

原　　著　Stefan Renvert
　　　　　Jean-Louis Giovannoli
主　　译　丁一
出　　版　人民军医出版社
出版日期　2015年11月
开　　本　16开
字　　数　219千字
页　　数　259页
定　　价　499.00元

种植牙手术中的骨采集、骨移植和骨成形技术——从基础开始快速进阶

著　　者　(日)嶋田淳
主　　译　段建民
出　　版　人民军医出版社
出版日期　2015年1月
开　　本　16开
字　　数　470千字
页　　数　26页
定　　价　98.00元

中国牙周病防治指南(2014版)

主　　编　孟焕新
出　　版　人民卫生出版社
出版日期　2015年1月
开　　本　16开
字　　数　87千字
页　　数　43页
定　　价　16.00元

总义齿学续

著　　者　徐军
出　　版　人民卫生出版社
出版日期　2015年8月
开　　本　16开
字　　数　131千字
页　　数　126页
定　　价　78.00元

阻生智齿拔除术临床实用图解——涡轮钻法

主　　编　罗顺云
审　　阅　赵继志
出　　版　人民卫生出版社
出版日期　2015年11月
开　　本　16开

字　　数　341 千字
页　　数　202 页
定　　价　99.00 元

医师考试类

口腔医师历年考点精析与避错 2015
主　　编　本书专家组
出　　版　协和医科大学出版社
出版日期　2015 年 1 月
开　　本　16 开
页　　数　471 页
定　　价　70.00 元

口腔医师实践技能应试指导(含助理医师)2015
主　　编　本书编委会
出　　版　协和医科大学出版社
出版日期　2015 年 1 月
开　　本　16 开
页　　数　131 页
定　　价　50.00 元

口腔医师应试习题集 2015
主　　编　本书专家组
出　　版　协和医科大学出版社
出版日期　2015 年 1 月
开　　本　16 开
字　　数　740 千字
页　　数　475 页
定　　价　98.00 元

口腔医师应试指导 2015
主　　编　本书专家组
出　　版　协和医科大学出版社
出版日期　2015 年 1 月
开　　本　16 开
字　　数　1 200 千字
页　　数　654 页
定　　价　99.00 元

口腔医师资格考试考试考点速记掌中宝 2015
主　　编　刘颖
出　　版　中国医药科技出版社
出版日期　2015 年 2 月
开　　本　32 开
字　　数　265 千字
页　　数　357 页
定　　价　25.00 元

口腔医学(综合)精选习题集 2016
主　　编　朱亚琴
出　　版　人民卫生出版社
出版日期　2015 年 11 月
开　　本　16 开
定　　价　55.00 元

口腔医学技术精选习题集 2016
主　　编　林雪峰　付强
出　　版　人民卫生出版社
出版日期　2015 年 11 月
开　　本　16 开
定　　价　45.00 元

口腔执业医师国家医师资格考试模拟试卷 2015
主　　编　医师资格考试专家组
出　　版　人民卫生出版社
出版时间　2015 年 2 月
开　　本　16 开
字　　数　608 千字
页　　数　388 页
定　　价　75.00 元

口腔执业医师国家医师资格考试模拟试卷 2016
主　　编　陈智
出　　版　人民卫生出版社
出版时间　2015 年 11 月
开　　本　16 开
字　　数　608 千字
页　　数　388 页
定　　价　75.00 元

口腔执业医师国家医师资格考试模拟试题解析 2015
主　　编　医师资格考试指导用书专家编写组
出　　版　人民卫生出版社
出版时间　2015 年 1 月
开　　本　16 开
字　　数　413 千字

页　　数　266 页
定　　价　65.00 元

口腔执业医师国家医师资格考试模拟试题解析 2016
主　　编　医师资格考试专家组
出　　版　人民卫生出版社
出版时间　2015 年 10 月
开　　本　16 开
字　　数　413 千字
页　　数　266 页
定　　价　65.00 元

口腔执业医师国家医师资格考试实践技能考试理论必备与操作指南 2016
作　　者　周洪
出　　版　人民卫生出版社
出版时间　2015 年 11 月
开　　本　16 开
字　　数　640 千字
页　　数　385 页
定　　价　70.00 元

口腔执业医师国家医师资格考试实践技能指导用书 2015
作　　者　医师资格考试指导用书专家编写组
出　　版　人民卫生出版社
出版时间　2015 年 1 月
开　　本　16 开
字　　数　358 千字
页　　数　212 页
定　　价　55.00 元

口腔执业医师国家医师资格考试医学综合指导用书 2016
主　　编　医师资格考试专家组
出　　版　人民卫生出版社
出版时间　2015 年 10 月
开　　本　16 开
字　　数　1 920 千字
页　　数　1 087 页
定　　价　185.00 元

口腔执业医师国家医师资格考试医学综合指导用书 2016
主　　编　医师资格考试专家组
出　　版　人民卫生出版社
出版时间　2015 年 10 月
开　　本　16 开
字　　数　358 千字
页　　数　212 页
定　　价　55.00 元

口腔执业医师考前冲刺密押卷 2015（医学综合笔试部分）
主　　编　华职医学网考试研究院
出　　版　东南大学出版社
出版日期　2015 年 7 月
开　　本　16 开
字　　数　416 千字
页　　数　288 页
定　　价　52.00 元

口腔执业医师历年考点精编 2015［国家执业医师资格考试（含部队）推荐辅导用书］
主　　编　张翼鹏
出　　版　人民军医出版社
出版日期　2015 年 1 月
开　　本　16 开
字　　数　810 千字
页　　数　520 页
定　　价　89.00 元

口腔执业医师模拟试卷 2015（医学综合笔试部分）
主　　编　本书编委会
出　　版　协和医科大学出版社
出版日期　2015 年 1 月
开　　本　16 开
定　　价　38.00 元

口腔执业医师应试宝典 2015［国家执业医师资格考试（含部队）推荐辅导用书］
主　　编　袁海洋　李颖超
出　　版　人民军医出版社
出版日期　2015 年 1 月
开　　本　16 开
字　　数　940 千字

页　　数　617 页
定　　价　108.00 元

口腔执业医师专家命题预测试卷 2015［国家执业医师资格考试（含部队）推荐辅导用书］
主　　编　袁海洋
出　　版　人民军医出版社
出版日期　2015 年 2 月
开　　本　16 开
字　　数　210 千字
页　　数　50 页
定　　价　30.00 元

口腔执业医师资格考试采分点必背 2015
主　　编　刘洋
出　　版　协和医科大学
出版日期　2015 年 1 月
开　　本　32 开
页　　数　455 页
定　　价　38.00 元

口腔执业医师资格考试冲刺模考 2015
主　　编　医师资格考试专家组
出　　版　人民卫生出版社
出版时间　2015 年 3 月
开　　本　16 开
字　　数　373 千字
页　　数　232 页
定　　价　55.00 元

口腔执业医师资格考试冲刺试卷 2015
主　　编　冯培明
出　　版　中国医药科技出版社
出版日期　2015 年 5 月
开　　本　16 开
字　　数　256 千字
页　　数　166 页
定　　价　28.00 元

口腔执业医师资格考试考前评估测试卷 2015
主　　编　赵晓勇
出　　版　第四军医大出版社
出版日期　2015 年 5 月
开　　本　16 开
字　　数　465 千字
页　　数　348 页
定　　价　49.00 元

口腔执业医师资格考试历年考点精析与拓展 2015（第 3 版）
主　　编　国家医师资格考试命题研究专家组
出　　版　中国医药科技出版社
出版日期　2015 年 3 月
开　　本　16 开
字　　数　648 千字
页　　数　308 页
定　　价　39.00 元

口腔执业医师资格考试历年真题纵览与考点评析 2015（第 2 版）
主　　编　刘洪臣　李亚男　葛成　龚振宇
出　　版　军事医学科学出版社
出版日期　2015 年 3 月
开　　本　16 开
字　　数　1 311 千字
页　　数　617 页
定　　价　86.00 元

口腔执业医师资格考试临考押题试卷 2015
主　　编　李钧　韩彦峰　熊巍
出　　版　军事医学科学出版社
出版日期　2015 年 2 月
开　　本　16 开
字　　数　519 千字
页　　数　268 页
定　　价　45.00 元

口腔执业医师资格考试试题金典 2015
作　　者　本书编委会
出　　版　人民卫生出版社
出版时间　2015 年 4 月
开　　本　16 开
页　　数　440 页
定　　价　80.00 元

口腔执业医师资格考试试题金典 2016
主　　编　医师资格考试专家组
出　　版　人民卫生出版社

出版时间　2015年11月
开　　本　16开
字　　数　907千字
页　　数　438页
定　　价　80.00元

口腔执业医师资格考试通关必做3 000题2015(第3版)
主　　编　国家医师资格考试命题研究专家组
出　　版　中国医药科技出版社
出版日期　2015年4月
开　　本　16开
字　　数　632千字
页　　数　288页
定　　价　45.00元

口腔执业医师资格考试通关必做3 000题2015(第3版)
主　　编　国家医师资格考试命题研究专家组
出　　版　中国医药科技出版社
出版日期　2015年4月
开　　本　16开
字　　数　632千字
页　　数　288页
定　　价　45.00元

口腔执业助理医师国家医师资格考试模拟试卷2015
主　　编　医师资格考试专家组
出　　版　人民卫生出版社
出版时间　2015年2月
开　　本　16开
字　　数　340千字
页　　数　209页
定　　价　50.00元

口腔(助理)执业医师高频案例剖析——过关宝典
主　　编　刘志辉
副 主 编　张颖丽　倪世磊
出　　版　吉林科学技术出版社
出版时间　2015年6月
开　　本　16开
字　　数　630千字
定　　价　240.00元

口腔执业助理医师国家医师资格考试模拟试卷2016
主　　编　陈智
出　　版　人民卫生出版社
出版时间　2015年11月
开　　本　16开
字　　数　340千字
页　　数　209页
定　　价　50.00元

口腔执业助理医师国家医师资格考试模拟试题解析2015
主　　编　医师资格考试指导用书专家编写组
出　　版　人民卫生出版社
出版时间　2015年1月
开　　本　16开
字　　数　292千字
页　　数　180页
定　　价　50.00元

口腔执业助理医师国家医师资格考试模拟试题解析2016
主　　编　医师资格考试指导用书专家编写组
出　　版　人民卫生出版社
出版时间　2015年11月
开　　本　16开
字　　数　292千字
页　　数　180页
定　　价　52.00元

口腔执业助理医师国家医师资格考试实践技能考试理论必备与操作指南2016
主　　编　周洪
出　　版　人民卫生出版社
出版时间　2015年11月
开　　本　16开
字　　数　512千字
页　　数　312页
定　　价　58.00元

口腔执业助理医师国家医师资格考试实践技

能指导用书 2015

主　　编　医师资格考试指导用书专家编写组
出　　版　人民卫生出版社
出版时间　2015 年 1 月
开　　本　16 开
字　　数　282 千字
页　　数　157 页
定　　价　42.00 元

口腔执业助理医师国家医师资格考试实践技能指导用书 2016

主　　编　医师资格考试专家组
出　　版　人民卫生出版社
出版时间　2015 年 10 月
开　　本　16 开
字　　数　282 千字
页　　数　157 页
定　　价　45.00 元

口腔执业助理医师国家医师资格考试医学综合指导用书 2016

主　　编　医师资格考试专家组
出　　版　人民卫生出版社
出版时间　2015 年 10 月
开　　本　16 开
字　　数　1 024 千字
页　　数　622 页
定　　价　118.00 元

口腔执业助理医师考前冲刺密押卷 2015（医学综合笔试部分）

主　　编　华职医学网考试研究院
出　　版　东南大学出版社
出版日期　2015 年 5 月
开　　本　16 开
字　　数　322 千字
页　　数　248 页
定　　价　36.00 元

口腔执业助理医师历年考点精编 2015［国家执业医师资格考试（含部队）推荐辅导用书］

主　　编　张翼鹏
出　　版　人民军医出版社
出版日期　2015 年 1 月
开　　本　16 开
字　　数　475 千字
页　　数　297 页
定　　价　49.00 元

口腔执业助理医师应试宝典 2015［国家执业医师资格考试（含部队）推荐辅导用书］

主　　编　李瑞利
出　　版　人民军医出版社
出版日期　2015 年 1 月
开　　本　16 开
字　　数　556 千字
页　　数　370 页
定　　价　69.00 元

口腔执业助理医师资格考试采分点必背 2015

主　　编　刘婷姣
出　　版　协和医科大学出版社
出版日期　2015 年 1 月
开　　本　32 开
页　　数　409 页
定　　价　30.00 元

口腔执业助理医师资格考试冲刺试卷 2015（第 **4** 版）

主　　编　冯培明
出　　版　中国医药科技出版社
出版日期　2015 年 4 月
开　　本　16 开
字　　数　135 千字
页　　数　80 页
定　　价　18.00 元

口腔执业助理医师资格考试考点速记掌中宝 2015

主　　编　刘颖
出　　版　中国医药科技出版社
出版日期　2015 年 2 月
开　　本　32 开
字　　数　120 千字
页　　数　185 页
定　　价　18.00 元

口腔执业助理医师资格考试历年考点精析与

拓展(第**3**版)(全国卫生专业技术资格考试权威推荐用书)
编　　写　国家医师资格考试命题研究专家组
出　　版　中国医药科技出版社
出版日期　2015 年 2 月
开　　本　16 开
字　　数　333 千字
页　　数　162 页
定　　价　29.00 元

口腔执业助理医师资格考试通关必做 2000 题(第**3**版)
主　　编　国家医师资格考试命题研究专家组
出　　版　中国医药科技出版社
出版日期　2015 年 4 月
开　　本　16 开
字　　数　315 千字
页　　数　144 页
定　　价　29.00 元

口腔助理医师历年考点精析与避错 2015
主　　编　本书编委会
出　　版　协和医科大学出版社
出版日期　2015 年 1 月
开　　本　16 开
页　　数　353 页
定　　价　54.00 元

口腔助理医师应试习题集 2015
主　　编　本书编委会
出　　版　协和医科大学出版社
出版日期　2015 年 1 月
开　　本　16 开
页　　数　262 页
定　　价　68.00 元

口腔助理医师应试指导 2015
主　　编　本书专家组
出　　版　协和医科大学出版社
出版日期　2015 年 1 月
开　　本　16 开
字　　数　940 千字
页　　数　459 页
定　　价　75.00 元

口腔助理医师资格考试历年真题纵览与考点评析 2015
主　　编　谭包生　刘长营　马攀
出　　版　军事医学科学出版社
出版日期　2015 年 1 月
开　　本　16 开
字　　数　546 千字
页　　数　261 页
定　　价　36.00 元

口腔助理医师资格考试临考押题试卷及解析 2015
主　　编　夏登胜　谭包生　石莉
出　　版　军事医学科学出版社
出版日期　2015 年 1 月
开　　本　16 开
字　　数　370 千字
定　　价　38.00 元

全国硕士研究生入学考试口腔综合考点精编与历年真题题库
主　　编　张金沙
出　　版　安徽科技出版社
出版日期　2015 年 1 月
开　　本　16 开
字　　数　1 145 千字
页　　数　576 页
定　　价　128.00 元

张博士医考红宝书口腔执业含助理医师精华版 2015(全**4**册)
主　　编　张银合
出　　版　中国医药科技出版社
出版日期　2015 年 4 月
开　　本　32 开
字　　数　1 195 千字
页　　数　1 703 页
定　　价　135.00 元

工具书、科普类和其他

宝宝爱刷牙
主　　编　韩永成　王鹏

出　　版　中国农业出版社
出版日期　2015 年 08 月
开　　本　24 开本
字　　数　30 千字
页　　数　24 页
定　　价　18.00 元

健康，从牙开始——口腔护理常识篇

主　　编　胡菁颖　严红
出　　版　人民军医出版社
出版日期　2015 年 8 月
开　　本　16 开
字　　数　96 千字
页　　数　111 页
定　　价　36.00 元

口腔常见疾病 296 个怎么办(第 2 版)

主　　编　吴效民
出　　版　中国协和医科大学出版社
出版日期　2015 年 4 月
开　　本　16 开
字　　数　256 千字
页　　数　256 页
定　　价　28.00 元

口腔常见疾病 296 个怎么办(第 2 版)

主　　编　吴效民
出　　版　中国协和医科大学出版社
出版时间　2015 年 4 月
开　　本　16 开
字　　数　150 千字
页　　数　168 页
定　　价　28.00 元

口腔医学行业标准规范及指南(**2005—2015**)

编　　著　中华口腔医学会
出　　版　人民军医出版社
出版日期　2015 年 10 月
开　　本　16 开
字　　数　574 千字
页　　数　375 页
定　　价　99.00 元

老年健康之道——口腔疾病防治 300 问

主　　编　房倩华
出　　版　人民军医出版社
出版日期　2015 年 8 月
开　　本　16 开
字　　数　189 千字
页　　数　164 页
定　　价　25.00 元

现代牙槽外科新技术

主　　编　赵吉宏
副 主 编　汪湧
出　　版　人民卫生出版社
出版日期　2015 年 12 月
开　　本　16 开
字　　数　414 字
页　　数　259 页
定　　价　125.00 元

牙齿泡泡浴

主　　编　韩永成　王鹏
出　　版　中国农业出版社
出版日期　2015 年 8 月
开　　本　24 开本
字　　数　30 千字
页　　数　24 页
定　　价　18.00 元

牙科诊所的医患沟通(第 2 版)

主　　编　于秦曦
副 主 编　于大光
出　　版　人民卫生出版社
出版日期　2015 年 8 月
开　　本　16 开
字　　数　206 千字
页　　数　208 页
定　　价　38.00 元

（吴　婷）

学会工作

学会组织机构

中华口腔医学会及其口腔医学专业委员会与学组

▲中华口腔医学会第一届口腔护理专业委员会(2015 年 8 月 12 日成立)

顾　　问　邓大军 卢爱工

主任委员　李秀娥

副主任委员　(8 人,按姓氏笔画排序)

刘东玲　刘　蕊　阮　洪
林丽婷　赵佛容　俞雪芬
徐佑兰　高玉琴

常务委员　(53 人,按姓氏笔画排序)

马丽辉　王　卫　王庆华
王芳云　王　鸣　王春丽
王春梅　王慧敏　毛　靖
文学锦　由小蓉　冉　芳
吕艾芹　吕　波　吕　艳
庄玉兰　刘东玲　刘彦慧
刘　蕊　阮　洪　孙宏玉
苏桂花　李秀娥　李岩峰
李　莉　吴红梅　邱钧琦
宋　贤　宋　清　张亚仙
张忠平　范雪兰　林丽婷
罗　姜　罗　琼　金英淑
赵佛容　赵树红　查春红
侯雅蓉　俞雪芬　宫琦玮
姚　兰　姚志清　贾丽琴
徐佑兰　高玉琴　黄香河
彭　军　韩佳南　雷建华
路海云　戴艳梅

委　　员　(188 人,按姓氏笔画排序)

刁淑华　于勐军　马月华
马玉宏　马丽辉　马春凤
马　婕　王　卫　王凤英
王玉静　王会英　王庆华
王宇群　王芳云　王　鸣
王春丽　王春梅　王　珏
王玲芳　王　莉　王继明
王　鸿　王雅荣　王　婷
王媛平　王翠萍　王慧敏
王　燕　毛　靖　文学锦
孔雅华　石凤红　石兴莲
叶丽娜　叶秀恬　叶国凤
田春娟　由小蓉　冉　芳
冯　岩　冯　晶　毕小琴
吕艾芹　吕　波　吕　艳
朱雪美　庄玉兰　刘东玲
刘良兰　刘松梅　刘　明
刘治宇　刘俭玲　刘姣玲
刘彦慧　刘晓芬　刘晓霞
刘家宁　刘　婧　刘嘉智
刘　蕊　齐方梅　阮妙华
阮　洪　孙迎春　孙宏玉
苏桂花　杜　波　李大兰
李　华　李秀娥　李　沙
李岩峰　李秋华　李俊新
李艳秋　李　莉　李　倩
李　娟　李继宏　李　彬
李雪晶　李琳娜　李　静
李　聪　李燕娥　杨永懿
杨红梅　杨苏琴　杨　楠
吴红梅　吴丽玫　吴　宣
邱钧琦　邹亚清　宋　贤

宋　清　张月春　张世凡
张亚仙　张丽萍　张丽琴
张忠平　张　莹　张　惠
张道春　张　瑜　张燕萍
陈叶俊　陈兆冰　陈守会
陈　香　陈恒雯　陈章群
范雪兰　林丽婷　杭赛英
畅　红　罗　姜　罗　琼
罗　葳　季中蕾　岳海莉
金英淑　周　军　周国娟
周　群　郑晓丹　赵佛容
赵　宏　赵树红　赵　雯
胡志萍　胡丽萍　查春红
郦美玲　侯雅蓉　俞雪芬
姜淑杰　宫琦玮　姚　兰
姚志清　姚　娜　姚　惠
贺艳霞　袁卫军　贾丽琴
贾　琳　顾长虹　顾忆闻
徐佑兰　徐　胜　徐燕华
高玉琴　高　苑　唐国妹
唐爱红　黄香河　黄　健
黄慧萍　曹力燕　曹丽萍
戚维舒　梁　燕　彭小莉
彭　军　韩秀玲　韩佳南
惠秀丽　程　春　鲁　喆
游　杰　雷建华　路海云
詹捷玲　蔡亚南　廖　莹
端莉梅　谭晓娟　翟　晶
熊　英　黎　晔　潘丽珍
潘晓菁　薛　花　戴　轶
戴艳梅　戴　莉

学术秘书　王春丽

工作秘书　王　倩

▲第四届口腔医学教育专业委员会组成人员名单(2015 年 8 月 21 日换届成立)

顾　　问　凌均棨　张连云

主任委员　边　专

候任主任委员　郭传瑸

前任主任委员　王松灵

副主任委员　(7 人,按姓氏笔画排序)
王　林　叶　玲　林正梅
周　诺　郑东翔　郑家伟
贺建军

常务委员　(28 人,按姓氏笔画排序)
王　林　王松灵　王　茜
牛卫东　牛玉梅　邓嘉胤
叶　玲　边　专　孙卫斌
苏俭生　李　松　李　昂
李铁军　吴补领　何家才
陈　江　林正梅　季　平
周延民　周　青　周　诺
郑东翔　郑家伟　贺建军
徐　欣　郭传瑸　唐瞻贵
谢志坚

委　　员　(94 人,按姓氏笔画排序)
马净植　马　洪　王元银
王　林　王松灵　王　茜
王　荃　牛卫东　牛玉梅
邓　婧　邓嘉胤　石培凯
叶　玲　冯剑颖　边　专
吕艳超　朱　勇　任秀云
向　彬　刘　敏　米方林
江　泳　孙卫斌　孙宏晨
严　斌　苏俭生　李志强
李奉华　李　松　李　昂
李金源　李铁军　李翠英
李　谨　杨国利　杨　凯
吴立鹏　吴补领　吴建勇
何家才　余占海　辛蔚妮
张凌琳　张　铭　张　磊
陈传俊　陈　江　林正梅
季　平　岳阳丽　金武龙
金海威　周延民　周　青
周　诺　郑东翔　郑根建
郑家伟　赵　今　赵望泓
胡温庭　柳忠豪　姜巧玲
姚江武　贺建军　贺　瑞
贺慧霞　秦明群　耿海霞

柴　健　徐　欣　高秀秋
高　静　郭传瑸　唐国瑶
唐　昭　唐瞻贵　陶人川
黄永清　黄桂林　曹　颖
阎　英　屠军波　葛林虎
蒋　丹　程　辉　曾常爱
谢志坚　谢思静　靳趁心
廖明华　熊世江　潘乙怀
戴艳梅

青年委员　(11 人,按姓氏笔画排序)
王月红　王　剑　亓益品
司　燕　孟柳燕　钱　明
曹　霞　葛少华　董　蕊
谢　诚　黎　彦

学术秘书　杨　凯　孟柳燕

工作秘书　李翠英

▲第六届口腔颌面外科专业委员会成员名单

(2015 年 9 月 24 日换届成立)

顾　　问　张志愿　俞光岩

前任主任委员　赵怡芳

主任委员　刘彦普

候任主任委员　石　冰

副主任委员　(6 人,按姓氏笔画排序)
王慧明　卢　利　李祖兵
杨　驰　张志光　郭传瑸

常务委员　(41 人,按姓氏笔画排序)
王予江　王　如　王志勇
王慧明　木合塔尔·霍加
石　冰　卢　利　朱保玉
刘彦普　刘　锋　孙长伏
李龙江　李祖兵　杨　驰
吴汉江　吴煜农　何　悦
沈国芳　张文峰　张东升
张　伟　张志光　张陈平
张　益　张　彬　张　斌
林李嵩　季　平　周　诺
郑家伟　封兴华　胡开进
胡　敏　胡　静　郭传瑸
郭家平　唐瞻贵　韩正学
韩新光　谢志坚　廖贵清

委　　员　(148 人,按姓氏笔画排序)
马　洪　马　秦　王予江
王永功　王旭东　王　军
王　如　王志勇　王晓霞
王恩群　王　涛　王稚英
王慧明　木合塔尔·霍加
尹晓东　石　冰　卢　利
达林泰　曲卫国　朱　林
朱保玉　朱慧勇　任战平
刘少华　刘中寅　刘彦普
刘　浩　刘维贤　刘雁鸣
刘　锋　刘锡青　刘静明
江宏兵　汤　炜　许君武
许　彪　孙小娟　孙长伏
孙志军　孙　坚　孙国文
孙明磊　孙沫逸　苏　彤
李龙江　李永生　李　军
李志勇　李克义　李祖兵
李　勇　李福军　杨旭东
杨　驰　杨宏宇　杨建荣
吴汉江　吴　烨　吴煜农
何　悦　何黎升　何　巍
冷卫东　沈　军　沈国芳
张　力　张文峰　张东升
张　伟　张志光　张陈平
张　益　张　彬　张　琪
张　斌　阿地力·莫明
陈仁吉　陈　刚　陈伟辉
陈林林　陈松龄　陈敏洁
邵乐南　邵益森　林李嵩
尚　伟　尚政军　罗　恩
季　平　周中华　周　青
周　健　周　诺　郑根建
郑家伟　封兴华　赵云富
赵华强　赵建江　赵洪伟
赵继志　胡开进　胡砚平
胡　敏　胡　静　南欣荣
段晓峰　保森竹　侯劲松

俞创奇 施 斌 费 伟
贺国权 贾玉林 殷学民
高 瞻 郭传瑸 郭家平
唐瞻贵 黄永清 黄远亮
黄 欣 黄桂林 黄旋平
常群安 梁新华 屠军波
彭利伟 彭 歆 董玉英
蒋灿华 韩正学 韩 冰
韩新光 喻建军 傅 升
傅豫川 焦艳军 焦晓辉
谢志坚 谢富强 路彤彤
蔡志刚 廖建兴 廖贵清
谭颖徽 潘 剑 潘朝斌

青年委员 (21 人,按姓氏笔画排序)
马建明 王 成 王 杭
孔 亮 田 磊 冯芝恩
许 辉 麦华明 李运峰
李 智 应彬彬 沈 毅
张富贵 单小峰 胡延佳
钦传奇 徐中飞 黄圣运
黄海涛 黄雪蕾 蔡 鸣

学术秘书 何 悦

工作秘书 王琪贇 魏建华

▲中华口腔医学会第一届口腔美学专业委员会(2015 年 9 月 24 日成立)

顾问 王 兴

名誉主任委员 刘洪臣

主任委员 谭建国

副主任委员 马楚凡 陈 江 陈 智
房 兵 徐 欣 韩向龙

常委 (21 人,按姓氏笔画排序)
马楚凡 王光护 刘 峰
李鸿波 吴 哲 陈小冬
陈亚明 陈 江 陈 智
房 兵 孟玉坤 赵 克
侯本祥 徐 欣 黄 翠
黄 慧 曹 强 韩向龙
傅柏平 谭建国 樊 聪

委员 (75 人,按姓氏笔画排序)
马红梅 马敏先 马楚凡
王小琴 王仁飞 王光护
王 屹 王 涛 王 熙
邓 婧 卢海燕 叶晓昂
史作慧 白丽霞 包向军
冯剑颖 吕亚林 刘伟才
刘 峰 刘筱菁 江青松
孙 凤 孙迎春 孙 莉
严 明 李厚轩 李鸿波
李超伦 李毅萍 杨 帆
肖 瑞 吴 哲 何利邦
何 畏 邹 敏 张华林
张 漫 张磊涛 陈小冬
陈亚明 陈 钢 陈 江
陈 俊 陈 勇 陈 智
迪丽努尔·阿吉 房 兵
孟玉坤 赵 克 胡文杰
柯 杰 侯本祥 骆泉丰
徐 欣 高 旭 郭 航
郭 菁 黄元瑾 黄 弘
黄 翠 黄 慧 黄 懽
曹 阳 曹 强 彭 勃
韩向龙 傅柏平 谢伟丽
詹 曦 蔡志斌 廖红兵
谭建国 樊 聪 魏文佳
魏 松

青年委员 (17 人,按姓氏笔画排序)
王亚柯 王芳萍 王 富
方 明 师晓蕊 任光辉
刘 宇 李 率 杨 秩
邹 波 张慧慧 陈 立
徐光宙 唐 甜 黄盛斌
程 立 雷 浪

学术秘书 刘 峰

工作秘书 陈 立 刘晓强

▲中华口腔医学会第六届口腔黏膜病专业委员会成员名单(2015 年 10 月 16 日换届成立)

主任委员 刘宏伟

候任主任委员 唐国瑶

副主任委员 （4 人，按姓氏笔画排序）
陈谦明 陈瑞扬 周 刚
程 斌
常务委员 （21 人，按姓氏笔画排序）
王万春 王小平 刘宏伟
刘 青 关晓兵 吴颖芳
张玉幸 陈作良 陈谦明
陈瑞扬 周 刚 聂敏海
徐岩英 唐国瑶 陶人川
戚向敏 蒋伟文 程 斌
曾 昕 蔡 扬 魏秀峰
委员 （59 人，按姓氏笔画排序）
王万春 王小平 王新文
吕晓丽 朱建华 刘宏伟
刘 青 刘 莉 刘晓松
闫志敏 关晓兵 江 潞
孙红英 杜格非 李 蔚
李曙霞 杨 健 吴迎涛
吴颖芳 何 园 何健民
张玉幸 张 英 张媛媛
陈方淳 陈作良 陈谦明
陈瑞扬 武云霞 苗群爱
罗 刚 周 刚 周海文
郑立武 赵丹萍 赵 峰
胡 勇 耿 宁 聂敏海
夏 娟 徐岩英 高义军
唐国瑶 唐 巍 陶人川
陶小安 戚向敏 符起亚
蒋伟文 程 斌 曾启新
曾 昕 谢云德 蔡 扬
漆 明 薛 瑞 戴 琳
魏秀峰 魏 昕
青年委员 （21 人，按姓氏笔画排序）
王 欣 王 辉 任 倩
杜 岩 杨建堂 肖红喜
何鹏飞 但红霞 张 静
陈小冰 金 鑫 周 倩
胡 萍 侯晓辉 高 峰
葛 林 韩 莹 鲍喆煊
廖 左 颜世果 魏本娟
顾问 周曾同 彭解英
前任主任委员 孙 正
学术秘书 闫志敏
工作秘书 韩 莹

▲中华口腔医学会第三届中西医结合专业委员会成员名单（2015 年 10 月 16 日换届成立）

主任委员 林 梅
候任主任委员 华 红
副主任委员 （4 人，按姓氏笔画排序）
王文梅 李佳瑜 周永梅
周 威
常务委员 （19 人，按姓氏笔画排序）
王文梅 王健平 王 智
华 红 李佳瑜 何 虹
汪喻忠 张水龙 陈英新
苟建重 范 媛 林 梅
周永梅 周红梅 周 威
段开文 郭 伟 葛化冰
谭 劲
委员 （57 人，按姓氏笔画排序）
马鹏飞 王文梅 王汉明
王国芳 王健平 王 智
孔庆华 左渝陵 石 晶
吕 霞 华 红 许春娇
许彦枝 许艳真 孙志达
李佳瑜 邱丽华 邱宜农
何 虹 谷群英 汪喻忠
沈雪敏 张水龙 张文萍
张 虹 陈立忠 陈英新
苟建重 范 媛 林 梅
罗冬青 周永梅 周红梅
周 威 周 瑜 周 楠
宗娟娟 赵 民 柏景坪
钟良军 段开文 段 宁
侯晓薇 洪 筠 宣 静
姚 华 袁昌青 殷 操
郭 伟 唐杰清 黄小瑾
康 军 康媛媛 梁文红

葛化冰　曾　堃　谭　劲

青年委员　(18 人,按姓氏笔画排序)

丁　虹　马婧媛　王　翔
卢　锐　刘　伟　刘　英
刘　洋　刘晨路　孙俊毅
李朝军　杨续艳　吴　岚
张招娣　周俊波　周　璿
娄佳宁　聂艳萍　储　庆

顾　问　李元聪　黄颐玉　戚清权
蓢新春

前任主任委员　周曾同

学术秘书　周红梅

工作秘书　周　瑜

▲中华口腔医学会第五届口腔种植专业委员会成员名单(2015 年 10 月 29 日)

顾　问　吴大怡

前任主任委员　李德华

主任委员　王佐林

候任主任委员　宿玉成

副主任委员　(11 人,按姓氏笔画排序)

王慧明　邓飞龙　邱立新
宋应亮　陈　江　林　野
周延民　周磊　宫　苹
施　斌　赖红昌

常务委员　(40 人,按姓氏笔画排序)

王佐林　王慧明　邓飞龙
邓春富　叶　平　李晓红
李德华　吴轶群　邱立新
何家才　谷志远　邸　萍
宋应亮　张志勇　陈　宁
陈　江　陈卓凡　林　野
季　平　周延民　周　磊
孟维艳　赵保东　柳忠豪
施　斌　宫　苹　袁　泉
耿　威　夏海斌　顾新华
徐　欣　徐淑兰　郭平川
唐志辉　黄远亮　黄盛兴
常晓峰　宿玉成　童　昕
赖红昌

委　员　(121 人,按姓氏笔画排序)

马国武　马　威　马泉生
王仁飞　王聿明　王远勤
王佐林　王国平　王　峰
王稚英　王鹏来　王　熙
王慧明　木合塔尔·霍加
戈　怡　邓飞龙　邓春富
左　军　叶　平　叶钟泰
史久慧　付　钢　冯　青
曲　哲　吕广辉　吕亚林
任贵云　刘一涵　刘传通
刘继红　刘清辉　刘静明
刘　鑫　汤春波　孙致宗
孙　竞　孙　烨　李志刚
李京平　李春明　李晓红
李德华　杨　成　杨建军
吴　东　吴轶群　吴豪阳
邱立新　何　军　何宝杰
何家才　余占海　余优成
谷志远　邸　萍　邹德荣
沈庆平　宋应亮　张大勇
张文云　张玉峰
张　宇(广东)
张　宇(北京)
张志宏　张志勇　张　健
陈　宁　陈　江　陈希柱
陈卓凡　陈　波　范海东
范　震　林　野　季　平
周延民　周尚敏　周　磊
郑根建　郑葆春　孟维艳
赵保东　赵静辉　胡秀莲
柳忠豪　施　斌　姜宝岐
宫　苹　秦　猛　袁　泉
耿　威　莫安春　夏海斌
顾新华　徐世同　徐　欣
徐淑兰　徐　普　高　军
郭平川　郭吕华　唐志辉
黄远亮　黄盛兴　常晓峰
宿玉成　董广英　董　强

董　毅　程志鹏　童　昕
温　波　谢志刚　赖红昌
雷建亮　满　毅　蔡潇潇
韶　波　谭包生　滕立钊
魏　娜

▲第五届口腔颌面放射专业委员会成员名单

（2015 年 11 月 08 日换届成立）

主任委员　程　勇
候任主任委员　王　虎
副主任委员　（4 人，按姓氏笔画排序）
王松灵　王铁梅　张祖燕
陈金武
常务委员　（17 人，按姓氏笔画排序）
王平仲　王松灵　王　虎
王铁梅　李　刚　李志民
李　波　余　强　张祖燕
陈金武　郑广宁　孟庆江
曹代荣　梁　欣　程　勇
傅开元　曾东林
委员　（54 人，按姓氏笔画排序）
于美清　马　兰　王平仲
王松灵　王　虎　王铁梅
王朝俭　邓　斌　石慧敏
叶　平　朱祥奎　刘　明
刘　敏　刘　鹏　祁森荣
孙　超　李天亮　李生娇
李　刚　李志民　李国菊
李　波　肖　玲　吴红兵
何展飞　余　强　沙晓雁
张　伟　张　凯　张治勇
张祖燕　张德明　陈金武
陈建荣　武俊婷　范颖峰
郑广宁　屈振宇　孟庆江
赵晓帆　柳登高　秦东京
夏东彬　郭兰田　郭　军
陶晓峰　曹代荣　梁　欣
韩方凯　程　勇　傅开元
普启宏　曾东林　魏丽丽
青年委员　（12 人，按姓氏笔画排序）
王　培　乐维婕　曲兴民
朱　凌　刘媛媛　闫　波
孙志鹏　张智玲　陈德华
林梓桐　游　梦　谢晓艳
顾问　马绪臣
前任主任委员　余　强
学术秘书　李　刚
工作秘书　魏丽丽

▲第三届全科口腔医学专业委员会成员名单

（2015 年 11 月 14 日换届成立）

顾问　李伟力
前任主任委员　刘洪臣
主任委员　徐宝华
候任主任委员　王　霄
副主任委员　（7 人，按姓氏笔画排序）
尹　林　邓旭亮　陈莉莉
贾安琦　高承志　谢　洪
潘　宣
常务委员　（60 人，按姓氏笔画排序）
王左敏　王学金　王　霄
毛　钊　方厂云　尹　林
邓旭亮　申　海　冯崇锦
吕亚林　朱亚琴　朱国雄
刘青梅　刘荣森　刘洪臣
孙　勇　杨建军　吴佩玲
余优成　邹德荣　冷卫东
汪建中　汪饶饶　张书平
张东升　张　凯　张晓东
张　彬　张清彬　张惠珍
张　飙　陈巨峰　陈永进
陈莉莉　邵　丹　范　群
林松杉　周继祥　赵文峰
赵红宇　荀文兴　柯　杰
段建民　费　伟　贺小宁
贾安琦　夏登胜　徐宝华
高承志　郭　莉　郭家平
盛列平　彭　诚　蒋　勇
韩晓兰　谢　洪　潘　洁
潘　宣　戴红卫　魏　斌

委　　员　(175 人,按姓氏笔画排序)
丁继芬　卜令学　于　旸
于　岚　马　宁　马红梅
马晟利　马晨麟　王世霞
王左敏　王立军　王　芬
王　昊　王国栋　王忠东
王忠群　王学金　王莉莉
王海林　王　鸿　王　霄
牛文芝　毛小泉　毛　钊
方厂云　尹　林　邓礼辉
邓旭亮　邓　巍　左渝陵
石　晶　申　海　田晓文
史　真　丛　芳　冯铁军
冯崇锦　成　洲　曲天磊
吕亚林　朱亚琴　朱国雄
乔广艳　后　军　刘文书
刘　宇　刘青梅　刘荣森
刘洪臣　刘维贤　米修奎
江　泳　孙世尧　孙　勇
孙振宇　李从华　李克义
李岩峰　李海如　李雪莲
李雅彬　李　斌　李毅萍
李　璞　杨永进　杨再波
杨　成　杨　征　杨建军
杨德圣　肖玉鸿　吴东红
吴佩玲　吴高义　余光生
余优成　奂中平　邹廷前
邹德荣　冷卫东　汪建中
汪饶饶　宋宏杰　宋　萌
张书平　张东升　张志华
张志宏　张　旻　张　凯
张　津　张晓东　张　彬
张清彬　张惠珍　张新海
张　飙　陈巨峰　陈永进
陈志远　陈丽春　陈建钢
陈莉娅　陈莉莉　陈桂军
邵　丹　邵龙泉　范　群
林松杉　欧阳奇明　罗洪
周　威　周　振　周继祥
鱼灵会　郑雨燕　赵文峰
赵世英　赵守亮　赵红宇
赵　强　赵　颖　郝自宝
荀文兴　胡永权　柯　杰
钟　凡　段建民　侯晓薇
费　伟　姚金光　贺小宁
贺慧霞　贾安琦　夏志刚
夏登胜　钱文昊　徐远志
徐连来　徐宝华　徐培成
徐静舒　高承志　郭　军
郭红延　郭建青　郭　莉
郭家平　陶　洪　曹良菊
盛列平　崔三哲　梁宇红
随丽娜　彭友俭　彭　诚
葛化冰　葛　成　蒋灿华
蒋　勇　韩泽民　韩俊力
韩晓兰　程志刚　程瑞修
谢　洪　雷　韦　廖旭晖
潘　洁　潘　宣　戴红卫
戴　群　魏志民　魏利敏
魏　斌

青年委员　(19 人,按姓氏笔画排序)
马　攀　王俊成　王　琳
王　燕　刘敬一　许永伟
李　景　杨　娅　吴　赟
张　东　张艳丽　庞春燕
胡　丽　栗洪师　阎　旭
谢红军　谢克贤　詹　静
廖正宇

学术秘书　潘　洁　于　岚
工作秘书　刘敬一　刘乙颖

▲中华口腔医学会老年口腔医学专业委员会

(2015 年 12 月 4 日换届成立)

顾　　问　栾文民　刘洪臣
前任主任委员　吴补领
主任委员候选人　范　兵
候任主任委员候选人　张亚庆
副主任委员候选人　(5 人,按姓氏笔画排序)

吴红崑　张汉平　陆支越
蒋伟文　储冰峰

常务委员候选人　(26 人,按姓氏笔画排序)
朱庆萍　闫　萍　孙晓菊
李国强　吴文蕾　吴红崑
吴补领　沙鑫家　张汉平
张亚庆　陆支越　陈　曦
范　兵　林崇韬　欧阳勇
周崇阳　单兆臣　赵望泓
贾兴亚　高　杰　郭　斌
郭子杰　黄晓晶　蒋伟文
储冰峰　楼北雁

委　　员　(93 人,按姓氏笔画排序)
于书娟　卫克文　卫　彦
马净植　王　静　王永功
王亦菁　王恩群　文卫东
叶金海　吕晓智　朱庆萍
朱琳虹　向学熔　刘　学
刘兴容　刘忠奇　闫　萍
闫文娟　江千舟　孙书昱
孙晓菊　李　冰　李　艳
李　谨　李生娇　李丽华
李国强　杨　泓　杨　舸
杨瑟飞　吴文蕾　吴双燕
吴红崑　吴补领　何　冰
何　俐　何升腾　余日月
沙鑫家　张　明　张　结
张玉凤　张汉平　张亚庆
张忠提　张新春　陆支越
陈　曦　邵　军　范　伟
范　兵　林　成　林　媛
林松杉　林崇韬　欧阳勇
周会喜　周崇阳　郑立娟
单兆臣　房思炼　赵红萍
赵望泓　赵燕平　昭日格图
逄键梁　贾兴亚　党　平
徐默菡　翁维民　高　杰
高永波　郭　峰　郭　斌
郭子杰　郭长军　郭红延
唐　颖　黄定明　黄晓晶
戚向敏　崔吉民　商　红
梁　燕　蒋伟文　程兴焕
储冰峰　曾利伟　谢尧莉
楼北雁　戴永雨　戴丽霞

青年委员候选人　(21 人,按姓氏笔画排序)
王海燕　史　亮　冯　瑾
吕海鹏　朱笑菲　刘一涵
李　萍　李昌盛　吴大明
汪　林　张思思　陈　婷
陈婧娉　周　毅　房付春
屈铁军　赵静辉　聂蓉蓉
阎　旭　韩　扬　阚克华

学术秘书候选人　闫文娟

工作秘书候选人　范　伟

▲中华口腔医学会第五届口腔病理学专业委员会组成人员名单(2014 年 5 月 9 日换届成立)

顾　　问　于世凤

主任委员　李铁军

候任主任委员　钟　鸣

前任主任委员　李　江

副主任委员　(5 人,按姓氏笔画排序)
孙宏晨　陈　宇　陈新明
周　峻　胡济安

常务委员　(17 人,按姓氏笔画排序)
王　洁　刘来奎　孙宏晨
汤晓飞　齐　红　李　江
李铁军　杜启涛　肖　晶
陈　宇　陈小华　陈新明
周　峻　姚丽艳　胡济安
钟　鸣　高　岩　黄晓峰
蒋　勇

委　　员　(57 人,按姓氏笔画排序)
王　丽　王丽珍　王　洁
王新红　包广洁　田　臻
刘来奎　刘　源　向　彬
吕红兵　吕怀盛　孙宏晨
朱　锋　汤亚玲　汤晓飞
齐　红　余东升　宋晓燕

张　芳　张佳莉　张建成
张泽兵　李玉皓　李　江
李宏捷　李铁军　李敏启
杜启涛　杨丽芳　杨邵东
肖　晶　陈小华　陈乔尔
陈　宇　陈　艳　陈新明
陈蔚华　周　峻　周静萍
岳阳丽　林　晨　祈　兵
罗海燕　姚丽艳　姚志刚
胡济安　赵天宇　钟　鸣
卿海云　徐　萌　耿　宁
袁晓红　高　岩　章　燕
黄晓峰　蒋　勇　韩丽姝

学术秘书　陈　艳
工作秘书　张建运

▲中华口腔医学会口腔麻醉学专业委员会组成人员名单（2015年4月14日换届成立）

顾　　问　方　才　石学银　刘可斌
梁　敏
前任主任委员　徐礼鲜
主任委员　姜　虹
候任主任委员　张　惠
副主任委员　（3人，按姓氏笔画排序）
王　淼　刘瑞昌　李　刚
常务委员　（18人，按姓氏笔画排序）
卜林明　王　淼　邓晓明
石立新　刘瑞昌　孙绪德
李　刚　闵红星　张　卫
张铁军　张　惠　单维芳
钟泰迪　姜　虹　耿智隆
贾　珍　徐礼鲜　徐　辉
委　　员　（57人，按姓氏笔画排序）
卜林明　马龙先　王心怡
王　淼　邓晓明　石立新
石景辉　申　岱　兰智琦
吕洁萍　刘友坦　刘瑞昌
刘　颖　齐敦益　孙绪德
孙　强　李文献　李　刚
李向京　李　彤　李建军
李　娟　杨旭东　吴　志
邱晓东　闵红星　汪品高
张　卫　张国良　张　娇
张铁军　张　倩　张　惠
陈志峰　陈　彪　林瑞华
林献忠　郁　葱　季　永
周燕丰　单维芳　钟泰迪
施小彤　姜　虹　耿智隆
贾　珍　夏　氢　倪　文
徐礼鲜　徐旭仲　徐　辉
黄绍农　黄　燕　彭　涛
董海龙　韩冲芳　蔡宏伟
学术秘书　陈志峰
工作秘书　孙　宇　但颖之

中国医师协会口腔医师分会

▲中国医师协会口腔医师分会第四届委员会组成人员名单（2015年4月6日）

会　　长　郭传瑸
名誉会长　俞光岩
副会长　（15人，按姓氏笔画排序）
王　林　王佐林　王建国
王慧明　甘宝霞　边　专
周　洪　周延民　林　野
胡勤刚　赵志河　赵铱民
凌均棨　栗震亚　郭　莲
总干事　林　野
副总干事　（6人，按姓氏笔画排序）
冯希平　张　伟　张　铭
杨　征　沈曙铭　程　勇

常务委员　（56 人，按姓氏笔画排序）

马卫东　王　林　王佐林
王建国　王晓毅　王慧明
邓　锋　冯希平　卢　利
卢海平　甘宝霞　白玉兴
边　专　刘月华　刘泓虎
刘洪臣　朱洪水　许　彪
何家才　张　伟　张　斌
张并生　杨丕山　杨建荣
沈曙铭　阿地力·莫明
陆支越　陈　江　陈吉华
陈莉莉　周　洪　周　诺
周延民　季　平　林　野
胡勤刚　赵志河　赵铱民
凌均棨　唐瞻贵　徐　欣
栗震亚　郭　莲　郭传瑸
高　平　常晓峰　章锦才
麻健丰　黄永清　曾融生
程　勇　程　斌　董福生
谢志坚　路振富　魏奉才

委　　员　（163 人，按姓氏笔画排序）

马卫东　马国武　马晟利
马晨麟　王　云　王　林
王　涛　王万春　王仁飞
王立军　王佐林　王建国
王晓毅　王稚英　王鹏来
王慧明　木合塔尔·霍加
牛玉梅　牛忠英　方厂云
尹　林　邓　婧　邓　锋
甘宝霞　厉　松　石考龙
卢　利　卢友光　卢海平
田自锋　史宝林　白玉兴
冯希平　边　专　毕良佳
朱洪水　任秀云　任贵云
华咏梅　刘　浩　刘　娟
刘　康　刘月华　刘进忠
刘青梅　刘泓虎　刘建国
刘洪臣　刘静明　闫福华
许　彪　孙宏晨　牟雁东
李　梅　李　强　李玉超
李祥庆　李新明　李肇元
李德超　杨　征　杨丕山
杨向红　杨建荣　肖希娟
吴补领　吴佩玲　邱彬彬
邱嘉旋　何　平　何健民
何家才　余占海　余优成
邹业君　汪晓华　沈曙铭
张　伟　张　凯　张　铭
张　斌　张　磊　张　蕾
张　飚　张文云　张东升
张伟一　张伟杰　张并生
张志民　张英怀　张国志
张洪杰　张艳萍　张桂荣
陆支越　阿地力·莫明
陈　江　陈文霞　陈吉华
陈莉丽　陈莉莉　林　野
林辉灿　罗　刚　罗云纲
季　平　周　洪　周　诺
周　嫣　周延民　周继祥
庞光明　郑立舸　屈志国
赵志河　赵继志　赵铱民
胡勤刚　柳忠豪　姚江武
姚金光　贺　周　聂　彬
栗震亚　原双斌　顾新华
钱玉芬　徐　欣　徐宝华
凌均棨　高　平　高承志
高美琴　郭　莲　郭平川
郭传瑸　郭家平　唐瞻贵
黄永清　黄远亮　黄啸林
曹新明　常晓峰　常群安
麻健丰　章锦才　董福生
蒋和田　程　勇　程　斌
傅柏平　曾常爱　曾融生
谢志坚　路振富　鲍　莉
廖天安　谭颖徽　颜培德
冀新江　戴红卫　魏奉才

工作秘书　邱　娟

学术会议和展览会

在中国召开的国际性学术会议

第二届国际干细胞和骨生物学会

时间:2015 年 4 月 13 日

地点:四川省成都市

主办和承办单位:口腔疾病研究国家重点实验室主办,四川大学华西口腔医院与 Bone Research 杂志编辑部承办

内容提要:第二届国际干细胞和骨生物学会 International Stem Cell and Bone Biology Conference 在四川大学华西口腔医学院。大会邀请了来自美国、澳大利亚、中国等世界一流干细胞与骨研究领域的顶级专家,进行了精彩的主题演讲,重点介绍了干细胞与生长因子研究在骨生物学领域的最新成果,为创伤、骨关节病、先天性发育畸形等造成的组织缺损修复和再生提出了全新的研究思路和手段。会场气氛活跃,参会代表与演讲嘉宾就相关领域关键科学问题和前沿发展方向开展了热烈的讨论与交流。大会的举办进一步推动了我国口腔医学与临床医学的交流,为加强国内骨与再生研究领域学者与世界著名专家的合作奠定了基础,是一次高水平的学术会议。

"幸福微笑"唇腭裂综合序列治疗国际研讨会

时间:2015 年 4 月 26—29 日

地点:上海市

主办单位:中国人口福利基金会和美国微笑联盟基金会联合主办

内容提要:本届研讨会围绕唇腭裂序列治疗的理念和实践,致力于唇腭裂治疗新理念和新技术在中国基层医院的落实。中国福利基金会副秘书长俞华女士、国际部部长李小琳、美国微笑联盟基金会理事长 Karl Wustrack,会长兼首席执行官 Anita Stangl 女士、副会长黄球纶先生等出席研讨会。

本次研讨会邀请到了包括加州大学旧金山分校荣誉特聘教授 Karin Vargervik、加州大学旧金山分校（UCSF）整形与修复外科主任 William Y. Hoffman、美国颅面-腭裂协会和儿童耳鼻喉科学发展协会的前任会长 Sally J. Peterson-Falzone、上海交通大学医学院唇腭裂治疗研究中心主任王国民教授等在内的十余位唇腭裂治疗领域的国内外知名专家。围绕唇腭裂全面序列治疗,中外专家从闭合手术、牙齿正畸、语音和听力矫治、团队建设等方面进行大会主题发言和分学组讨论;李承浩博士和王国民教授就华西口腔医院和上海九院的唇腭裂全面序列治疗经验进行分享。

唇腭裂位列我国出生缺陷第一位。目前国际上主流观点是,唇腭裂并不只是一次缝合手术就能解决问题,而需随着患者年龄变化,进行二(多)次修复、牙齿正畸、语音矫正、心理辅导等多重干预。而受限于意识(医务人员和家长)、技术、资金等因素,目前中国绝大多数唇腭裂患者,特别是经济欠发达地区的患者,很难享受到全面序列治疗服务,即使通过各种救助行动完成缝合手术,也常常依然面临语言、心理等多重障碍。本届研讨会旨在分享国际唇腭裂全面序列治疗的先进经验和做法,通过中西对比,基层参与,将国内外先进技术和理念实现一次深度的融合,探讨在中国基层医院如何更好地实现唇腭裂全面序列治疗。

来自江西九江、黑龙江哈尔滨、浙江温州、贵州遵义、贵阳等五个唇腭裂治疗中心的

核心成员、贵州省计划生育协会“幸福微笑”项目负责人等参会。研讨会听取了来自五个唇腭裂治疗中心的工作报告；专家和基层医务工作人员们，就我国开展唇腭裂综合序列治疗的现状与发展路径议题，展开了深入的交流和探讨。研讨会亦有孟加拉国代表团前来观摩学习。

“幸福微笑”是由人基会和美国微笑联盟联合发起，旨在对贫困家庭唇腭裂儿童进行免费高水平医疗救助的公益活动。项目组在过去 12 年间已走入 12 个省，成功为 3 200 余名儿童实施了修复手术。近年来致力于在各地建立唇腭裂治疗中心，定期对基层医务人员开展培训，将技术和人才留在当地，以期更好地服务于当地唇腭裂全面序列治疗的长期需求。

第三届“口腔医学 · 成都论坛”

时间：2015 年 5 月 7—10 日

地点：四川省成都市

主办和承办单位：成都市博览局主办，中国西部口腔医学协作组与四川大学华西口腔医学院承办

内容提要：口腔医学 · 成都论坛为成都市的高端学术名片和国际品牌活动。本次西部口腔学术会暨展览会是本届论坛的主体活动之一，依托政府支持，打造国际品牌，辐射全国，拓展西部口腔医疗整体水平和行业新增长极。口腔医学 · 成都论坛首次启动“一带一路”口腔日，西部 6 省市自治区主题论坛活动，四川口腔——数字口腔医疗论坛、陕西口腔日——西部口腔种植大会、重庆口腔日——口腔正畸医疗风险防范论坛暨重庆口腔正畸临床病例大赛、云南口腔日——西部口腔修复大会、贵州口腔日——牙体牙髓疾病治疗的策略、技巧及临床病例分享、青海口腔日——牙周黏膜专题讲座等。论坛同期举办了 150 多场高水平学术论坛，吸引了来自国内外 28 000 余位口腔医生，充分展示了西部各省市自治区在科研、教学、临床方面的新进展、新成就，搭建了西部各省市区口腔医生的交流学习的平台，推动了西部口腔医疗技术的发展进步。

2015 国际牙医师学院中国区学术年会暨院士授予大会

时间：2015 年 5 月 8 日

地点：四川省成都市

主办和承办单位：口腔疾病研究国家重点实验室主办，四川大学华西口腔医学院承办

内容提要：国际牙医师学院中国区（International College of Dentists Section XIII-China，ICD China Section）2015 年学术年会暨院士授予大会在成都新会展中心举行。ICD 全球候任主席 Dr. Phillip Dowell 博士（英国），ICD 院士、美国德克萨斯大学 RaghunathPuttaiah 教授（印度）、中华口腔医学会副会长周诺教授、ICD 中国区主席周学东教授、秘书长陈谦明教授、中国区院士等 100 余人出席了会议。2015 年学术年会的主题是口腔医疗中的感染控制，美国德克萨斯大学的 Raghunath-Puttaiah 教授做了题为《Essentials in Dental Infection Control-The Basics for a Practicing Dentist》的主题讲演，对感染控制的最新进展在口腔临床诊疗中的应用做了精彩的介绍并与参会代表进行了热烈的讨论。ICD 全球当选主席 Dr. Phillip Dowell 博士向来自全国口腔医学领域的 42 名新当选院士介绍 ICD 的发展沿革和使命。Dr. Phillip Dowell 博士、周诺教授和周学东教授分别代表 ICD 总部、中华口腔医学会和 ICD 中国区致辞，并为每位当选的 ICD 新 Fellow 颁发证书以及 ICD 金钥匙和金别针。

第二届中美口腔麻醉与镇静镇痛论坛暨第六届口腔镇静镇痛技术学习班

时间：2015 年 5 月 30 日—6 月 2 日

地点：陕西省西安市

主办单位：第四军医大学口腔医院与美国口腔麻醉与镇静镇痛促进会（ASAASD）主办

内容提要：陈吉华院长、医教部张铭主任

及“美国口腔麻醉与镇静镇痛促进会”主席卢博一(Dominic P. Lu)教授出席开幕式并致辞。开幕式由麻醉科张惠主任主持。论坛以口腔镇静镇痛“安全管理”和“规范化操作”为主题。邀请国内外相关领域的多名专家进行精彩授课,内容涵盖口服药物镇静安全有效实施、成人及儿童笑气规范化应用、舒适化微创拔牙、日间全麻下严重婴幼儿龋齿治疗等。此次论坛为期 4 天,包括澳门地区在内的 120 多名医师参加本次会议。还同期举办了第六届口腔镇静镇痛技术培训,除了理论授课外,还进行了临床病例演示的视频转播、笑气亲身体验、专业心肺复苏培训等活动,提高了参训人员对紧急事件的应急处理能力。

首届成都精准医学国际论坛

时间:2015 年 6 月 23 日

地点:四川省成都市

主办单位:成都市人民政府与四川大学联合主办

内容提要:来自美国、澳大利亚等多个国家和地区的科学家、医学家、师生、医药企业人员等 800 余人参加了这场高水平的学术论坛,四川大学华西口腔医学院副院长于海洋教授参与主持论坛。发现了“幽门螺杆菌并验证了该细菌与胃炎和消化性溃疡之间关系”的 2005 年诺贝尔医学奖获得者、美国科学院和中国工程院外籍院士 Barry J. Marshall 教授,美国国家医学院和中国工程院外籍院士王存玉教授,国家自然科学基金委医学科学部常务副主任董尔丹等世界知名科学家先后作主题报告,得到与师生们的高度称赞。会议的成功举办,对加快精准医学在我国医学、口腔医学等学科领域的发展必将起到重要推进作用。

首届中日灾害牙科服务和灾难牙科研讨会

时间:2015 年 7 月 10—11 日

地点:四川省成都市

主办和承办单位:口腔疾病研究国家重点实验室主办,四川大学华西口腔医学院与日本东北大学齿科学院共同承办

内容提要:首届中日灾害牙科服务和灾难牙科研讨会 Sino-Japan Disaster Dental Service and Dentistry Seminar 由国家自然科学基金委提供资助。大会邀请了来自日本东北大学齿科学院、四川大学灾后重建与管理学院以及四川大学华西口腔医院的相关领域专家教授,进行了精彩的主题演讲。重点介绍了灾害相关救援机制与恢复手段,及其与口腔医学相关交叉内容的学科进展。并且针对基础研究领域中与地震灾害相关的骨组织缺损与修复的前沿进展进行了系列讲座。会场气氛活跃,来自世界各地的国际交流营营员参与了会议讨论,气氛热烈。大会的举办推动了我国灾害牙科学学科的发展进步,进一步深化了中日双方在该学科领域的合作,是一次高水平的学术会议。

2015 年国际干细胞与再生医学高峰论坛

时间:2015 年 8 月 7—9 日

地点:陕西省西安市

主办和承办单位:军事口腔医学国家重点实验室

内容提要:200 多位来自于第四军医大学以及其国内 9 所院校的研究生和青年学者参加了此次论坛。会议由国家重点实验室副主任金岩教授主持,王茜副校长和军事口腔医学国家重点实验室主任赵铱民教授分别致辞。大会特别邀请了中国科学院广州生物医药与健康研究院裴端卿教授、美国约翰霍普金斯大学曹旭教授、香港大学周中军教授、浙江大学冯新华教授、第三军医大学陈林教授、南京大学孙凌云教授、美国南加州大学钟正明教授和美国宾夕法尼亚大学施松涛教授等该领域国内外的著名专家。会上,各位专家围绕干细胞的基础研究与临床转化应用两大主题进行了学术报告,内容涉及干细胞分子信号调控及其在疾病发生发展中的作用、干细胞在骨重塑及骨骼疾病中的作用及机制、免疫调控与免疫疾病的治疗、干细胞基础研

究与临床转化应用等国际热点研究内容，发表了高水平讲演，介绍了各自在此领域中的最新进展和思想，代表了当代干细胞与再生医学研究的最高水平。听众积极向各位专家请教科研问题，探讨科研思路，现场学术气氛活跃而热烈。

中美口腔干细胞研究高峰论坛成功举行

时间：2015 年 9 月 12 日

地点：北京市

主办单位：美国宾夕法尼亚大学牙医学院与中国顶尖口腔院校合作举办

内容提要：全球口腔干细胞领域领军人物和青年学者们汇聚宾大沃顿中国中心，共同探讨中美口腔干细胞理论研究、科研转化及临床应用方面最新成果及发展趋势，并对国内首家以 GMP 为标准实施的口腔干细胞库应用前景给予高度关注。宾夕法尼亚大学牙医学院副院长 DANA GRAVES 教授、施松涛教授等，以及来自首都医科大学、武汉大学、第四军医大学、上海交通大学第九人民医院、四川大学等多位口腔干细胞领域的医学权威和学科领头人参加了此次会议。

当日峰会的演讲者有宾夕法尼亚大学牙医学院副院长 DANA GRAVES 教授、宾夕法尼亚大学牙医学院施松涛教授、首都医科大学王松灵教授、武汉大学口腔医学院陈智教授、第四军医大学口腔医学院金岩教授、上海交通大学第九人民医院蒋欣泉教授、首都医科大学刘怡教授等。周永胜教授、周彦恒教授受邀作大会发言，分别展示了在干细胞表观遗传学、力学引起干细胞免疫调节方面的研究成果。此次口腔干细胞高峰论坛设立 poster 展示及颁奖环节，为来自全国各地的青年学者们提供展示科研成果、沟通交流的平台，同时激励在口腔干细胞领域做出贡献的杰出人才和青年学者能够继续引领世界，走得更远。

首届口腔疾病与全身疾病关系国际研讨会召开

时间：2015 年 9 月 17—18 日

地点：四川省成都市

主办和承办单位：教育部主办，四川大学华西口腔医院和口腔疾病研究国家重点实验室承办

内容提要：首届口腔疾病与全身疾病关系国际研讨会（International Symposium on Oral-systemic Health：The Oral-Systemic Connection）在四川大学华西口腔医学院召开。口腔健康是全身健康不可或缺的一部分，口腔疾病（如发生在口腔的感染性疾病）不但影响局部口腔健康，还与全身性疾病如糖尿病、心血管疾病等显著相关。

本次研讨会特邀来自美国纽约州立大学布法罗分校牙学院（School of Dental Medicine, University at Buffalo）、北京安贞医院和四川大学华西口腔医院的 8 位专家，围绕口腔疾病与全身健康之间的关系，分别做了精彩的学术报告。对口腔与全身健康研究发展史、口腔健康与肺炎、牙周疾病与早产、唾液在全身疾病诊治中的作用、妊娠糖尿病对牙发育的影响、心血管疾病患者的口腔疾病处理等进行了重点讨论，并与参会人员进行了深入的探讨和交流。

本次学术研讨会展示了近年来口腔疾病研究国家重点实验室以及多个国家临床重点专科，在口腔疾病和全身疾病关系领域中科研、临床以及国际交流方面取得的成果，与会人员也通过此次研讨会了解了口腔与全身健康关系领域的前沿进展。

中华口腔医学会第 17 次全国口腔医学学术会议（2015 年会）

时间：2015 年 9 月 24—27 日

地点：上海市

主办单位：中华口腔医学会

内容提要：此次学术年会围绕“数字化口腔医学”全新主题举办多种形式的学术演讲/活动，589 位国内外专家在年会期间做学术演讲和技术操作演示。2012—2014 年，学会连续三年以“中国口腔种植年”作为年会主题，

通过举办国际口腔种植技术研讨会、精品口腔种植病例展评、全球知名口腔种植专家专场报告、现场种植病例操作演示等系列活动，使一系列国际最新口腔种植技术在我国迅速开展，有力促进了我国口腔种植的规范有序开展和普及，为口腔种植这一新的学科在我国健康发展打下了良好基础。2015 年起，学会将连续三年以"数字化口腔医学"为主题，推进数字化口腔医学技术在我国的普及应用和创新。

2015 年会围绕"数字化口腔医学"年会主题，学会发挥学术高度、学术深度和学科交叉三大优势，以学术引领、交叉综合和继续教育为特色，精心设计、安排六百余场以数字化口腔医学为主题的学术会议和现场活动。学会与多家国际知名企业、国内外口腔医学组织协作举办多个数字化口腔医学专题学术会场，如以口腔种植为侧重的数字化全程多点种植手术展示及研讨论坛，全程高清转发来自三个地区的种植手术现场展示并加以专家点评；以口腔全科为侧重的数字化口腔医学综合专题会场等，涉及正畸、种植、影像、修复、管理、教学各个方面。

此次学术年会首次突破了口腔医学与大医学的学科壁垒，举办口腔-心血管病交叉学科论坛、牙周-全身健康交叉学科论坛，启动"口腔疾病与全身疾病"科研项目，拓展口腔医学工作者的学术视野和研究领域，不断推进口腔医学科研的前沿。2015 年会期间，口腔颌面外科专委会、口腔颌面修复专委会、口腔医学计算机专委会和口腔美学专委会共四个二级专委会的学术年会同期召开。"新星讲坛"、"新锐讲坛""全国口腔护理技能展评""走进西部——西部口腔医学发展论坛"等一系列学会打造的精品品牌会议较之往年更加精彩。

中华口腔医学会口腔美学专业委员会成立大会暨首次学术年会

时间：2015 年 9 月 24—26 日

地点：上海市

主办和承办单位：中华口腔医学会口腔美学专委会主办，北京大学口腔医学院和上海交通大学口腔医学院共同承办

内容提要：口腔美学专业委员会选举会议由中华口腔医学会许天民副秘书长主持，通过投票产生第一届口腔美学专委会主委、副主委和常委，张志愿副会长到会并作重要讲话。25 日的成立仪式，中华口腔医学会王兴会长、刘洪臣副会长、徐韬副会长、王渤秘书长、北京大学口腔医学院党委书记周永胜教授、上海交通大学附属第九人民医院院党委书记沈国芳教授著名作家和哲学家周国平教授、葡萄牙的 Dr. Paulo Monteiro 等嘉宾出席。首届口腔美学专委会主任委员、北京大学口腔医学院修复科谭建国教授做了关于专委会成立过程及任期规划的报告，谭建国教授回顾了中国口腔美学发展历程中的重要前辈、重要成就，也放眼全球口腔美学的状况，结合当前国内口腔美学的现状特点，指出成立由中华口腔医学会领导下的口腔美学专委会的必要性和重要性。

成立仪式后的首次学术年会，由特邀演讲、齿美对话和口腔美学新秀医师优秀临床病例展评三部分组成。著名作家和哲学家周国平教授作了开篇特邀演讲，向现场的听众娓娓道来《人生的三个觉醒》。葡萄牙的 Paulo Monteiro 演讲传递了美的理念、知识和技术。25 日，以牙列重度磨耗的美学和功能重建为主题的齿美对话，来自国内外不同学科背景的 12 名专家参与了对话。由北京大学口腔医学院的杜阳和刘明月两位年轻医师汇报不同类型的牙列重度磨耗病例，与会专家与医师深入讨论牙列重度磨耗的病因与诊断、牙列重度磨耗修复的美学和咬合设计以及牙列重度磨耗的多学科治疗方案的选择。26 日，口腔美学新秀医师优秀临床病例展评决赛。选出的 40 份病例参加现场壁报展示，8 份病例参加现场汇报展示，来自北京大学口

腔医学院修复科的葛严军医师摘得桂冠,此外评出二等奖 3 名,三等奖 13 名。

CDS2015—口腔激光应用国际论坛

时间:2015 年 9 月 26 日

地点:上海市

主办和协办单位:中国医学科学院北京协和医院、北京口腔医学会、国际口腔激光应用学会中国专家委员会主办,Fotona 激光公司北京代表处、上海康达口腔医疗器械有限公司、西尔欧(中国)医疗设备有限公司等协办

内容提要:上海市口腔医学会会长周曾同教授、中华口腔医学会牙周病学专委会主任委员、国际口腔激光应用学会中国专家委员会副主任委员束蓉教授,山东省口腔医院院长、国际口腔激光应用学会中国专家委员会副主任委员徐欣教授,中南大学口腔医学院湘雅口腔医院、国际口腔激光应用学会中国专家委员会常委唐瞻贵院长出席论坛并发表讲话。

多位专家回顾了近年我国口腔激光临床应用和研究的迅猛发展和国际口腔激光应用学会中国专家委员会的工作,并展望今后的发展方向和前景。参加会议的还有世界口腔激光联合会前欧洲分会主席、巴塞罗那大学的 Anabat 教授和国际口腔激光应用学会执行官、比利时的 Verhyren 教授。国际口腔激光应用学会主席、奥地利美容齿科学会主席、奥地利维也纳大学牙学院院长 Andreas Moritz 教授,世界口腔激光联合会候任主席、亚太分会联席主席、日本爱知学院大学 Kenji Yoshida 教授,国际口腔激光应用学会中国专家委员会主委、北京协和医院口腔科主任赵继志教授,四川大学华西口腔医院牙周科主任丁一教授,北京大学口腔医院儿童口腔科张笋副教授,以及北京协和医院口腔科李倩副教授分别就激光在牙体硬组织处理、牙周疾病、口腔颌面外科疾病、儿童口腔科、美学和种植修复中的应用做了精彩演讲。

第八次全国儿童口腔医学学术会议通知

时间:2015 年 10 月 15—16 日

地点:四川省成都市

主办和承办单位:中华口腔医学会儿童口腔专业委员会主办,四川大学华西口腔医院承办

内容提要:来自全国各地儿童口腔界专家、同行 700 余人参会。会议由大会执行主席、四川大学华西口腔医学院儿童口腔科主任邹静教授主持并组织。大会开幕式上,院长周学东教授、中华口腔医学会秘书长王渤教授受邀为本次大会致辞。大会特邀嘉宾国际儿童牙医学会前秘书长、香港特别行政区卫生署牙科服务部主任、香港大学陈祖贻教授,美国华盛顿大学牙学院院长 Joel H. Berg 教授,美国印第安纳牙学院执行副院长 Jeffrey A. Dean 教授,美国加州大学旧金山分校牙学院的 ThuanQuoc Le 教授,芬兰图尔库大学正畸系主任 Juha E. Varrela 教授,日本东北大学齿学研究部儿童牙科福本敏教授等国际知名儿童口腔医学专家为大会作了精彩的主题演讲。在为期两天的学术活动中,参会代表中的 180 名儿童口腔医生参加了 7 个不同专题的分会场演讲,23 名医生的优秀病例参加了病例大赛,152 份医生的壁报参与了展示评比。

本次大会不仅加强了国内同仁之间学术互动,同时通过与国际儿童口腔医学界知名专家教授进行深入交流,让更多国内儿童口腔医生及时了解国内外儿童口腔医学发展趋势,为我国儿童口腔医学与国际儿童口腔医学大家庭的交融创造了良好的平台,得到了参会代表的一致好评。

2015 中国西安国际口腔医学高峰论坛

时间:10 月 16 日—17 日

地点:陕西省西安市

主办和承办单位:第四军医大学口腔医学院

内容提要:来自美国哥伦比亚大学、英国卡迪夫大学在内的 9 所国际知名院校和包括

第三军医大学王正国院士、上海交通大学邱蔚六院士在内的 35 所知名口腔医学院校的 50 位专家,口腔专业医师、研究生共 300 人参加会议。陈吉华院长在开幕式上致辞。美国宾夕法尼亚大学施松涛教授,哥伦比亚大学毛剑教授,华盛顿大学 Joel Berg 教授;英国卡迪夫大学宋冰教授;日本朝日大学永原国央教授,明海大学中岛裕教授;北京大学口腔医学院李铁军教授,首都医科大学口腔医学院刘怡、王松灵教授,四川大学华西口腔医院陈谦明教授,北京大学口腔医学院邓旭亮教授,上海交通大学蒋欣泉教授以及口腔医院金岩教授、吴炜副教授等学者报告了他们在组织工程、细胞再生、牙种植、3D 打印技术、新材料等方面的研究成果。演讲者中有 973 首席科学家、教育部"长江学者",有国家自然科学基金杰出青年基金获得者,也有在国际舞台刚刚崭露头角的青年学者,代表了中国口腔医学的前沿水平,为与会者带来了一场精彩的学术盛宴。会议还受到高水平论文 62 篇,展出壁报 32 份。

第九次全国口腔黏膜病学术、第七次全国口腔中西医结合学术大会、三大洲口腔黏膜病学术会议暨亚洲口腔黏膜学组会议

时间:2015 年 10 月 16—18 日

地点:北京市

主办和承办单位:中华口腔医学会主办,北京大学口腔医院口腔黏膜科承办

内容提要:本届会议与会的国内外学术同行 365 人,创有史以来参加全国性口腔黏膜病会议人数的新高。会议共收到来自全国 25 个省、市、自治区的论文 212 篇,其中 40 位参会代表在会上进行了中文汇报,20 位参会代表进行了英文汇报,138 位参会代表的论文进行了英文壁报展示交流并开展了比赛。此外,来自印度尼西亚、斯里兰卡、泰国、印度等国家和地区的亚洲口腔黏膜学组的演讲嘉宾结合各自地区口腔黏膜疾病发病和特征等做了丰富的介绍。10 月 18 日,"三大洲口腔黏膜病会议——临床诊疗的全球视角"举行,来自美国罗切斯特大学口腔健康中心的院长 Eli Eliav 教授、前院长 Cyril Meyerowitz 教授及口腔黏膜病科 Sharon Elad 教授、口腔急症中心主任任延方教授、以色列口腔黏膜病学会前主席 Noam Yarom 教授、第五届口腔黏膜病专委会主任委员四川大学陈谦明教授等国际知名学者结合临床实践和临床科研的为大会做了精彩报告。来自国内多家院校的青年学者针对讲座提出了诸多颇有深度的问题,进行了有益的互动和交流。

2015 年多学科治疗牙周病新进展国际研讨会

时间:2015 年 10 月 17—18 日

地点:北京市

主办和承办单位:北京大学口腔医院,北京大学口腔牙周科和中国国际科技会议中心承办

内容提要:来自全国各地不同专业的 350 余名同仁参会,会议邀请了来自美国、奥地利、澳大利亚、日本、中国香港等国家和地区共 8 位国际级大师,北京大学口腔医学院院长郭传瑸教授与中华口腔医学会牙周病专业委员会的主委、副主委及合作单位的牙周专业同仁一同出席。10 月 17 日举行的开幕式上郭传瑸院长亲临现场致辞。牙周专业委员会主任委员束蓉教授对会议的召开表示热烈祝贺。大会组委会主席北大口腔牙周科主任栾庆先教授对所有参会者的到来表示热烈欢迎。美国密歇根大学王鸿烈教授首先介绍了对牙周治疗和认识的革新;加州大学洛杉矶分校的王存玉教授介绍了控制炎症促进干细胞介导的牙周再生与修复方面的研究进展;香港大学的金力坚教授介绍了如何通过多学科合作实现牙周疾病的预防与管理;美国华盛顿大学的陈华老师通过病例展示了自然牙和种植体膜龈手术的选择和操作要点;美国南加州大学的 Homa H. Zadeh 教授用生动的病例讲解了决定即刻种植成功的十大因素;奥地利维也纳大学的范晓慧教授介绍了伴有

错𬌗畸形的牙周患者正畸治疗评价的新进展;阿德莱德大学的Mark Bartold教授讲授了宿主调节疗法用于牙周治疗相关进展;日本大阪大学的Shinya Murakami教授介绍了其课题组利用细胞因子和干细胞的牙周组织工程疗法进行牙周组织再生的相关研究成果。精彩的演讲多维度呈现牙周多手段治疗的过去、现在和未来。大会同期开设了5个专题的临床问题讨论,全方位地体验牙周疾病多学科治疗的整体思路和效果。

第二届国际口腔与牙科医学大会

时间:2015年11月1—3日

地点:大连市

主办和承办单位:中国国际贸易促进委员会大连分会主办,百奥泰国际会议有限公司承办

内容提要:第二届国际口腔与牙科医学大会以"更健康、更快乐、更自信"为主题,旨在打造口腔医学高水平的国际性学术报告会议,推动和引领中国口腔医学的发展。近200名国内外口腔医学会会长、口腔医生、口腔医学院专家、口腔诊所负责人、口腔相关公司代表等著名专家就口腔领域中的最前沿新技术和新进展进行精彩演讲。同时会议为牙科保健员、牙科医生、牙医助理、牙科技师、口腔治疗师、牙齿美容医师、牙髓病医生、口腔病理学家、正牙医生提供一个学术和临床经验交流的平台。国内外相关口腔设备商,口腔器械公司、口腔材料公司及经销商、代理商参展。大会覆盖口腔与牙科医学行业的30个平行论坛,与200个企业高管和学术界精英合作,有50多个参展商展示最先进的产品和技术。

主体会议包括开幕式和主题论坛、口腔及牙科医院院长管理峰会;平行论坛包括5个专题:口腔医学的最新突破、口腔疾病和治疗的先进方法、临床牙医学的前沿科学技术、口腔健康与相关应用、青年科学家论坛;商业活动包括5项:牙科行业投资和融资、口腔及牙科产品的市场趋势和技术、口腔正畸的风险控制、牙科业务系统、市场营销、人力资源、牙科项目对接、市场洽谈和伙伴关系。

中华口腔医学会及其专业委员会会议

2015全国口腔病理学学术年会暨口腔医学新进展研讨会

时间:2015年5月8—10日

地点:湖南省长沙市

主办和承办单位:中华口腔医学会口腔病理学专业委员会主办,中南大学湘雅口腔医学院承办

内容摘要:中华口腔医学会口腔病理专业委员会学术年会、2015口腔医学新进展研讨会、湖南省医师协会口腔医师分会、湖南省口腔医学教育专业委员会年会和湘雅口腔专科护理论坛等五个学术会议同时在湘雅口腔医学院召开。美国耶鲁大学、丹麦奥古斯大学、北京大学、四川大学、上海交通大学、武汉大学、中山大学等国内外20余名口腔医学相关专家在大会上阐述了有关研究成果。本次会议注册代表120余人,是历届口腔病理学年会参加人数最多的一次,同时有89篇学术论文作了壁报展示和交流。

这次会议是不同专业的"交叉融合",有基础学科和临床学科的交叉、有医学学科和护理学科的交叉、有治疗和美容的交叉、有各专业之间的交叉。交叉的目的是融合,是协同创新。既要让与会代表谈自己的,又要放眼别人的,以触发"切合点"的灵感,形成协同创新团队,开发协同创新项目。主委、副主委单位代表专题报告内容涉及过去两年本专业医教研各方面的主要学术进展会议还特别邀

请了我国口腔黏膜病专家陈谦明教授、刘宏伟教授、华红教授、程斌教授和陈瑞扬教授做了有关白斑和扁平苔癣的专题报告，并与到会的口腔病理学专家一起进行临床病理讨论。本次会议还特设了病理技术交流专场，请6位口腔病理科技术室的老师们登台演讲，与口腔病理医师交流心得，相互促进。同时，通过上一届专委会和国内多家口腔病理科同仁的共同努力，我们制作完成了我国第一套口腔组织病理学教学数字切片，在本次会议上举行了首发式并进行了相关技术培训，来自全国40余家单位口腔医学院校的专业人员订购了数字切片并参加了培训，涵盖了全国主要的口腔医学教育本科院校，还有三家专科院校，极大地推动了口腔组织病理学教学的标准化，并从一定程度上缓解了教学资料匮乏的现状。

首届中国数字口腔设计大赛

时间：2015 年 6 月 9 日—8 月 30 日

主办和协办单位：深圳爱尔创口腔技术有限公司主办，3Shape 公司协办

支持单位：中华口腔医学会口腔医学计算机专业委员会

内容提要：大赛每年举办一届，分为两个阶段，第一阶段为初选阶段，分为东、南、西和北四个赛区。第二阶段为总决赛及成果分享会。首届设计大赛比赛内容为修复设计。2015 首届中国数字化口腔设计大赛评委会主席由口腔医学计算机专业委员会主任王勇先生担任。首届设计大赛报名参赛人数多达400 人，来自 100 多家全国各地的技工厂，首届设计大赛设有东南西北 4 个分赛区，比赛采用网上在线比赛的形式进行，3shape 公司为大赛参赛选手免费提供了 CAD 软件的授权，北区、西区预赛比赛在 8 月 7 号进行，东区、南区预赛比赛在 8 月 14 号进行，参加比赛的选手参加理论题目在线答题和单冠实操题目在线设计的比赛。

中华口腔医学会“齿美对话：当美学遇到功能”美学修复论坛

时间：2015 年 6 月 9 日

地点：北京市

主办单位：中华口腔医学会

内容提要：论坛由谭建国教授主导课程设计，以前牙重度磨耗的美学和功能重建为主题，邀请国内外口腔修复、牙周、牙体牙髓、正畸和颞下颌关节知名专家进行跨学科交叉对话。由美国华盛顿大学牙医学院修复专家张海教授和北京大学口腔医院修复专家孙凤主任医师共同担任主席。本次对话论坛对话专家有北京大学口腔医院修复专家谭建国教授、牙体牙髓专家岳林教授、颞下颌关节专家傅开元教授、牙周专家栾庆先教授和修复专家樊聪主任医师、武汉大学口腔医院修复专家黄翠教授、浙江中医药大学口腔医学院正畸专家卢海平教授。

前牙重度磨耗是临床常见病，表现为前牙临床冠变短，严重影响牙齿美观。本论坛结合临床病例，针对前牙重度磨耗的病因、美学和功能设计、多学科治疗方案、修复材料及粘接等临床关键问题进行讨论。论坛并未采用台上讲，台下听的传统方式，而是按预先设定的程序巧妙进行，先由北京大学口腔医院的杜阳、陈立、刘晓强三位年轻医生汇报病例，从不同角度引出讨论话题，台上专家和会场的医师围绕这些话题展开深入的讨论，探讨了七个论题：1）前牙重度磨耗的病因、分类与鉴别诊断；2）前牙重度磨耗的美学设计：如何设计上下前牙的切缘位置？3）前牙重度磨耗多学科治疗选择：直接修复、正畸压低还是牙周冠延长？4）前牙重度磨耗修复方法的选择：树脂修复、部分贴面，传统贴面还是全冠修复；5）前牙重度磨耗修复的咬合设计：如何设计前牙的前导；6）前牙重度磨耗修复粘接：如何根据不同磨耗类型选择粘接策略；7）前牙重度磨耗修复中的颞下颌关节考虑。

中国口腔医学研究实验室发展战略研讨会召开

时间：2015 年 6 月 12 日

地点：四川省成都市

主办单位：口腔疾病研究国家重点实验室

内容提要：第二届中国口腔医学研究实验室发展战略研讨会在四川大学华西口腔医学院召开。来自全国近 40 家国家级、省部级、市校级口腔医学研究重点实验室、研究所负责人共 80 余人参加了会议。科技部、四川省科技厅、四川大学相关领导到会，就充分发挥国家级实验室的领引和辐射作用，加强各类口腔医学研究重点实验室之间的交流与合作，积极开展协同创新发表讲话，会议倡议由口腔疾病研究国家重点实验室牵头成立中国口腔医学研究实验室联盟，得到参会代表的一致响应。

与会代表围绕如何深化联盟实验室交流合作、加强联盟实验室信息互通、设立开放课题、加强人才培养、催生重大科技创新等议题展开了深入讨论，旨在提升联盟成员实验室水平、科研能力、社会声誉和国际影响，实现联盟成员协同发展和共同进步，促进中国口腔医学事业的进步与发展。会议研究决定以“自愿、平等、合作、发展”为原则，以“实现资源共享、优势互补、互惠互利、相互促进、整体提升”为联盟宗旨成立中国口腔医学研究实验室联盟。首批联盟成员实验室共有 37 个，主要为口腔疾病研究国家重点实验室国家重点实验室（四川大学）、军民共建军事口腔医学国家重点实验室（第四军医大学）、省部共建口腔基础医学国家重点实验室培育基地（武汉大学）、口腔数字化医疗技术和材料国家工程实验室（北京大学）以及部分省部级重点实验室。香港大学牙学院中心研究实验室也加入了联盟。

口腔医学研究实验室联盟的成立，将加强口腔医学实验室之间的学术交流与争鸣，推动各个实验室形成各自的优势与特色，强强联合、优势互补、共同发展。会议同意 2016 年中国口腔医学研究实验室发展战略研讨会在第四军医大学召开。

中华口腔医学会第一届口腔护理专业委员会成立大会暨首次学术会议

时间：2015 年 8 月 12—15 日

地点：山东省青岛市

主办和承办单位：中华口腔医学会口腔护理专业委员会主办，青岛市口腔医院承办，山东省护理学会、青岛市护理学会、青岛市口腔医学会协办

内容提要：第一届口腔护理专业委员会实行与专科会员发展相联系的大委员会制，发展专科会员 2 935 人，188 名委员。到会委员选举李秀娥为主任委员，刘东玲、刘蕊、阮洪、林丽婷、赵佛容、俞雪芬、徐佑兰、高玉琴为副主任委员，常委 53 人。王渤秘书长在讲话中强调了护理专委会成立的必要性和重要性，肯定了专委会在专科会员发展等方面取得的成绩，并对专委会建设专科队伍、制定行业规范、创新培训形式等方面提出希望。李秀娥主任委员从推进口腔护理专科发展、促进学术交流与创新、组织多种形式的公益活动等进行了任期规划。成立大会在热烈的气氛中圆满结束。

本次学术会议的主题是“口腔医院感染控制与护理管理”。会议特邀请日本、中国台湾省以及国内各大医院的专家针对口腔医院感染防控、护理质量等方面进行专题讲座。讲座主题包括日本齿科卫生士在医院管理中的任务；开展口腔健康教育，提高护理质量；医患沟通与医疗纠纷的处理；运用品管圈持续改进护理质量；亲水型硅橡胶印模材调拌技术培训；打造优秀的护理品牌；医院评审评价标准实践与护理质量持续改进等。

2015 年全国口腔医学教育学术年会会议纪要

时间：2015 年 8 月 21—24 日

地点：新疆乌鲁木齐市

主办和承办单位：中华口腔医学会口腔医学教育专委会主办，新疆医科大学口腔医学院承办

内容提要：来自全国各口腔医学院（系）

的近 400 名教学管理专家和教师出席了这次会议。会议收到了 181 篇教学管理论文。本次会议的中心的主题是能力胜任的课程体系建设。学术年会开幕式上，口腔医学会王渤秘书长代表王兴会长在大会上讲话，充分肯定了第三届口腔教育专委会做出的大量有意义工作，尤其组织制定了《全国口腔医学本科教育教学标准》、《口腔本科实践教学标准》和《口腔职业技术的口腔技术专业教学标准》等。前任主委、首都医科大学副校长王松灵教授做了口腔医学教育专委会工作汇报及我国口腔医学教育现状分析及思考的报告，总结了任职第二、三届口腔教育专委会主任委员工作以来带领专委会所做的工作，并针对当前国内口腔医学教育存在的问题及剖析了课程设置方面上存在的目标及设计缺陷提出建议，指出要坚持中国特色口腔医学教育教学模式，以提高能力胜任的教育目标及课程体系设置为工作重点等。

会议特邀专家作专题报告，来自美国罗彻斯特大学牙学院的任延方教授的报告题名“胜任力为本的口腔医学教育”，他详细介绍了胜任力的概念、教育理念和要求，对比美国胜任力为本的教育效果，提出国内相对于口腔专科医师，更应重视对具有良好胜任力的全科口腔医师的大力培养。来自美国纽约州立大学布法罗分校的口腔正畸学教授管国强做了“能力胜任为基础的美国正畸学住院医师培训”的报告，他进一步用自己获得多个美国牙医或医学学位及医师资格的切身经历，用口腔教学的实际举例说明美国正畸学胜任力教育的实施、评估过程和结果表现，也进一步强调了胜任力教育的重要性，他指出全科医学是其他医学的基础，全科口腔医师非常重要，但是专科医师也必不可少。北京大学口腔医学院院长郭传瑸教授做了“口腔医学教育以能力为导向，理论与实践相结合”的报告，首都医科大学口腔医学院副院长郑东翔教授做了“以胜任力为导向的口腔医学课程设置”的报告，武汉大学口腔医学院杨学文教授做了“优化课程体系，发挥教师潜能，全方位推进口腔医学教学改革”的报告，新疆医科大学口腔医学院副院长赵今教授做了“新疆医大口腔医学专业维汉本科教育及课程设置”的报告。与会专家一致认为，国内口腔院校与欧美课程体系的最大差别在于重视临床医学，但是有效的临床医学教育和口腔医学临床教育如何规划，如何真正培养能力胜任的口腔医学生是今后值得深入探讨的主题。

会间举行了第二次全国青年教师授课技能比赛，全国口腔医学青年教师授课技能展示，由张连云、王林、周诺、李松教授分别担任主持，由王兴会长领衔的 12 名专家和一名优秀学生评委组成评委组。经过教案匿名评选的 53 所报名院校中产生的 32 名优秀选手进行了课堂精彩展示，由评审组选出了 2 名一等奖，4 名二等奖、6 名三等奖和 20 名优秀奖。评选出的一、二等奖的 6 名优秀选手还在口腔教育学术年会的大会上进行了公开教学示教展示。

第 10 次中国唇腭裂学术大会

时间：2015 年 9 月 10—11 日

地点：新疆乌鲁木齐市

主办和承办单位：中华口腔医学会中国唇腭裂诊治联盟主办，新疆医科大学口腔医(学)院承办

内容提要：本次会议得到了嫣然天使基金和台湾罗慧夫颅颜基金会支持。新疆医科大学哈木拉提校长、中华口腔医学会王渤秘书长、嫣然天使基金发起人李亚鹏先生等人出席了开幕式。会议邀请了来自美国、中国台湾及中国大陆的 11 位知名专家做了专题讲座，特别邀请了心理学、产前诊断学专家。与会交流同行 266 名，收到 143 篇投稿，另有 56 篇论文被选为大会交流，充分展示了中国唇腭裂治疗在外科、正畸、语音、心理、护理、基础研究等多学科和领域取得的成绩。会议期间同时举行了第三次中国唇腭裂诊治联盟

常委会。对多项议题进行了深入讨论，通过了建立发展唇腭裂专科会员制、资助总额为100万元的多中心合作研究项目的立项原则和管理办法，并对联盟成员进行了推介。来自美国匹兹堡大学的著名唇腭裂治疗专家、Comprehensive Cleft Care 主编 JosephE. Losee 教授为四川大学华西口腔医学院团队的精彩报告吸引，会议结束后要求专程到该院参观访问。

第五届全国医学摄影与图像学术大会暨全国医学摄影与图像展赛

时间：2015 年 9 月 12 日

地点：吉林省长春市

主办和承办单位：中国卫生摄影协会医学摄影与图像分会主办，吉林大学口腔医院承办

内容提要：出席本次大会的嘉宾有解放军总后勤部卫生部原副部长袁永林、吉林大学刘晓民书记和李凡学部长，口腔医院周延民院长、张志民书记参加了此次会议。本次大会共收到医学摄影类作品 90 余幅，专题摄影 6 部。大会特邀有关专家学者就融媒体读图时代医学摄影与图像的研究与展望等内容作大会主题报告。在专题论坛环节，设置两个论坛。1）医学摄影与图像技术论坛：医学摄影理论与技术，如病例摄影、标本摄影、手术摄影、显微摄影、荧屏摄影、窥镜摄影、红外线、紫外线等；口腔医学摄影；医学影像技术、设备、材料；医学影像与图像的记录与获取、显示与阅读、传播、伦理、法规与研发应用、资源管理与共享的新理论、新技术、新方法。2）医学摄影与图像、医学影像新器材、新技术论坛：论坛选择业内优秀企业设卫星会议、设展位，提供材料、设备展示推广平台。

第四次全国口腔健康流行病学调查启动培训会

时间：2015 年 9 月 14—16 日

地点：北京市

主办和承办单位：中华口腔医学会主办，北京大学口腔医院承办

内容提要：国家卫生计生委常继乐监察专员、李晔副处长，中国疾病预防控制中心慢病中心李志新书记，中华口腔医学会王兴会长、王渤秘书长，北京大学口腔医院郭传瑸院长等领导出席了开幕式并发表讲话。各位领导的讲话表达了以下三方面的信息和精神：1）“小口腔，大流调”，十年一次的口腔健康流行病学调查意义非常重大，前三次调查已经为我国口腔健康事业的发展做出巨大贡献，第四次口腔健康流行病学调查将承前启后，不仅为了解我国居民口腔健康状况最新信息提供数据，更为国家制定口腔疾病防治公共政策提供依据。2）第四次全国口腔健康流行病学调查正逢国家深化中央财政科技计划管理改革之际，赶上了“公益性行业科研专项”的末班车，国家在财政资金上的支持也是前所未有，口腔届同仁必将在国家卫生计生委科教司、疾控局的领导下，中国疾病预防控制中心慢病中心的支持和配合下，紧密团结，珍惜机遇，严格按照国家相关制度执行预算，共同努力完成这一历史使命。3）本次口腔流调第一次纳入了西藏地区，将首次采用全国大样本数据分析影响我国居民口腔健康的因素，具有开创性意义。

开幕式后，Petersen 教授介绍了 WHO 第五版口镜健康调查标准，冯希平教授介绍了第四次全国口腔健康流行病学调查方案，国家食品安全风险评估中心齐军高级会计师进行财务培训，项目技术组专家王春晓、刘雪楠、孙正、台保军、胡德渝、林焕彩、司燕、王伟健分别讲解抽样方案、问卷调查方法、口腔健康检查方法和项目质量控制。16 日上午，会议会分三个会场针对财务人员、问卷调查员、数据录入员进行了专项培训，并在会后组织集中答疑讨论。全国 31 个省（自治区、直辖市）的 300 多名代表参加了培训会，非常认真地听取了专家的介绍、讲解，积极参与讨论，提出很多可行性建议。

会议期间，项目技术组和执行组还对项

目下一步的工作进行了部署，将把 31 个省（自治区、直辖市）分成六大片区进行口腔健康检查方法培训，并督促成立省级领导组、技术组、项目办、流调组，建立和完善项目管理机制，保障项目顺利开展。

中国科协第 291 次青年科学家论坛

时间：2015 年 9 月 22—23 日

地点：上海市

主办和承办单位：中华口腔医学会主办，北京大学口腔医院和上海交通大学附属第九人民医院承办

内容提要：中国科学技术协会支持的主题为“口腔颌面组织再生前沿研究”的中国科协第 291 次青年科学家论坛在上海召开，来自北京大学、上海交通大学、第四军医大学、四川大学、浙江大学等国内 21 个省、市、自治区、直辖市的 27 家单位和科研院所的 100 余青年学者积极参会。邓旭亮科研副院长担任执行主席并主持，周永胜书记应邀进行主题报告并在开幕式上致辞并指出口腔颌面组织再生研究是国际、国内研究的前沿、热点领域，具有重要的科学意义及广阔的应用前景和社会价值，希望通过坛交流，促进青年学者开拓科研新思路，收获科研新成果。

论坛围绕生物材料微环境对宿主反应的调控，干细胞介导的口腔组织再生功能修复，干细胞分化调控和免疫调节，干细胞性能优化、重塑及抗衰老四个主题通过主题报告和学术讨论相结合的方式依次进行，各参会的青年学者在宽松、自由的环境下，畅所欲言，相互学习，集思广益，积极展示各自在口腔颌面组织再生领域的研究成果，深入开展学术交流，讨论研究领域的热点与难点以及研究过程中遇到的问题，论坛现场发言热烈，学术气氛浓厚。中华口腔医学会王兴会长出席了中国科协第 291 次青年科学家论坛的颁奖晚宴，并为在此次论坛获得奖励证书的青年学者颁奖。

第十三次全国口腔医学计算机应用学术会议暨“口内三维扫描技术”专题研讨会

时间：2015 年 9 月 24 日

地点：上海市

主办和承办单位：中华口腔医学会口腔医学计算机专委会主办，上海交通大学医学院附属第九人民医院承办

内容提要：来自全国各地的 100 余名学术骨干和代表参加了本次会议。中华口腔医学会孙正副会长、上海交通大学医学院附属第九人民医院沈国芳书记，专委会名誉主任委员吕培军教授出席了本次会议的开幕式。

开幕式上，中华口腔医学会孙正副会长代表总会对本次学术会议的主题表示了肯定，对国产口内三维扫描产品能与国际同类产品同台竞技表示欣慰和赞赏。沈国芳书记代表承办单位表示全力支持专委会的各项学术活动，王勇主任委员代表计算机专委会表达了用实际行动全力配合总会的数字化主题年，为促进我国口腔数字医疗技术的发展贡献力量。

本次专题研讨会紧密围绕“口内三维扫描技术”这一主题，理论学习单元从理论研究、临床应用和操作培训多个角度邀请国内外的专家进行了交流讨论。包括北京大学口腔医院口腔数字化医疗技术和材料国家工程实验室王勇总工程师报告的“口内数字印模技术现状及概述”；瑞士 Dr. Horst Beyer 教授的“Less than 5μm——High Precision Chair-side Scanning Technology for Edentulous Jaw Implant Restoration”；三个国产口内三维扫描技术工程师（广东朗呈、杭州先临、北航）报告的国产技术研发历程和技术特色；德国 Andreas Klar 教授报告的“Chair-side Digital Restoration Technology based on 3D Intraoral Scanning”。这些学术报告分别从口内三维扫描的国内外研发现状、精度评价、国产技术研发以及临床应用等多个角度，系统阐明了口内三维扫描技术的历史、现状和未来。学术报告的内容体现了国际水平，现场提问与讨论热

烈,学术会议取得了圆满成功!

中华口腔医学会口腔美学专业委员会首次学术年会

时间:2015 年 9 月 24—26 日

地点:上海市

主办和承办单位:中华口腔医学会口腔美学专委会主办,北京大学口腔医学院和上海交通大学口腔医学院承办

2015 年 9 月 24 日,中华口腔医学会第一届口腔美学专业委员会成立仪式后紧接着开始首次学术年会内容,由特邀演讲、齿美对话和口腔美学新秀医师优秀临床病例展评三部分组成。著名作家和哲学家周国平教授作了开篇特邀演讲,向现场的听众娓娓道来《人生的三个觉醒》,体现了口腔美学专委会并非唯技术论,而是非常注重医学的人文品格,有情怀,也有温度。葡萄牙的 Paulo Monteiro 带来了精彩演讲,传递了美的理念、知识和技术。25 日下午是以牙列重度磨耗的美学和功能重建为主题的齿美对话,来自国内外不同学科背景的 12 名专家参与了对话。由北京大学口腔医学院的杜阳和刘明月两位年轻医师汇报不同类型的牙列重度磨耗病例,引出讨论话题,台上专家和会场的医师围绕这些话题深入地探讨了三个重点内容:牙列重度磨耗的病因与诊断、牙列重度磨耗修复的美学和咬合设计以及牙列重度磨耗的多学科治疗方案的选择。现场座无虚席,观众可以直接提问或通过微信互动,气氛热烈。26 日上午是口腔美学新秀医师优秀临床病例展评决赛。在短短两周时间,便收集到近百份精彩病例,按公平、公正、公开原则,选出 40 份病例参加现场壁报展示,8 份病例参加现场汇报展示。

全国第四届 BITC 口腔种植研讨会暨临床病例大奖赛

时间:2015 年 9 月 26—27 日

地点:上海市

主办和协办单位:北京瑞城口腔种植研究院(BITC)主办,士卓曼(北京)医疗器械贸易有限公司、盖思特利商贸(北京)有限公司等协办

内容提要:本次大奖赛从征集稿件共 169 篇。投稿中有 144 篇来自于国内知名院校附属医院以及各省市地区的公立医院;有 23 篇来自于民营口腔诊所及口腔医院;另外,港澳台地区投稿 2 篇。2015 年 6 月 13 日于北京举办了“第 4 次 BITC 口腔种植大奖赛”投稿病例的初评和《中国口腔种植临床精萃(2015 年卷)》主编会和审稿会。《中国口腔种植临床精萃》主编王兴教授和刘宝林教授、执行主编宿玉成教授以及 2015 年卷副主编冯海兰教授、徐欣教授、谭包生教授等 14 名国内知名教授以及秘书赵阳到场评审,最终共评出 41 篇病例进入到现场答辩环节,共 127 篇病例收录《中国口腔种植临床精萃(2015 年卷)》。9 月 26—27 日,举办第四次 BITC 口腔种植大奖赛现场答辩及颁奖典礼。王兴教授、张志勇教授、冯海兰教授等 13 位评委全程参与了本次大赛的评比工作。最终金奖获得者 5 名、银奖获得者 15 名、优胜奖获得者 21 名,BITC 口腔种植临床研究奖一名。

BITC 口腔种植大奖赛是目前国内影响最大、专业水准最高的口腔种植专业比赛。该比赛旨在推动口腔种植和相关骨再生临床事业的发展;促进口腔种植和相关骨再生临床技术的交流;鼓励临床医生收集和记录病例。大奖赛所有获奖病例将在中华口腔医学会年会展区和 BITC 口腔种植研讨会展区同时展出,并以《中国口腔种植临床精萃》(2015 卷)专著形式公开出版发行。

北京大学口腔医学院—伦敦国王大学牙学院第一届联合学术年会召开

时间:2015 年 10 月 9—10 日

地点:北京市

主办和承办单位:北京大学口腔医学院

内容提要:该会在北京大学口腔医学院报告厅隆重召开,来自全国各口腔兄弟院校和本院师生近 300 人参会。伦敦国王学院牙

学院院长 Dianne Rekow 教授一行八人前来来华进行学术交流，联合学术年会分大会报告和小组讨论两部分进行。

大会开幕式由科研副院长邓旭亮教授主持，北大医学部副主任方伟岗也应邀出席。郭传瑸院长与伦敦国王大学牙学院 Dianne Rekow 院长分别致辞，展望了两院合作之路。北京大学医学部方伟岗副主任代表医学部欢迎远道而来的外宾朋友，并对两校合作寄予希望。随后，来自北大口腔医学院和伦敦国王大学的 12 位专家从口腔预防、组织工程、干细胞、口腔教育、口腔肿瘤及牙周疾病与全身健康之间的关系方面进行了主题发言。为了进一步加强了解、促进合作，会议分 7 个小组进行讨论交流，分别涉及生物材料、口腔肿瘤、口腔种植与修复、口腔公共卫生、教学、颅面发育和组织工程等学科。

口腔种植四手操作护理配合流程与感染控制研修班召开

时间：2015 年 10 月 9—10 日

地点：北京市

主办和承办单位：北京大学口腔医院

本次研修班邀请到日本土屋齿科病院的土屋浩昭院长、下野贤吾医师、中国台湾省 Abc 牙医集团的谢瑜潔老师以及国内知名教授为研修班授课。共有来自 19 个省市 59 个单位的 100 余名代表参会。张伟副院长在研修班开幕式致辞中首先代表郭院长对与会人员表示热烈欢迎，同时他指出，本次学习班重点是种植的四手操作。研修班期间大家共同探讨具有中国特点的口腔种植四手操作技能，不断提高护理服务水平。本次研修班根据当前中国口腔护理同仁关注的问题安排了“种植学概论及日本卫生士的工作”、“全口即刻修复及护理配合”、“口腔种植修复的四手操作护理配合”、“口腔种植设备、器械的识别、消毒与保养”、“口腔医院感染与医疗安全管理”等 10 余场专题讲座。授课老师们在讲座期间同与会人员进行了热烈的讨论，使大家进一步了解了口腔种植护理前沿技术、四手操作流程以及院感、急救等护理知识，进一步推动了口腔专科新技术新理念在全国的推广，对提高全国口腔护理水平具有重要意义。

2015 全国口腔生物医学学术年会

时间：2015 年 10 月 9—11 日

地点：山东省济南市

主办和承办单位：中华口腔医学会口腔生物医学专业委员会主办，山东大学口腔医学院承办

内容提要：来自全国 40 多个口腔院校的近 400 名代表参加了本次会议，共收到会议投稿 146 篇。学术年会以特邀报告、专题报告、大会发言及优秀青年研究奖评选等多种方式进行学术交流。美国南加州大学柴洋教授做了题为“Stem cells and their regulatory niches in the craniofacial region”的报告，详细阐述了牙齿发育过程中干细胞转化调控的重要信号通路及不同信号通路之间的相互调控作用，为颅颌面组织再生提供了实验基础。

美国宾夕法尼亚大学施松涛教授、美国国立卫生研究院陈万军教授、中国军事医学科学院、中国科学院吴祖泽院士委托王华副研究员、美国杜兰大学终身教授陈一平等海外专家分别作了特邀专题报告，首都医科大学王松灵教授、第四军医大学金岩教授、武汉大学口腔医学院边专教授委托何淼博士、上海交通大学第九人民医院陈万涛教授、四川大学华西口腔医学院郭维华教授、山东大学口腔医学院李敏启教授等国内知名专家做了专题报告。会议还组织了国内口腔医学中青年专家为主的大会发言和第四届口腔生物医学优秀青年研究奖的评选活动。

全国口腔专科护理理论与实践培训

时间：2015 年 10 月 12 日

地点：陕西省西安市

主办单位：第四军医大学口腔医学院护理部

内容提要：贺建军副院长、陕西省护理学

会李武平理事长应邀参加开幕式并致辞。贺副院长提出了口腔护理工作尤其是临床四手操作配合的必要性和重要性，李武平理事长指出培训班对全国口腔护理的规范化、专业化发展起到了积极的推动作用，开幕式由护理部刘蕊主任主持。来自全国各大口腔医院以及综合医院口腔科和省内部分口腔医院、诊所的近 80 名护理管理者、护理骨干及本院部分护士参加了此次培训。

培训中，全国知名护理专家华西口腔医院护理部赵佛容主任，北京大学护理学院孙宏玉副院长应邀进行了“护理管理艺术”和“围绕专业认证及国家教学质量标准，进行口腔护理人才培养”的精彩授课。刘蕊主任详细讲授了医院护理专业建设进展及护理质量体系的建设与管理，医院部分专业护士长也逐一为学员讲授了牙体、修复、正畸、颌外、牙周等口腔护理专业领域的新进展。除理论授课外，还在仿头颅模型训练教室安排了口腔四手操作、玻璃离子和硅橡胶印模调拌操作演示，并在医院院史馆、博物馆和部分科室进行参观学习。据悉，今年培训课程是结合以往培训班问卷调查，精选整合一些高质量理论及操作课程，使授课内容更贴合学员需求，讲授实际有用。

2015 年全国口腔医院办公室主任工作会议

时间：2015 年 10 月 15—18 日

地点：福建省福州市

主办和承办单位：中华口腔医学会和北京大学口腔医院主办，福建医科大学附属口腔医院承办

内容提要：中华口腔医学会副秘书长兼办公室主任陈铭、中华口腔医学会信息部部长丁笑乙、北京大学口腔医院两办主任宋代莹及来自全国近 40 家口腔医院的参会人员参加了此次会议。本次会议紧密围绕医院管理与办公室工作内容，以“如何利用新媒体做好医院工作”为主题，7 位汇报人结合本单位的实际工作经验，向与会者交流了自己的工作心得，包括口腔专科医院形象策划宣传的探索、信息化建设经验、新媒体的利用、互联网的利用、医院应急管理和办公室工作体会等内容。丁笑乙部长还就各口腔医院基于学会平台的宣传情况作了简要介绍。与会人员就各位主讲人的报告展开了热烈讨论，使大家对新媒体的利用产生新的思考，对医院宣传工作的内涵有了更加深刻的理解，反响热烈。全国口腔医院办公室主任工作会议为全国口腔医院办公室人员提供了学习和交流工作经验的平台，对提高口腔医院行政管理水平起到了积极的促进作用。同时，借此机会进一步加深了院校间的了解，增进了各位口腔医院办公室主任彼此的友谊。

2015 年唾液腺疾病学术研讨会

时间：2015 年 10 月 23—25 日

地点：吉林省长春市

主办和承办单位：中华口腔医学会口腔颌面外科专业委员会主办，吉林大学口腔医学院承办

内容简介：本次研讨会邀请了包括中华口腔医学会前任会长、北京大学的俞光岩教授，首都医科大学的副校长、唾液腺疾病学组副组长王松灵教授以及中华口腔医学会口腔颌面外科专业委员会唾液腺疾病学组组长、中山大学的廖贵清教授等 90 余名国内外著名唾液腺疾病专家和青年学者。吉林大副校级领导李凡学部长、吉林省医学会会长琴钢教授以及吉林大学口腔医学院院长周延民教授等多名领导莅临参会。本次研讨会主要针对唾液腺疾病的临床与基础进行专题讨论，分为特邀嘉宾报告、壁报大赛和青年医师比赛三个环节。俞光岩教授和王松灵教授进行了主题发言。壁报大赛和青年医师比赛分别设有一等奖 1 名、二等奖 2 名、三等奖 5 名。本次大会的成功举办不仅促进了我国唾液腺疾病的基础研究和诊治技术的发展，为全国口腔医学优秀的青年学者提供了良好的交流平台。

2015 年第九次全国口腔种植学术大会暨"西湖国际"口腔种植高峰论坛

时间:2015 年 10 月 29—31 日

地点:浙江省杭州市

主办和承办单位:中华口腔医学会口腔种植专业委员会主办,浙江大学口腔医学院、浙江省口腔医学会、浙江大学医学院附属口腔医院联合承办

内容提要:大会开幕式由浙江大学医学院附属口腔医院院长王慧明教授主持。中华口腔医学会会长王兴,浙江大学常务副校长宋永华、浙江省卫计委副主任马伟杭、中华口腔医学会口腔种植专业委员会主任委员李德华教授等受邀出席开幕式并致辞。当天出席大会的还有同济大学口腔医学院院长王佐林教授、北京大学口腔医学院副院长林野教授、中国医学科学院北京协和医院宿玉成教授、吉林大学口腔医学院院长周延民教授、山东大学口腔医学院院长徐欣教授、德国基尔大学 Joerg Wiltfang 教授、美国 lomalinda 大学 Joseph Kan 教授、新加坡国立大学牙学院副院长曹彤教授、以色列特拉维夫大学 Ofer Moses 教授、意大利摩德纳大学 Alfredo Natali 教授等国内外重量级的学者和专家。此次会议注册参会人数超过了 1 600 余名,为历次年会之最。

本次大会主题为"口腔种植技术现实与挑战",主要分为三大专场,包括专题报告、自由投稿(口头发言及壁报交流展示)以及优秀病例比赛等。会场共设有一个主会场,三个分会场,邀请了来自国内外多所口腔医学院校和医疗单位的近 30 位知名专家学者,近 120 名学者进行了大会自由发言,围绕口腔种植前沿技术和创新性技术、口腔种植技术方案的系统评价、口腔种植并发症及其防治等等方面的前沿学术观点,对当前口腔种植医学进行集大成的总结与创造性的探索,内容精彩纷呈、学术观点前沿。

2015 年第十四次全国口腔正畸学术会议

时间:2015 年 11 月 2—5 日

地点:江西省南昌市

主办和承办单位:中华口腔医学会口腔正畸专业委员会主办、南昌大学附属口腔医院承办

内容提要:来自全国 1 943 名代表参加会议。中华口腔医学会会长王兴教授,中华口腔医学会口腔正畸专业委员会主任委员周彦恒教授,以及承办方领导朱洪水、吴建勇及辛洪波教授出席会议。吴建勇教授担任本次会议执行主席。

本次大会邀请世界正畸联盟(WFO)主席 Prof. Roberto Justus、前北京大学副校长,北京大学口腔医学院颅面生长发育研究中心主任林久祥教授,中华口腔医学会口腔正畸专业委员会主任委员周彦恒教授,中华口腔医学会口腔正畸专业委员会前主任委员赵志河教授、腔正畸专委会候任主任委员白玉兴等 5 位国内外专家教授做精彩主题演讲。同时邀请亚太正畸协会主席 NikhileshR Vaid,中国 Tweed 中心联合主任滕起民教授,哈佛大学口腔医学院正畸系以及纽约大学口腔医学院的副教授 Mani Alikhani,俄亥俄州克利夫兰市西储大学牙学院口腔正畸学院 T. Peter Tsay 副教授,台湾台北医科大学苏志鹏教授,韩国正畸协会和韩国正畸协会基金会主席 Tae-Woo KIM 教授,Lawrence F. Andrews 教授等做特别发言。

本次大会主题为"魅力正畸,美好生活",会议内容涵盖了口腔正畸临床新技术、新进展或临床经验总结、口腔正畸基础及应用基础相关研究、民营口腔正畸发展的现状及管理经验总结、口腔正畸技工技术及正畸护理等相关内容;会议期间还同时举办了 10 个卫星会议,包括 TWEED 矫治技术会前学习班、舌侧矫治技术会议专场、3DShape 数字化正畸、传动矫治技术学术会议专场、PASS 矫治技术学习会议专场、青年医师病例展评、ORMCO 会议专场、隐适美会议专场、青年医

师病例模型展评、经典方丝弓矫治技术弓丝弯制展评，其中青年医师病例大赛及首届经典方丝弓技术方丝弯制展评都是正畸年会有史以来首次组织特色活动。

中华口腔医学会牙体牙髓病学专业委员会第五次全国牙体牙髓病学临床学术研讨会

时间：2015 年 11 月 4—6 日

地点：广东省深圳市

主办和承办单位：中华口腔医学会牙体牙髓病学专业委员会主办，中山大学光华口腔医学院·附属口腔医院承办

内容提要：出席牙体牙髓病学专委会工作会议的有中华口腔医学会王兴会长、王渤秘书长，牙体牙髓病学专业委员会主任委员凌均棨教授，候任主任委员边专教授，副主任委员梁景平教授、岳林教授、余擎教授，全体委员以及青年委员，全体会议首先由凌均棨主任委员主持讨论《显微根管治疗技术指南》编撰工作，参会委员就会前收集、整理的各院校重点专科发回的《显微根管治疗技术指南讨论稿》进行讨论，对讨论稿中提出的主要问题初步达成共识。凌均棨主任委员在会上报告第五次全国牙体牙髓病学临床学术研讨会筹备情况，专委会委员还就 2016—2017 年牙体牙髓病学专委会工作安排进行商议，明确了 2016—2017 年专委会的主要工作任务。

本次临床学术研讨会共收到论文 361 篇，国内各口腔医学院校投稿踊跃，所投稿件约占 2/3，内容涉及牙体牙髓病学多个研究方向，聚焦临床及应用基础研究前沿问题，同时，有相当数量的优秀病例报告及分析，为临床医师提供了很好的操作经验和技术推广途径。

会议吸引了全国各地的口腔医师、教师和学生 520 余人，现场学术气氛十分热烈。8 位国内知名专家和 2 位国外专家进行了学术报告，其中两位外籍专家的演讲由中山大学附属口腔医院牙体牙髓病科张晓磊副教授、胡晓莉副教授担任同声翻译。各专家精彩的演讲和专业、流畅的同声翻译，获得了与会者的高度评价，给广大同行留下了深刻的印象。

本次会议的成功召开，为全国口腔医学同行提供了学习和交流新理念、新技术的平台，对推进牙体牙髓病的学科发展将发挥重要作用。

第 13 次全国口腔颌面医学影像学专题研讨会

时间：2015 年 11 月 5—8 日

地点：湖北省武汉市

主办和承办单位：中华口腔医学会口腔颌面放射专业委员会主办，湖北省医师协会和湖北省口腔基础医学重点实验室协办，武汉大学口腔医院承办

内容提要：来自全国 23 个省、市、自治区，包括宝岛台湾的 140 名代表参加了本次会议。本次大会共邀请了 15 位国内知名专家学者做学术报告，包括前任国际口腔颌面放射学会主席，北京大学口腔医院马绪臣教授，现任国际口腔颌面放射学会主席台湾高雄大学口腔医学院的林立民教授。马绪臣教授做了题为“关于我国口腔颌面医学影像学目前和未来发展一些问题的思考”的演讲，为我国口腔颌面医学影像学的未来发展指明了方向。另有 33 篇论文做了大会发言，35 篇论文大会交流。内容涵盖了影像诊疗新技术，放射生物学和放射防护，种植放射学，影像诊断学，生物医学工程和法医齿科学等各个方面。

大会最后一天举办了临床病例讨论。与会人员与参会的专家学者共同对武汉大学口腔医院和四川大学华西口腔医院提供的 10 个病例进行了热烈讨论。会议的最后一天进行了换届选举大会，选举产生了第五届口腔颌面放射专业委员会前任主任委员、现任主任委员、候任主任委员、副主任委员和常委等。

第四次全国口腔药学学术会议

时间：2015 年 11 月 20—22 日

地点：江苏省南京市

主办和承办单位：中华口腔医学会口腔药学专业委员会主办，南京医科大学附属口

腔医院(江苏省口腔医院)承办

内容提要:来自全国 22 个省、市(自治区)的口腔临床药学相关领域的医师、药师等 100 余人参加了此次会议。江苏省口腔医学会会长、南京医科大学副校长王林,南京医科大学附属口腔医院副院长(主持)杨建荣,中华口腔医学会口腔药学专委会主任委员王晓娟等出席会议,并分别在开幕式上发言。

本次会议的主题确定为“移动互联网时代下口腔药学的发展”,旨在通过大会研讨和交流,结合口腔医院的专科特色和全球信息化发展,深入探讨互联网时代口腔药学发展现状,口腔药学在互联网时代发展的特点,作为口腔药学及医学工作者该如何迎接时代的挑战。上海交通大学附属第九人民医院周曾同教授、北京安贞医院吕亚林教授、第四军医大学王晓娟教授、胡开进教授和南京医科大学附属口腔医院徐艳教授等专家应邀分别就抗菌药物临床应用和管理、口腔舒适化治疗等热点问题进行精彩讲述和交流。会议期间,中华口腔医学会口腔药学专委会举行了全国青年医师/药师风采展示活动。会议同期举行了第一届口腔药学专业委员会第四次常委会,讨论了下次学组会议的相关安排以及新形势下口腔药物学的发展等问题,进一步明确工作方向。

首届“全国口腔医院管理工具理论与实战培训班”

时间:2015 年 11 月 20—21 日

地点:北京市

主办和承办单位:北京大学口腔医学院和国家卫生计生委医院管理研究所联合主办

内容提要:来自全国 23 个省市自治区的 26 家医疗机构 157 名正式学员和 48 名旁听学员参加了本次培训班。国家卫生计生委医政医管局周军局长出席并做了重要讲话。本次培训班共有来自国家卫计委医院管理研究所医院管理咨询中心的陈晓红主任和王吉善副主任、北京协和医院的于晓初副院长以及北京宣武医院的杨莘主任 4 位国内知名的,既参与医院评审标准制定又具有丰富的医院现场评价经验的专家从事理论授课和案例现场点评。培训之前结合前两次评价检查中口腔医院暴露出的典型问题,设计了包含投诉管理、消防知识培训、降低压疮发生率、口腔器械消毒等 10 个典型案例 。

地方口腔医学会会议

2015 辽宁省口腔医学会第 24 次学术会议

时间:2015 年 3 月 19—20 日

地点:辽宁省沈阳市

主办和承办单位:辽宁省口腔医学会主办,中国医科大学附属口腔医院承办

内容提要:本次会议参会代表 200 余人,辽宁省口腔医学会副会长、秘书长卢利教授主持开幕式,中华口腔医学会副会长、辽宁省口腔医学会会长、中国医科大学附属口腔医院院长路振富致欢迎辞。多名辽宁省内专家应邀出席会议做学术报告。大会邀请到了省内外口腔颌面外科、口腔内科、口腔修复科、口腔正畸科及口腔种植科的专家,就口腔医学多学科的研究进展、临床应用及其他专题进行深入探讨与交流。

会议旨在推动辽宁省口腔医学事业发展,促进学科合作与研究,提升口腔医疗诊治水平,全面呈现省内外的口腔医学诊疗与研究进展讯息。大会分设口腔颌面外科、口腔内科、口腔正畸科三个分会场进行讨论交流。对提高辽宁省口腔医疗水平和学术水平、推动省内口腔医学事业的蓬勃发展有着积极的促进作用。

北京口腔医学会老年口腔专委会成立会暨学

术论坛

时间:2015 年 4 月 18 日

地点:北京市

内容提要:北京口腔医学会老年口腔专委会成立会召开。北京口腔医学会副会长牛忠英出席成立会,北京口腔医学会学术部部长江青松主持会议。会议邀请中华口腔医学会老年口腔专业委员会现任主任委员、南方医科大学口腔医院吴补领院长和中华口腔医学会老年口腔专业委员会候任主任委员、武汉医科大学口腔医院范兵教授。会议选举产生专业委员会常委和副主任委员,新当选的主任委员陈曦教授发表了讲话。

北京口腔医学会老年口腔专委会成立大会结束后,召开了第一届北京老年口腔医学论坛,老年口腔专业多名专家带来了精彩的演讲。吴补领院长分享了数字化口腔医疗概况,引领大家进入一个数字化口腔诊疗的未来;范兵教授为大家介绍了疑难根管治疗的质量控制,就取根管分离器械进行了深入的讲解;陈曦教授就目前老年人心血管疾病高发的形势下如何进行口腔治疗的风险评估及规避进行了深入的分析;栾庆先教授就老年人的牙周问题进行了探讨;首都医科大学附属北京口腔医院潘巨利教授对老年人的种植外科原则与参会人员进行了交流。大会结束后,召开了第一届老年口腔专委会常委会第一次会议。

湖北省口腔医学会专业委员会换届大会暨 2015 年度学术会议

时间:2105 年 4 月 28—29 日

地点:湖北省十堰市

主办单位:湖北省口腔医学会和十堰市太和医院口腔医学中心联合主办

内容提要:来自湖北省各口腔专科医院、各综合医院口腔科的 250 多名的全科口腔医学委员参加了全科口腔医学专委会换届大会。首先由全科口腔医学专委会首届主任委员、华中科技大学附属协和医院口腔医学中心主任陈莉莉教授对上届全科口腔医学专委会的工作进行了总结。会上大家一致推选中南医院口腔科陈建刚主任为全科口腔医学专业委员会第二届主任委员。会议同期举办了学术会议,邀请了武汉大学口腔医学院名誉院长、中华口腔医学会名誉会长樊明文教授、北京大学口腔医院副研究员、院长助理沈曙铭教授、原重庆市口腔医院院长、现拜博口腔医疗集团(原拜尔口腔医疗集团)总裁 CEO 邓峰教授进行了学术讲座。

《乳牙金属预成冠修复专项技术操作》培训班

时间:2015 年 5 月 23 日

地点:陕西省汉中市

主办和承办单位:陕西省口腔医学会儿童口腔医学专委会、陕西省优生优育协会主办,第四军医大学口腔医院儿童口腔科和汉中市口腔医院承办

内容提要:来自汉中全市各医院口腔科及口腔民营机构的口腔医务人员参加培训。培训内容包括理论授课与实际操作,中华口腔医学会儿童口腔专业委员会主任委员王小竞教授就“乳牙金属预成冠修复专项技术操作”要点进行精彩授课,日本东京齿科大学药师寺仁教授讲授了“运动饮料对儿童身体健康的影响”,白玉娣教授进行“乳牙金属预成冠修复技术”的现场操作演示。本次培训班还邀请第四军医大学口腔医院儿童口腔科副主任邢向辉副教授,陕西省口腔医学会儿童口腔医学专委会常务委员袁林天副教授和王艳妮护士长分别就乳牙金属预成冠修复临床应用技术做了精彩的培训讲座和操作示范,美国 3M 公司提供了预成冠实践操作材料,30 位学员并在授课专家的指导下进行现场实操训练。

湖南省口腔医学会第三届学术年会暨第二届中南国际口腔设备与材料展览会

时间:2015 年 5 月 23—24 日

地点:湖南省长沙市

主办和承办单位:湖南省口腔医学会、湖

南省医疗器械行业协会口腔医疗器械专业委员会主办，长沙市口腔医院、长沙好博塔苏斯展览有限公司承办

内容提要：本次会议参会人员 600 余名。湖南省医学会副会长兼秘书长蒋灿华主持了开幕式，省口腔医学会会长、大会主席翦新春，执行主席、长沙市口腔医院何平院长分别致欢迎词。会议邀请了武汉大学口腔医学院范兵教授、北京大学口腔医学院徐莉教授、王晓燕教授、中山大学附属口腔医院蔡斌教授、上海市口腔病防治院李国强主任医师、广东省口腔医院种植中心主任徐淑兰主任医师等多位省内外专家分别就疑难根管治疗的质量控制、牙周系统治疗的现状和病例分析、牙体直接修复的微创策略、美学支架设计在咬合重建中的应用、正畸与艺术、口腔种植疑难病历分享等专题做了精彩的报告。七十余名来自中南大学湘雅医院、湘雅二医院、湘雅口腔医院、长沙市口腔医院等省内单位的口腔同仁上台发言交流。通过专家们的讲座，使与会人员在颌面外科、口腔黏膜、口腔修复学、牙体牙髓等专业中的疑难问题、对策及新进展等得到了指导和提高，同时大家对口腔种植、正畸、根管治疗、3D 打印、口腔护理等内容进行了深层次的交流和探讨，进一步促进了我省口腔医学各专业及管理水平的提高。

2015 福建口腔美学专题学术研讨会召开

时间：2015 年 8 月 17 日

地点：福建省福州市

主办单位：北京大学口腔医学院和福建医科大学口腔医学院在福州共同主办

内容提要：本次学术研讨会的主题是“多学科交叉的综合口腔美学”。研讨会由北京大学口腔医学院谭建国教授主持。中华口腔医学会王兴会长亲临大会并做了题为“口腔美学发展的历史、现状和未来”的开班讲话，阐述了中国口腔美学的发展历史和现状，并指明了中国口腔美学的未来发展方向。北京大学口腔医学院郭传瑸院长和福建医科大学口腔医学院陈江院长也分别致欢迎辞，对两院在医疗、教学科研方面的进一步合作，特别是两院在口腔美学领域的深入合作提出了展望和工作目标。胡文杰、蔡志刚、岳林、谭建国、徐欣、陈江、房冰教授等专家先后从牙周、颌面外科、修复、种植、牙体牙髓、正畸等不同的专业角度做了有关口腔美学的专题演讲，受到与会的 300 多名专家与听众的一致好评。

湖北省第八次口腔种植学术会议暨湖北省第一届口腔种植病例比赛

时间：2015 年 8 月 27—29 日

地点：湖北省十堰市

主办和承办单位：第二届湖北省口腔种植专业委员会和武汉大学口腔医院种植科主办，湖北省十堰市人民医院承办

内容提要：本次会议有来自湖北、四川、江西、湖南、河南等省内外同行近 200 人参加。首次举办的病例比赛得到省内 20 家医疗机构的积极参与，共收到 45 份优秀病例并在会场进行海报展示。8 月 28 日上午，学术会议在十堰市人民医院多功能会议厅隆重召开。十堰市人民医院党委副书记王仁田和湖北省口腔种植专业委员会现任主任委员夏海斌教授、前任主委施斌教授分别致辞。

年会邀请了第四军医大学口腔医院李德华教授、北京大学口腔医院邱立新教授与邸萍教授、广东省口腔医院张雪洋教授、首都医科大学附属北京朝阳医院王左敏教授、武汉大学口腔医院施斌教授、夏海斌教授等省内外口腔种植界知名专家做专题讲座，并且与学员进行了现场互动，授课老师们深入浅出的精彩讲解让与会学员受益匪浅，引起大家的强烈反响。经省外同行专家双盲评审，钟志华、王林虎、王敏三位医师获二等奖，赵高峰、胡图强、田涛、汪芳、张晓欣、金锐利六位医师获三等奖。

陕西省口腔医学会第四次学术会议

时间：2015 年 8 月 28—30 日

地点：陕西省西安市

主办和承办单位:陕西省口腔医学会主办,第四军医大学口腔医院和西安交通大学口腔医院承办

内容提要:本次会议是陕西省口腔医学会成立以来规模最大、学术水平最高的一次盛会,邀请了来自国内外一流院校及口腔医疗机构的52位知名专家及经营管理者授课;年会由大会演讲及7个分会演讲组成,涵盖口腔种植、修复、正畸、牙体牙髓、牙周、儿牙、口腔颌面外科以及感控和管理等,全面介绍了口腔发展的新理论、新技术、新材料,并同期举办了3个学习班。丰富的授课内容和较强的临床针对性吸引了来着全省850余名代表参会,并且首次有来着青海、宁夏、甘肃、四川等外省代表参加学术年会。

“重度牙周炎的规范化治疗”培训

时间:2015 年 9 月 25—26 日

地点:上海市

主办和承办单位:中华口腔医学会继续教育部主办、南京大学医学院附属口腔医院承办

内容提要:来自江苏省、江西省、安徽省、上海市、福建省、北京市、贵州省、河南省、云南省、吉林省、湖北省、河北省、陕西省、陕西省、辽宁省、甘肃省、新疆、内蒙古的19个省市的100多人参加理论学习,60人参加操作学习。该项级继续教育项目培训邀请到章锦才教授、束蓉教授、王勤涛教授、闫福华教授、潘亚萍教授等国内著名的牙周病学专家,系统而深入地剖析重度牙周炎的诊疗特点。邀请南京大学医学院附属口腔医院种植科童昕主任针对重度牙周炎失牙后的种植修复——重度牙周炎患者的全口即刻种植即刻修复进行系统介绍。

本次培训班授课内容包括:重度牙周炎的诊断和治疗计划的拟定、规范化的牙周基础治疗、牙周再生治疗和重度牙周炎患牙的预后分析,针对牙周美学的“黑三角”成因及临床诊疗思考。操作培训包括:规范化的牙周超声刮治及牙周手术操作培训,如超声刮治、切开缝合技术、翻瓣、龈瓣复位、远中楔形瓣手术和牙周再生手术等。培训班从重度牙周炎的治疗理念、治疗方案、操作规范、多学科协作等多方面展开讨论,为重度牙周炎的治疗提供规范和全面的指导。

安徽省口腔学会第一届口腔修复学专业委员会和牙体牙髓病学专业委员会成立

时间:2015 年 10 月 16—17 日

地点:安徽省

主办和承办单位:安徽省口腔学会

内容提要:安徽省口腔学会第一届口腔修复学专业委员会和牙体牙髓病学专业委员会成立大会召开。安徽省口腔学会、安徽省口腔医院院长何家才出席会议,学会秘书长、副会长王元银主持会议。会上通过投票方式选举产生了第一届口腔修复学、牙体牙髓病学专委会委员、主任、副主任及常务委员。大会同期举行了专业委员会学术会议,邀请了国内口腔知名专家首都医科大学口腔医学院侯本祥教授莅临讲座,授课专家还包括了安徽医科大学口腔医学院副院长唐旭炎以及李全利教授、李颂教授、曹颖博士。本次专委会的成立,对促进安徽省各地区口腔医疗技术快速进步、民营牙科诊所发展有着非常积极的意义。

山西省第十二次口腔医学学术会议

时间:2015 年 10 月 23 日

地点:山西省太原市

主办单位:山西省口腔医学会、山西省医师协会口腔医师分会、山西医科大学口腔医学研究所联合主办

内容提要:本次会议主题为“实现山西口腔梦”,邀请13位省内外口腔界的知名专家、学者开展学术讲座,口腔各专委会、各地市进行工作交流汇报。新成立口腔黏膜病专委会、口腔诊所医疗分会,第二届口腔修复专委会换届,召开口腔医学会全体理事会和省医师协会口腔医师分会全委会,将举行专委会

及地市口腔医学会的高层论坛。理论课程结束后，由诺宝技术有限公司支持的操作培训——口腔种植中级操作正式开始。与会学员充分运用理论知识，体验操作实践，熟悉手术流程。这种理论与实践相结合的培训方式受到学员的欢迎，由于学员学习热情高涨，实操培训由原定的 1 场增加至 2 场。学员纷纷表示这样的方式使得学习印象更加深刻，可以马上运用到临床中去，是大家真正渴望的学习方式。会议内容从学术到管理兼顾了口腔从业者的所有需求。本次学术会议设立了"实现山西口腔梦"的主题，绘制了口腔医学事业美好未来，展示了山西省口腔事业发展的新亮点。

2015 年河南省口腔医学会牙体牙髓病学专委会第一次学术会暨南阳市五届二次口腔学术年会

时间:2015 年 10 月 25 日

地点:河南省南阳市

主办和承办单位:河南省口腔医学会牙体牙髓病学专委会主办，河南省南阳市口腔医院承办

内容提要:河南省口腔医学会会长、郑州大学口腔医学院即河南省口腔医院院长曹选平教授到会并致辞，南阳市卫生计生委副主任、南阳市口腔医院院长刘中寅等到会并致辞。大会诚邀来自四川大学华西口腔医学院、第四军医大学口腔医学院及郑州大学口腔医学院等 5 名省内外知名专家，聚集了河南各地区 150 余名参会代表，就本专业热点关注的根管治疗、牙体缺损修复等内容，通过学术演讲、《根管治疗指南》详解及相关病例讨论等进行了充分的交流。中华口腔医学会牙体牙髓病学专委会副主任委员余擎教授到会致辞并做了题为《牙体缺损修复的临床研究》的演讲。中华口腔医学会牙体牙髓病学专委会常委黄定明教授应邀做了题为《感染根管的治疗难点与处理对策》的演讲。中华口腔医学会牙体牙髓病学专委会委员刘学军副教授在会上对中华口腔医学会发布的《根管治疗指南》进行了详细解读。会议还邀请了四川大学华西口腔医院修复科种植诊疗中心张保荣博士、德国迪尔齿科特邀培训师道志斌，分别进行了种植修复技术及牙周基础治疗、微创牙周治疗理念、方法及技术演讲。郑州大学口腔医学院牙体牙髓科范雪平、南阳市口腔医院牙体牙髓科郭大红等做了有关了根尖周疾病诊断治疗等方面的病例报告。各参会代表积极发言讨论并提出各自临床工作中所遇到之疑难问题，参会各专家给予点评及解惑，学习氛围非常热烈。

2015 年环渤海地区口腔种植研讨会

时间:2015 年 11 月 14—15 日

地点:天津市

主办单位:天津市口腔医院、大连市口腔医院、烟台市口腔医院联合主办

内容提要:已经举办了八届的环渤海地区口腔种植研讨会是真正意义上的环渤海地区口腔种植学术论坛。本次会议以"上颌后牙区的微创种植技术、种植修复的并发症及处理以及美学区的微创种植"为主题，特邀国内外专家授课。授课专家通过大量临床病例结合国内外最新进展，围绕微创种植、种植并发症处理等议题，为参会的全国各地学员进行了系统的讲解，学员对研讨会给予了高度评价。

中国医师协会口腔医师分会会议

中国医师协会口腔医师分会第四届委员会换届会议

时间:2015 年 4 月 6—7 日

地点:广东省广州市

主办和承办单位:中国医师协会口腔医师分会主办,广东省口腔医院承办

内容提要:在中国医师协会关于二级机构"大委员制"有关指示精神下,口腔医师分会第四届委员会改选换届筹备工作委员会经充分酝酿提出覆盖全国 31 个省、自治区、直辖市的 165 名委员建议名单,其中常务委员 56 名,会长、副会长 16 名。在中国医师协会会员部组织领导下,改选换届工作按照预期目标顺利完成,全体委员、常委、会长/副会长均获通过。

北京大学口腔医院郭传瑸院长当选第四届口腔医师分会会长,俞光岩教授推任为名誉会长。新产生的第四届委员会同时就委员会的工作计划及任务、工作条例、会员发展与管理、工作委员会设置等问题进行了充分的讨论,以期为全国口腔医师提供更完善的服务。在随后召开的口腔医师分会第四届委员会第一次工作会议决议,分会设置会员、自律与维权、继续教育、人文与道德建设、民营口腔医师五个工作委员会,并陆续完成委员会的组建工作。

中国医师协会口腔医师分会自律与维权工作委员会成立会议

时间:2015 年 6 月 9 日

地点:北京市

主办和承办单位:中国医师协会口腔医师分会主办,北京大学口腔医学会承办

内容提要:中国医师协会口腔医师分会郭传瑸会长、郭莲副会长出席并做重要讲话。会议由第三届委员会自律与维权工作组沈曙铭组长进行总结汇报。在原有第三届委员会自律与维权工作组人员基础上,经征求 23 个省 32 家医疗机构推荐意见并通过对委员候选人审核、分会会长报批等程序后,自律与维权工作委员会成立,成立会议内容涉及前期维权工作总结、委员单位维权工作经验交流、委员会成立、阐述委员会工作设想与计划等。该委员会主任委员由北京大学口腔医学院张伟副院长担任,副主任委员分别由北京大学口腔医学院沈曙铭原院长助理及四川大学华西口腔医学院、第四军医大学口腔医学院、上海交通大学医学院附属第九人民医院、武汉大学口腔医学院主管医疗的院级领导担任,委员共计 33 名,覆盖全国 23 个省、市、自治区的 32 家口腔医疗机构。2015 年 11 月,口腔医师分会办公室主任邱娟参加中国医院协会医疗法制专业委员会第八届学术年会及中国医院协会自律维权工作委员会第三届年会,并就口腔医师调查情况在大会上发言。

第十三届口腔医师论坛——口腔医师执业与医患沟通

时间:2015 年 6 月 9 日

地点:北京市

主办和承办单位:国家卫生与计生委员会国际交流与合作中心、中国医师协会口腔医师分会主办,北京大学口腔医学院承办

内容提要:论坛流量达 500 人次,听众来自 22 个省、市、自治区,涉及公立医疗机构 81 家、民营医疗机构 297 家,多数为中、初级口腔医师,同时有医学生、护理、管理等人员。论坛邀请了北京大学口腔医学院岳林教授、北京大学口腔医学院第四门诊部邱立新主任、上海交通大学医学院附属第九人民医院

牙周病科束蓉主任、浙江中医药大学口腔医学院卢海平副院长分别就《当根管治疗遇到牙种植——患牙治疗保存或拔除的抉择》《种植的长期效果如何？种植的风险来自何方?》《口腔医师执业中牙周相关疾病的风险认知与医患沟通》《口腔正畸临床陷阱》做了专题报告，内容涉及牙体牙髓专业在新技术挑战下的临床治疗抉择，人员、环境、材料、技术等相关因素对牙种植诊疗成败的影响，如何将临床诊疗与牙周美学相互融合以及对自身执业生涯中的临床经验与教训进行总结、梳理以说明正畸诊疗中的潜在风险等。

中国医师协会口腔医师分会会员、继续教育、人文与道德建设、民营口腔医师工作委员会成立会议

时间:2015 年 10 月 21 日

地点:上海市

主办和承办单位:中国医师协会口腔医师分会主办，上海交通大学医学院附属第九人民医院承办

内容提要:成立后的会员工作委员会主任委员由南京医科大学王林副校长担任，委员共计 38 名，覆盖全国 30 个省、市、自治区的 38 家口腔医疗机构;继续教育工作委员会主任委员由中山大学光华口腔医学院·附属口腔医院名誉院长凌均棨教授担任，委员共计 36 名，覆盖全国 23 个省、市、自治区的 35 家口腔医疗机构;人文与道德建设工作委员会主任委员由上海交通大学医学院附属仁济医院郭莲党委书记担任，委员共计 30 名，覆盖全国 23 个省、市、自治区的 30 家口腔医疗机构。

在工作职责方面:会员工作委员会负责组织与发展全国口腔专科会员，研究与开发口腔医师特色的会员服务，扶持与指导地方口腔行业组织相关工作等。自律与维权工作委员会负责加强口腔医师行业自律、规范口腔医师诊疗行为、提高口腔医师自律与维权意识等。继续教育工作委员会负责团结引领全国口腔医师，大力发展继续教育事业，不断完善继续教育体系，努力提高规范化、科学化的服务管理水平，全力开创口腔医学继续教育工作的新局面，进一步推动我国口腔医学事业更加全面、更加快速、更加健康发展。人文与道德建设工作委员会负责加强口腔医务人员业务培训和人文道德素质教育，培养医师树立尊重患者、关怀患者的高尚职业道德以及以人为本的价值观和救死扶伤的人文精神理念。

口腔医疗服务分会口腔门诊与住院医疗指标统计与分析培训研修班

时间:2015 年 10 月 28—30 日

地点:重庆市

主办和承办单位:中华口腔医学会口腔医疗服务分会主办，重庆医科大学口腔医学院承办

内容提要:本次研修班参会代表 120 余人，分别来自 24 个省、市、自治区 49 家口腔医疗机构。会议同时得到中华口腔医学会口腔医疗服务分会医疗质量管理学组组员单位的积极参与和大力支持，其中 19 家学组组员单位由医疗院长、医务处(科)长率领本机构 35 人参加研修班，另有 13 家组员单位派出 23 人参会。中华口腔医学会副会长兼口腔医疗服务分会会长周学东教授及重庆市卫生计生委领导出席并做重要讲话。

国家卫生计生委医政医管局综合评价处陈虎副处长做题为《建立 HQMS 数据采集平台与数据库应用前景》的专题报告，对 HQMS 系统建立发展、数据采集内容、数据质量要求、实例应用分析等进行了专门讲解。沈曙铭副研究员针对《口腔医疗指标的解读与实施》做了专题讲座，在介绍医疗精准化管理理念的同时，对口腔门诊及住院医疗指标的含义、原理以及统计方法进行了全面、详尽、深入地解读与分析。会议同时由北京大学口腔医学院张伟副院长、四川大学华西口腔医学院杨征院长助理、上海交通大学医学院附属

第九人民医院吴正一副院长、重庆医科大学口腔医学院季平副院长、首都医科大学口腔医学院苏静处长、武汉大学口腔医学院尚姝环主任分别就 HQMS 在北京大学口腔医院的运用、医疗质量控制、上海交通大学医学院附属第九人民医院信息管理与 HQMS 系统的应用、重庆医科大学附属口腔医院/首都医科大学附属口腔医院/武汉大学口腔医院医疗指标的运行与分析等内容进行大会报告。

口腔设备器械展览会暨学术研讨会

第二十届华南国际口腔医疗器材展览会暨口腔技术研讨会

时间:2015 年 4 月 5—8 日

地点:广东省广州市

主办和承办单位:广东省科技厅主办,广东省口腔医学会、广东省医院协会口腔医疗管理分会协办

内容提要:本届展会面积达 46 000 平方米,设 7 大展厅,近 50 000 名来自世界 100 多个国家和地区的牙医、口腔医疗器械采购商、经销商、口腔医学界专家教授汇聚广州。2015 华南国际口腔展首次设立新技术新产品推介会,为展商们提供了一个专业的新品展示和推介新技术的舞台。展会同期举办的 100 多场研讨会,来自中国大陆、香港、台湾以及美国、日本、意大利、德国等 160 多位专家分享口腔行业知识,本届展会"正畸专场""美国牙医学会培训日""正畸专题培训班""牙体牙髓专题培训班""牙周专题培训班""种植专题培训班""护理专场"等专业学术会议吸引业界强烈关注。

由华南国际口腔展、广东省民营牙科协会主办、中华口腔医学会民营口腔医疗分会支持的第二届"民营口腔华南论坛"也成功举办。本届民营口腔华南论坛以"精英视角跨界分享"为主题,通过专题演讲、对话活动、艺术沙龙的形式,融合口腔医疗界、大医疗界、互联网界及相关监管部门,与 700 多名民营口腔医疗机构管理者一起,深入探讨口腔诊所运营管理策略。在中华口腔医学会民营口腔医疗分会首届种植病例初审点评专场,主办方邀请了钟红阳、谭建国、周延民、闫福华、徐欣教授等对参赛病例进行现场点评和打分。本次种植病例初审共评审 5 组 50 例病例,通过专家对病例完成效果及操作过程等方面进行点评,最终评选出前 30 名。

第十四届中国(西部)国际口腔设备与材料展览会暨口腔医学学术会议

时间:2015 年 5 月 7—10 日

地点:四川省成都市

主办和协办单位:中国西部口腔医学协作组、四川省口腔医学会、陕西省口腔医学会、重庆省口腔医学会、四川大学华西口腔医学院、第四军医大学口腔医学院、重庆医科大学口腔医学院联合主办,成都市博览局、中国西部口腔医学协作组各成员单位及西部各口腔医学会联合协办,中英合资好博塔苏斯展览有限公司成都分公司承办

内容提要:本届展会面积达到 26 000 平方米,展位 858 个,共有来自国内外 415 家口腔机械制造商及代理商云集展会,带来了上万种口腔精品展示和上千种新品发布。通过展会,22 206 名专业观众全面了解了口腔行业新技术及新器械的最新发展,专业买家现场洽谈并纷纷达成采购意向。展会期间,主办方同期举办学术交流、专业培训会议达 152 场,共有国内外口腔医学界 150 位知名专家应邀讲学授课。其中许多专家出自四川大学华西口腔医学院、第四军医大学口腔医学院,颇具西部地区口腔医学人才特色。

学术交流、专业培训的主题涉及 15 个方面,包括种植、正畸、修复、牙体牙髓、CBCT、牙周、儿童口腔、牙槽外科、颌面外科、影像学以及口腔医院管理、民营诊所管理等共计 4 816 名会议代表注册与会。现场开设种植、牙体牙髓、美学修复、正畸、牙周、护理、美容、数字美学修复、修复工艺等 10 大专题实操培训班,展会期间举办"中国西部口腔专科突发急症护理处置竞赛" 第二届西部口腔数字美学修复病例大赛,首届西部种植诊疗病例大赛,数百名选手现场比拼切磋,同期展会现场举行 21 场真人手术演示。

2015 第十九届中国国际口腔器材展览会暨学术研讨会(DenTech China 2015)

时间:2015 年 10 月 21—24 日

地点:上海市

主办单位:中国国际科技会议中心、上海交通大学医学院附属第九人民医院、上海博星展览有限公司主办,上海市口腔医学会、上海交通大学口腔医学院、上海市口腔医学研究所、同济大学口腔医学院、上海市口腔病防治院协办

内容提要:本届展会展示面积近 50 000 平方米,汇聚了来自 23 个国家和地区的 711 家展商,吸引了专业观众 73 773 人次前来参观洽谈。展会期间,世界知名口腔企业展示了口内、口外、正畸、修复等口腔医疗器械、耗材最新产品技术与解决方案,同时展示义齿加工、口腔保健领域的最新进展。此外,本届展会有 4 大展团参展分别来自德国、美国、韩国、中国台湾。同期举办的 200 场课程,邀请了约 150 位演讲者,就行业的热点话题及面临的具体问题展开了探讨。大会专家委员会主席由邱蔚六院士担任,组织委员会主席为张志愿院士,同期的"中国国际口腔学术研讨会"、"中国上海国际口腔修复大会"、"上海国际口腔种植大会"、"名师出高徒专场——牙体牙髓案例赏析"、"医师大讲堂"、"经典案例技术分析研讨会"、"两岸口腔医疗学术交流论坛"等学术会议赢得了与会医生的一致好评。由上海市口腔医学会民营口腔医疗专委会主办、上海市口腔医学会口腔正畸专委会协办的"上海正畸大师论坛",由刘泓虎主委担任大会主席,沈刚、刘月华教授担任学术顾问,开启了民营口腔精英与学院大师在口腔学术领域深度融合的新时代,本次主题为"正畸热点争议道与法:边界病例诊治辨析",邀请到了白丁、白玉兴、丁寅、房兵、赵志河、钱玉芬等来自华西、首医、武大、上海交大等院校的 14 位正畸大师向大会作特别演讲,400 名学员全程参与,为广大学员创造了与大师们直接交流对话的互动机会。

其他

2015 年度全国口腔护理学术年会

本次大会由中华护理学会主办,于 2015 年 4 月 1 日在广西南宁隆重召开,全国各地 300 余名代表参加。来自中华护理学会、广西护理学会和国内知名口腔医院的护理专家,分别从护理发展、护理管理、医院评审实践、三级口腔医院评审细则解读和牙科水路系统管理等方面,进行了科学实用的深入探讨和系统讲解。

山东大学口腔医学海右博士生学术论坛

2015 年 10 月 22 日,由山东大学研究生院、党委研究生工作部主办,口腔医学院承办的山东大学全国"海右"博士生学术论坛(口腔医学)在上海举行。来自上海交通大学、浙江大学、山东大学、南京医科大学等华东地区六省一市口腔医学院校的 11 名博士生依次做报告,分别针对自己的研究方向作了详细讲解,介绍了在所选课题领域的最新研究成

果，反映了博士生对当前口腔医学各领域研究的认识与思考。点评专家结合自己的科研经历分别作了精彩点评。

学会工作简讯

中华口腔医学会参加 2015 IADR 大会

2015 年 3 月 10—15 日，世界牙科研究会（IADR）年会在美国波士顿举行。本次大会注册参会人员达到六千多人，中国有近 200 多名口腔科研工作者参加了大会。会议期间中华口腔医学会与 IADR 理事会及部分领导进行了高层会晤，会晤以简单的午餐会形式举办。参会代表有 IADR 主席 Yoshimitsu Abiko，IADR 前任主席 Helen Whelton、执行主席 Christofer Fox、JDR 主编 William Giannobile、账务总监 Edward C. M. Lo 等受邀参加。王兴会长、张志愿副会长、徐韬副会长、边专副会长、王渤秘书长及郭传瑸院长、王慧明院长及学会部分工作人员参加会晤。双方交换了牙科研究领域各自的经验，希望通过进一步的合作，加强中国在牙科研究领域的国际地位与作用，最后重点探讨了在未来中国举办 IADR 年会可能性，并邀请 IADR 来中国进行实地考察。

中华口腔医学会参加 37th 亚太口腔联盟（APDF）大会

2015 年 4 月 3 日，中华口腔医学会在王兴会长率领下，一行七人参加了第 37 届亚太口腔联盟大会。本次大会在新加坡举办，注册参会人数 2 500 多人，来自全世界 50 多个国家，我国也有 20 多位牙科医生参加大会。亚太牙科联盟成立于 1955 年，其目标宗旨是希望在亚洲太平洋地区起到和世界牙科联盟一样的功能，能广泛代表亚洲太平洋国家、地区口腔组织的共同利益。APDF 目前有国家和地区会员共 27 个。中国目前还不是成员国家，本次大会受邀列席会员大会，王兴会长在大会中致辞，表达了对亚太牙科联盟工作的支持与认同，希望中国能够在不久的将来加入该组织，在亚洲地区的口腔发展中承担自己的责任与义务。各国代表也对中国加入的意愿表示支持。

中华口腔医学会参加 2015 年首尔国际口腔展览暨学术会议（SIDEX 2015）

2015 年 5 月 8—10 日，首尔国际口腔展览暨学术会议（SIDEX 2015）于在韩国首尔 COEX 展馆举行。中华口腔医学会陈铓副秘书长一行 5 人代表学会出席了会议。会议期间中华口腔医学会与首尔齿科学会进行了高层会晤。自 2012 年开始双方就建立了良好的合作关系，每年互派学者进行学术交流，取得了良好的效果，并希望进一步加强两国口腔医学界之间的交流，在更多领域开展更深入的合作。本次会议北京大学口腔医院孟焕新教授应邀作大会演讲，精彩的演讲受到与会人员的高度赞赏。SIDEX 自首次举办至今已有 12 年的历史，通过不断发展，已成为全球第八大口腔器材展及韩国最盛大最具影响力的国际性口腔展览，备受世界关注。2015 年 SIDEX 有来自世界各地的 13 000 多位口腔医学同仁参加了本次会议，汇聚了 14 个国家的 275 家公司近 970 个展位参加了展览。

四川省口腔医学会口腔放射专业委员会成立

2015 年 5 月 9 日，四川省口腔医学会口腔放射专业委员会成立大会在成都召开，来自全省各地口腔临床医生共计 150 余人出席了本次成立大会。

会上，四川省口腔医学会秘书长郭锡久教授宣读了关于同意成立四川省口腔放射专业委员会的批复，宣布四川省口腔医学会口腔放射专业委员会正式成立。大会选举华西口腔医院王虎教授任主任委员，华西口腔医院郑广宁教授、四川省人民医院廖楚航教授、成都市第二人民医院宋宏杰教授、成都军区机关医院聂国军教授等任副主任委员。

专委会的成立将促进口腔影像学在口腔临床中的应用，提高口腔临床医生的诊断水平，增进临床医生之间的学术与临床经验交流。在国家宏观政策“一带一路”的思想指导下，深入开展西部地区学术交流，构建全方位、多层次、复合型的远程医疗网络，更好地为西部地区的口腔医生提供影像知识以及临床疑难病例会诊，辐射推动西部地区口腔影像诊断学的全面发展。

中华口腔医学会首个外科、黏膜交叉学科培训班在滇举办

2015 年 5 月 30—31 日，由四川大学华西口腔医院口腔颌面外科、口腔黏膜病科 2 个国家临床重点专科建设项目支持的中华口腔医学会“西部行”公益活动临床技术口腔颌面外科培训班于在昆明召开，为当地 100 余位学员开展了口腔颌面部修复与重建、头颈肿瘤临床治疗、唇腭裂修复、口腔黏膜病等方面的培训。本次培训班邀请到了四川大学华西口腔医院颌面外科龙洁教授、韩波教授、郑谦教授及口腔黏膜病科周瑜副教授、但红霞副教授 5 位临床重点专科建设项目专家亲临授课。专家们的授课风格自成一派，但在学科交叉的问题上又相互关联，使得课程内容承上启下，激发了学员们的求知欲，整个培训班学习氛围浓厚。

课程间隙，来自口腔医院、综合医院口腔科及民营诊所的学员代表就西部行活动的进一步推进和创新进行了座谈。通过座谈了解到西部地区真正需要的是在临床诊疗技术中能够实际应用的知识，希望通过一些失败病例的分析了解到相应的技术点，从而提高自身的临床技术水平。同时由于当地州县分布广，距离远，部分学员回到医院后面临传播知识点和再次授课，因此希望可以获得课程视频使当地更多的口腔医生通过“西部行”培训班获益。

云南省口腔医学会口腔颌面外科专业委员会在培训班期间召开成立大会，为西部行活动增添了新的光彩。

中华口腔医学会口腔麻醉学专业委员会换届大会

2015 年 5 月 31 日，中华口腔医学会口腔麻醉学专业委员会换届大会在西安召开。第四军医大学口腔医学院陈吉华院长代表承办单位致辞。徐礼鲜主委从十个方面对第二届口腔麻醉学专业委员会的工作进行了详细的报告。第三届口腔麻醉学专业委员会 57 名委员，到会委员选举产生主任委员：姜虹，候任主委委员：张惠，副主委委员：李刚、刘瑞昌、王淼，常委 18 名。王兴会长在讲话中对徐礼鲜主委带领的第二届口腔麻醉学专业委员会在组织建设、学术活动、国际交流、会员发展等方面所取得的成绩给予肯定和赞扬，对新产生的第三届专委会表示祝贺并寄予厚望。新当选的姜虹主委表态要在前两届主委的工作基础和帮助下，为口腔麻醉学事业发展得更好而继续努力。

中华口腔医学会口腔镇静镇痛专业委员会召开筹备大会

2015 年 6 月 9 日，中华口腔医学会口腔镇静镇痛专业委员会筹备大会在北京召开，本次会议由徐礼鲜和万阔教授主持，来自全国十余家口腔医学院、专科医院和综合医院口腔科的专家学者们参会。大家首先学习了中华口腔医学会在学会组织管理方面的规章制度，徐礼鲜教授回顾了口腔镇静镇痛技术在国内开展的历程和现状，提出了成立学会的必要性和宗旨，万阔教授提出了制订诊疗规范和开展培训的重要意义。诸位与会专家纷纷踊跃发言，提出了大量宝贵的建议。

作为筹备会，本次会议对于镇静镇痛专业委员会成立的时间、组织构架、人员安排等问题形成了初步的意见和共识，大家都对这一专业在国内的发展前景充满信心。专家学者们一致希望通过学会的形式，把国内有志从事口腔镇静镇痛科研、临床和教学工作的医务人员团结起来，建立广泛的会员基础，这其中不仅包括口腔专科医院和医学院的医务人员，也包括广大民营机构的医务人员。任何医疗技术的开展，安全是前提，口腔镇静镇痛治疗是交叉学科，需要相当的知识、技能和硬件配备，为了满足越来越多的口腔医务人员学习此技术的迫切愿望，并让这一技术能够在医务人员手中安全地开展，从而最终让广大病人受益，成立专门的学术组织和团体来进行规范和指导是必由之路。学会成立后，将竭尽全力为会员提供各种支持和服务，定期举办各种讲座培训，以达到推动学科蓬勃发展，使广大口腔病患受益的目的。

中国医学装备协会口腔装备与技术专业委员会成立大会暨第一届学术会议

2015 年 6 月 10 日，成立大会在北京市召开。中国医学装备协会赵自林理事长、孟建国副秘书长等，中华口腔医学会王兴会长、王渤秘书长和郭传瑸院长，周永胜书记等领导出席成立大会，武汉大学口腔医院赵心臣副院长主持会议。通过选举，专委会第一届委员代表大会共选举出 39 名常务委员，其中主任委员 1 名，副主任委员 7 名，秘书长 1 名。北京大学口腔医学院罗奕副院长全票当选为专委会主任委员。中国医学装备协会赵自林理事长随后发表讲话，对专委会的成立表示祝贺。中华口腔医学会会长王兴致辞并对医学装备在口腔医学发展中所起到的作用表示肯定。口腔医学是医学门类中使用设备、器械和材料最多的学科。口腔装备在口腔医学中还将发挥更重要的作用。中华口腔医学会口腔医疗设备器材分会侧重于设备的规范使用及培训，使得设备发挥更大的作用，而口腔装备与技术专业委员会会为口腔装备的发展提供了新平台和新思路。

学术会议于成立大会后进行。会议邀请中国医学装备协会孟建国副秘书长、国家药品不良反应监测中心医疗器械监测与评价处于一评价员、国家食品药品监督管理局医疗技术审评中心郭亚娟副研究员和四川大学华西口腔医学院刘福祥教授为大家进行精彩的学术讲座。讲座的题目分别为《发挥协会作用促进口腔健康服务业发展》《口腔医疗器械不良事件表现与原因分析》《与审评相关的注册办法有关内容介绍》和《数字口腔——现状与未来》。

河南省口腔医学会成立大会暨会员代表大会

2015 年 6 月 12 日，河南省口腔医学会成立大会暨会员代表大会在南阳召开。执行主席李新明主持大会。中华口腔医学会会长王兴、秘书长王渤，河南省卫生与计划生育委员会副主任黄玮，河南省民政厅民间组织管理局局长张正德，郑州大学副校长谷振清，河南省医学会副秘书长曾军杰等领导出席了成立大会。河南省口腔医学届老前辈姜国城教授、刘俊教授、莫三心教授等受邀参加了大会。600 余名河南口腔医学界专家、学者、会员参会。

按照会议议程，全体会员代表审议并现场举手表决，通过了《河南省口腔医学会章程》《河南省口腔医学会会员管理办法实施细则》《河南省口腔医学会专业委员会组织管理办法》《河南省口腔医学会会费收取标准和管理办法(试行)》《河南省口腔医学会理事、常务理事、会长、副会长选举办法》《河南省口腔医学会理事、常务理事、会长、副会长选举办法》。此次大会共产生了 85 家理事单位，222 名同志当选河南省口腔医学会第一届理事会理事。大会同期召开了河南省口腔医学会第一届理事会。经理事会表决，河南省医学会第九届口腔专委会主任委员曹选平教授为河南省口腔医学会会长。口腔医学会颌面外科专业委员会等 12 个专委会的选举产生了各专业委员会主任委员、副主任委员、常务委员、委员。

安徽省口腔学会第一届口腔种植专业委员会成立

2015年7月10—13日,安徽省口腔学会第一届口腔种植专业委员会成立大会暨口腔种植修复新进展和临床操作技术培训班在合肥召开,何家才院长当选为安徽省口腔学会第一届口腔种植专委会主任委员。会议由安徽省口腔学会秘书长兼副会长王元银主持

口腔种植专委会的成立是安徽省口腔种植事业发展的一个里程碑,它将为安徽省口腔种植从业人员搭建一个学习、交流和提升自我能力的平台,必将有力地促进安徽省口腔医疗事业的规范化发展。本次会议同期举办继续医学教育学习班,特邀中华口腔医学会口腔种植专业委员会主任委员 第四军医大学李德华教授、中华口腔医学会口腔种植专业委员会常务委员中国医学科学院 宿玉成教授作大会专题报告,省内知名专家 何家才、吴海珍、张磊、夏荣等,为本次培训班专门设计了解决临床实际问题的课程学习、学术沙龙和种植基础操作班培训等丰富多彩的活动。

中华口腔医学会第一届口腔护理专业委员会成立大会在青岛召开

2015年8月12日,由中华口腔医学会口腔护理专委会主办,青岛市口腔医院承办的中华口腔医学会第一届口腔护理专业委员会成立大会在青岛召开。第一届口腔护理专业委员会实行与专科会员发展相联系的大委员会制,已发展专科会员2 935人,188名委员。到会委员选举李秀娥为主任委员,刘东玲、刘蕊、阮洪、林丽婷、赵佛容、俞雪芬、徐佑兰、高玉琴为副主任委员,常委53人。王渤秘书长在讲话中强调了护理专委会成立的必要性和重要性,肯定了专委会在专科会员发展等方面取得的成绩,并对专委会建设专科队伍、制定行业规范、创新培训形式等方面提出希望。李秀娥主任委员从推进口腔护理专科发展、促进学术交流与创新、组织多种形式的公益活动等进行了任期规划。成立大会在热烈的气氛中圆满结束。

中华口腔医学会口腔医学教育专委会换届改选工作会议

2015年8月22日,中华口腔医学会口腔医学教育专业委员会于新疆乌鲁木齐市顺利举行了换届工作会。经过委员们的无记名投票,产生了第四届口腔医学教育专业委员会主任委员边专,候任主任委员郭传瑸,副主任委员:王林、叶玲、林正梅、周诺、郑东翔、郑家伟、贺建军。以王松灵主任委员为首的第三届口腔教育专委会将接力棒交给了边专教授为主任委员、北京大学口腔医学院院长郭传瑸教授为候任主任委员的新的口腔医学教育专业委员会。新的专委会由2名顾问、94名口腔医学教育教学专家组成的委员和11名青年委员组成。换届会后,召开了第四届口腔教育专委会第一次全体会议,会上讨论了明年口腔教育学术年会和今后研讨的工作主题等有关问题。王兴会长在换届会上为专委会做了重要讲话,他充分肯定了上届专委会的工作成绩,高度赞扬王松灵主任委员在口腔医学教育领域取得的成绩,希望口腔医学教育专委会发挥越来越重要的作用,向卫计委、教育部和有关决策部门提供口腔人正确的意见和建议。

"西部行"公益活动——口腔种植临床技术培训班走进红色遵义

2015年8月29日,中华口腔医学会"西部行"公益活动-贵州省口腔种植临床技术培训班于在遵义市举办,来自贵州省及周边的170名学员参加了培训班。本次学习班根据西部学员需求,采用"理论+实践"的课程模式,由来自香港大学牙科医学院叶庆良荣誉副教授、首都医科大学附属北京口腔医院谭包生教授、中山大学光华口腔医学院邓飞龙教授组成的讲师团莅临讲学,讲授内容理论联系实际,重点以口腔种植临床规范化操作为主,从口腔种植的治疗计划及基本外科技术、口腔种植治疗并发症及其防范和种植修

复的原则、技术及常见问题等方面进行了培训。学习班设置实用性较强的操作培训课程，结合一步一步实践操作练习，使学员们更直观的接触到了口腔种植的治疗步骤。贵州省口腔医学会同期时举办了种植病例讨论活动，为贵州省从事口腔种植的医师提供了一个相互学习、交流的平台。王兴会长和王渤秘书长参加了本次培训班，并对近年来贵州省口腔医学的发展给予了肯定，同时希望在“西部行”活动中省学会能够充分发挥主观能动性，积极参与，引领西部口腔医学的规范化发展及新技术的普及推广。

口腔颌面外科专业委员会换届会议

2015 年 9 月 24 日，口腔颌面外科专业委员会换届会议暨第六届第一次全体委员会议在上海举行。经过正式投票选举，刘彦普教授当选新一届主任委员，石冰教授当选候任主任委员。新一届专业委员会设顾问 1 名，前任主任委员 1 名，主任委员 1 名，候任主任委员 1 名，副主任委员 6 名，常委 41 名，148 名委员和 21 名青年委员。换届会议由许天民主持，邱蔚六院士莅临会议指导。赵怡芳前任主任委员做第五届专业委员会工作报告，王渤秘书长宣读中华口腔医学会《关于同意口腔颌面外科专业委员会换届改选请示的批复》，随后进行选举和第六届第一次全体委员会议。刘彦普主任委员介绍 2014 亚洲口腔颌面外科学术大会会况，俞光岩教授介绍 2015 亚洲口腔颌面外科医师协会执委会和培训会情况，郑家伟教授介绍《中国口腔颌面外科杂志》和“中国口腔颌面外科网”运营情况，刘彦普教授汇报工作委员会分工和学术交流活动计划。口腔颌面外科目前已有注册会员 1 707 人。

中华口腔医学会口腔美学专业委员会成立大会

2015 年 9 月 24 日，口腔美学专业委员会选举会议由中华口腔医学会许天民副秘书长主持，口腔美学专委会主发起人、主任委员候选人谭建国教授作了《关于口腔美学专业委员会成立过程》的报告，王渤秘书长宣读了《同意口腔美学专业委员会成立请示的批复》，接下来通过无记名投票，产生了第一届口腔美学专委会主委、副主委和常委，张志愿副会长到会并作重要讲话。25 日上午举办了隆重的成立仪式，中华口腔医学会王兴会长、刘洪臣副会长、徐韬副会长、王渤秘书长、北京大学口腔医学院党委书记周永胜教授、上海交通大学附属第九人民医院院党委书记沈国芳教授、著名作家和哲学家周国平教授、葡萄牙的 Dr. Paulo Monteiro 等嘉宾出席了成立仪式。首届口腔美学专委会主任委员、北京大学口腔医学院修复科谭建国教授做了关于专委会成立过程及任期规划的报告，谭建国教授回顾了中国口腔美学发展历程中的重要前辈、重要成就，也放眼全球口腔美学的状况，结合当前国内口腔美学的现状特点，指出成立由中华口腔医学会领导下的口腔美学专委会的必要性和重要性。专委会设主任委员 1 名，副主任委员 6 名，常委 21 名，委员 75 名和青年委员 17 名。

口腔正畸专委会在第八届国际正畸学大会期间成功举办 China Village 演讲专场

2015 年 9 月 27—30 日，第 8 届国际正畸学大会（International Orthodontic Congress, IOC）在英国伦敦成功举行，来自全世界 119 个口腔正畸会员组织的 6 000 余名正畸医师与会并进行了广泛的学术交流。在此期间，包括中华口腔医学会正畸专业委员会等十多个会员组织成功举办了各自的演讲专场。

在中国演讲专场（China Village）中，来自国内的 7 位知名专家代表中国口腔正畸专委会在大会上发表精彩演讲，他们分别是来自四川大学华西口腔医院赵志河教授，首都医科大学附属北京口腔医院白玉兴教授，上海交通大学附属第九人民医院沈刚教授，上海同济大学附属口腔医院刘月华教授、武汉大学口腔医院贺红教授，华中科技大学同济医学院附属协和医院陈莉莉教授以及北京大学口腔医院周彦恒教授,演讲内容包括种植体支抗的临床应用、移植牙的正畸治疗、错殆畸形的改型治疗、CBCT 的诊断设计、舌侧与隐适美隐形矫治技术等。来自国内外的正畸医师们对上述议题进行了广泛的交流,为广大听众奉上学术盛宴!

本次中国演讲专场有来自全国一百多名正畸医师与会,同时亦有大量外宾莅临,彰显了国外正畸医师对我国正畸发展的认可,同时充分体现了广大正畸医师对学术交流的重视,将鼓励更多医生走向世界舞台,推动中华口腔医学会正畸专业委员会在国内外的发展,并增加国际影响力。

口腔黏膜病专委会、中西医结合专委会换届大会

10 月 16 日,口腔黏膜病专委会、中西医结合专委会换届大会在北京同时召开。第五届口腔黏膜病专委会陈谦明主任委员做任期内工作总结,从国际交流、学科交叉、争取项目、协同创新、凝练队伍、相互支撑等六方面总结了专委会工作,并从大数据时代的指南和标准、精准医学口腔黏膜科实践、数字化口腔黏膜疾病诊疗、互联网时代的移动支援、与地方专委会的互动、学术导向的专委会制度、专委会的文化传承个等 7 个方面对新一届专委会工作提出希望。第二届中西医结合专委会王文梅主任委员就开展学术活动、发展专科会员几个方面进行工作总结,并提出将完善专科队伍建设、加强学术交流、扩大社会影响力作为专委会未来发展方向。孙正副会长代表学会讲话,对口腔黏膜病专委会、中西医结合专委会的工作成绩和协作发展表示充分肯定。第六届口腔黏膜病专委会委员 59 人,到会委员选举产生主任委员:刘宏伟,候任主委:唐国瑶,副主任委员 4 人:陈谦明、陈瑞扬、周刚、程斌,常务委员 21 人,青年委员 21 人。第三届中西医结合专委会委员 57 人,到会委员选举产生主任委员:林梅,候任主委:华红,副主任委员 4 人:王文梅、李佳瑜、周永梅、周威,常务委员 19 人,青年委员 18 人。

中华口腔医学会口腔种植专业委员会换届改选大会召开

10 月 29 日,中华口腔医学会口腔种植专业委员会换届改选大会在杭州召开。第四届主任委员李德华教授从专委会文化建设、大力发展专科会员,坚持学术办会、充分发挥行业引领作用,促进国际交流、加强国际合作、扩大国际影响力等几个方面总结本届专委会工作。王兴会长在讲话中,对第四届口腔种植专委会举办高水平学术大会、致力专科会员工作、制定临床标准规范等工作的显著成绩表示肯定。第五届口腔种植专委会委员 121 人,到会 114 名委员选举产生主任委员王佐林,候任主任委员宿玉成,副主任委员 11 人,分别是:王慧明、邓飞龙、邱立新、宋应亮、陈江、林野、周延民、周磊、施斌、宫苹、赖红昌,常委 40 人。大会期间还组织举行了第二届口腔种植病例大赛,从进入决赛的选手中投票选出了一等奖 2 名,二等奖 5 名,三等奖 10 名。

中华口腔医学会口腔颌面放射专业委员会换届改选大会

2015 年 11 月 8 日,口腔颌面放射专业委员会换届改选大会在武汉召开。余强主任委员从举办学术会议和继教项目、鼓励和支持成立地方口腔放射专委会、完成有关教材和指南编写、参加国际学术交流、加强专委会组织工作等 5 个方面对专委会工作进行总结。王渤秘书长对第四届专委会给予高度肯定,并对新一届专委会提出 4 点希望:一是把握契机,尽快起草口腔放射防护行业标准;二是在学会“数字化口腔医学”主题年会中,发挥核心主导作用,深入开展多学科讨论,促进学科交叉融合;三是针对口腔放射数字化、特别是 CBCT 应用中的热点问题,面向口腔全行业做好规范的继续教育课程;四是借“数字化口腔医学”主题年会东风,把握大家对口腔放射关注度空前提高的时机,争取实施大委员会制。希望新一届全体委员共同努力，不但要推动口腔放射专业自己的发展，还要带动和推动口腔医学全行业数字化的发展！第五届委员会选举产生主委程勇，候任主委王虎，前任主委余强，副主委王松灵、王铁梅、张祖燕、陈金武，常务委员 17 名，并通过青年委员 12 名。

中华口腔医学会全科口腔医学专业委员会换届改选大会

2015 年 11 月 14 日，全科口腔医学专委会换届改选大会在广州召开。第二届主委刘洪臣教授从专委会组织建设、开展学术活动、承担标准制定等方面进行了汇报。尤其介绍了通过发展专科会员、推动各省市筹建全科专委会、吸收专科医院综合科及民营医疗机构人员进入专委会等工作，以推动全科口腔医学在全国的发展。此外，刘洪臣主委还指出了目前存在的问题及困难，对新一届专委会提出了积极参与专委会工作、团结一致的要求与希望。王渤秘书长首先对全科专委会的重要性及第二届委员会的工作给予高度肯定，并提出以下希望：一是继续推动有条件的省级口腔医学会成立全科专委会，扩大队伍；二是借助学会平台，利用综合医院优势积极开展“口腔疾病与全身疾病”相关研究；三是寻求、开展符合全科医生需求的学术年会、继续教育。并希望新一届专委会在第二届工作基础上，凝聚力量、团结一致、良性竞争、不断壮大。第三届全科口腔医学专委会委员 175 人，选举产生主委徐宝华。

中华口腔医学会口腔护理专委会第一届常委会召开

2015 年 11 月 19 日，口腔护理专委会第一次常委工作会议在北京召开。37 名常务委员到会，会议对第一届专委会的工作重点以及 2016 年的工作计划进行讨论。韩亮副秘书长到会并就口腔护理的发展规划进行了讲话。会议明确了专委会工作重点为：确定口腔护理人员的执业范畴、制定口腔护理行业规范和指南、编写口腔护理教材、加强口腔护理专业培训、创建口腔护理杂志、建立口腔专科护理指控体系等内容，努力推动口腔护理的专科化发展。2016 年，专委会首先计划开展全国范围内的口腔护理人员工作内容的调研工作，为界定口腔护理执业范围，提供理论依据。其次是完成口腔种植护理操作指南的制定并分组开始编写各口腔专科疾病护理操作及技术操作指南，并利用网络等资源进行专业培训。为让更多的口腔护理人员了解专委会的发展动态，口腔护理专委会计划通过建立公共微信号和在学会网页中设立护理专栏等途径让更多的口腔护理人员参与到全国性的活动中来，增进交流与沟通。

中华口腔医学会第五次全国省级口腔医学会秘书长联席会议

2015 年 12 月 2 日，中华口腔医学会第五次全国省级口腔医学会秘书长联席会议在合肥市召开。会议由安徽口腔学会，安徽医大口腔医院承办。来自全国 28 个省级口腔医学会的 50 余名秘书长们参会，会议主要议题：联动发展会员的方法及常见问题解答、介绍学会的学术年会并号召省学会组团参会、听取西部省对“西部行”公益活动需求并提倡中东部省份以各种形式支持西部、加强宣传互动工作。与会秘书长们普遍反映此次会议高效，落到实处，解决了亟待解决的问题，明确下一步工作要求。秘书长们就会员服务、学术团体的社会担当、公益活动参与等内容进行了讨论，为推进学会工作及创新献计献策。

中华口腔医学会老年口腔医学专业委员会换届

2015 年 12 月 4 日，中华口腔医学会老年口腔医学专业委员会换届大会在珠海召开。第三届专委会吴补领主委在总结中指出，实行大委员会制发展千余专科会员、出版《老年口腔医学》教材、起草“老年根面龋治疗指南”是本届重点工作。王渤秘书长肯定了第三届老年专委会卓有成效的工作；鼓励专委会吸收综合医院和民营诊所口腔医生；积极争取民政部和中国科协项目；加强老年人口腔健康科普工作；并希望专委会就我国老年人口腔健康保障制度欠缺的情况，提出可行性建议，敦促政府出台政策保障老年人口腔健康！会议选举主委范兵，候任主委张亚庆，副主委吴红崑、张汉平、陆支越、蒋伟文、储冰峰。

院校新闻动态

周学东教授、李雨庆副教授主编的《Atlas of Oral Microbiology》入选“中国图书对外推广计划”

周学东教授、李雨庆副教授主编的《Atlas of Oral Microbiology》在 elsevier 出版社正式在线出版。该书内容涵盖口腔微生物群落系统、口腔微生物研究的常用技术等，包含了大量的口腔细菌的培养图片和扫描电镜图片，是目前口腔微生物学领域最详尽的英文图谱。对从事生物学、微生物学、免疫学和感染性疾病研究的学者、临床医生、教师和学生具有重要的参考价值。此外，本书还入选了“中国图书对外推广计划”，该计划是国务院新闻办、新闻出版总署共同发起的一项推动中国图书走出国门的出版工程，于 2006 年启动，是国家文化建设的一项重点工程，旨在鼓励和支持各自领域最高水平的、适合国外读者需求的外向型优秀图书选题的出版，有效推动中国图书“走出去”，提升中华文化的软实力和国际影响力。

宁夏医科大学总医院口腔医院（宁夏医科大学附属口腔医院）正式成立

宁夏医科大学总医院口腔医院（宁夏医科大学附属口腔医院）2014 年 11 月 28 日建成开业。这是宁夏医科大学总医院直属分支机构，是宁夏地区唯一集口腔医疗、教学、科研、考培和预防保健为一体的省级口腔专科医院。结束了宁夏在全国没有省级口腔医院的历史，具有里程碑的意义。医院承担宁夏医科大学口腔医学院研究生、本科生、专科生教学工作，为首批国家级住院医师规范化培训基地；承担了多项国家自然科学基金及省部级、厅局级科研课题，是宁夏地区口腔医学专业执业医师考试及培训基地，成为宁夏及周边地区唯一的培养高层次口腔专业人才中心。医院秉承“一流的技术、一流的服务、一流的专科特色”为目标，努力打造行业的品牌，创建西部一流的口腔专科医院。

山东大学口腔医院荣升三级甲等医院

2014 年 12 月 14—16 日，省卫生计生委组织评审专家组进行现场评审，专家们充分肯定了口腔医院“三甲”创建工作成绩，一致认为口腔医院管理高效运行，规章制度科学健全，重点专科建设成绩突出，医院特色鲜明，医院文化建设氛围浓厚，医疗技术水平和综合服务能力显著提高，符合三级甲等医院标准。2015 年 3 月，省卫生计生委下发关于公布山东大学口腔医院等 4 家医院评审结果的通知，正式公布山东大学口腔医院通过三级甲等医院评审验收，跨入了“三级甲等”医院行列。此外，2015 年 12 月，山东省卫生计生委下发《关于确定首批省级重点专病专科医院的通知》，山东大学口腔医院入选山东省首批 6 家省级重点专病专科医院。

四川大学华西口腔医学院青年教师国际学术年会上获奖

2015 年 3 月 10—14 日，国际牙科研究协会（IADR）年会在美国波士顿召开，四川大学华西口腔医学院青年教师展示了最新研究成果，获得多项奖励。该院“青年千人”人才、美国南加州大学赵珊博士获得世界华人牙科研究协会（wCADR）Young Investigator Award 一等奖；青年教师王萍、孙建勋和博士生肖逊分别获得 IADR Arthur R. Frechette Prosthodontic

Research Award 和 wCADR 二、三等奖。

四川大学华西口腔医学院周学东教授当选国际学术组织职务

2015 年 3 月 12 日，在美国波士顿召开的国际牙科研究协会（IADR）年会中，周学东教授受邀担任 IADR 会员发展委员会（Membership and Recruitment Committee）委员。

国际生物医学研究协会 International Association of Biological and Medical Research（IABMR）执委会 2015 年 3 月 13 日在哈佛大学 Forsyth 研究中心召开，执委会经过讨论，全票通过周学东教授当选新一任主席。IABMR 是美国哈佛大学、塔夫茨大学、阿拉巴马大学等知名院校教授于 2002 年发起成立的生物医学研究国际协会，总部设在美国哈佛大学 Forsyth 研究中心。

北京口腔医院承担的“异体间充质干细胞介导的生物牙根及牙周组织再生临床研究”课题取得重要进展

针对目前国内外口腔医学界重点关注的“干细胞介导的牙及支持组织再生技术”等热点问题，2012 年 6 月，市科委支持北京口腔医院探索建立牙源性间充质干细胞操作规程及质量检测体系，探讨解决异体间充质干细胞再生牙周组织及再生生物牙根临床应用的关键问题。课题组经过两年半的研究，于 2015 年初建立了人类牙源性间充质干细胞的操作规程及质量检测体系，建立了生物牙根再生及牙周组织再生的标准化操作程序，并证实异体牙源性间充质干细胞能够成功再生生物牙根和牙周组织，且无免疫排斥现象发生，具有良好的生物安全性。课题研究成果对于推动异体间充质干细胞介导的颌面组织再生的临床应用具有重要的推动和指导作用。

陈发明教授在影响因子为 26.854 杂志上发表文章

2015 年初，第四军医大学口腔医学院牙周病科主任、军事口腔医学国家重点实验室陈发明教授与该校客座教授美国得克萨斯农机大学贝勒牙学院刘晓华教授合作撰写的综述文章“Advancing biomaterials of human origin for tissue engineering”在国际著名期刊 Progress in Polymer Science（IF = 26.854）上发表。陈发明教授为独立通讯作者兼第一作者。

陈发明教授课题组近年来在组织工程与再生生物材料领域展开了深入研究，发表了多篇极具影响的高水平论文，单篇论文最高他引次数超过 200 次。本次受邀为 Progress in Polymer Science 杂志撰写综述文章，评述人体来源生物材料和天然生物大分子的研究现状及其对组织工程领域的影响，并展望未来发展方向，充分说明该课题组的研究获得了国际同行的高度关注和认可，也标志着该课题组的学术地位和国际影响迈上了新的台阶。

Progress in Polymer Science 创刊于 1967 年，是生物材料和高分子研究领域的著名学术期刊，目前该杂志影响因子为 26.854。该杂志主要邀请领域内权威科学家撰写综述，对生物高分子及其相关材料和工程研究领域的现状和未来进行评述，在学术界具有重要影响。

朱波峰研究员获评 2015 年度国家杰出青年科学基金

西安交通大学口腔医院研究员朱波峰，多年来主要致力于基因组学、法医学及免疫遗传学方面的基础和应用研究。从多角度、多层次、系统开展分子遗传标记的多样性研究，其研究成果在国内外学术刊物上发表学术文章 60 多篇，其中第一作者或通讯作者 SCI 论文 40 多篇，参编著作 1 部；获陕西省科技进步二等奖、三等奖各一项（均为第一完成人），陕西省高等学校科学技术一等奖两项（均为第一完成人）。主持国家自然科学基金项目 3 项，教育部及陕西省科技计划项目 5 项。朱波峰研究员是“教育部新世纪优秀人才”，曾获“第十二届中国青年科技奖”“陕西省优秀创新人才奖”及“陕西省青年科技奖”；现为中国遗传学会法医遗传学专业委员会副主任委员，中国遗传学会青年委员会委员。

华西口腔医学学子获“微软创新杯”中国区总决赛特等奖

2015 年 4 月 22 日，由微软（中国）公司举办的 Imagine Cup 2015 大赛中国区总决赛落下帷幕。华西口腔医学院 2012 级口腔医学五年制本科生张博和 4 名软件学院本科生组成的 Geek&Dentist 团队，经过激烈的角逐，从来自全国各大高校的 20 多支优秀队伍中脱颖而出，最终荣获“微软创新杯”中国区总决赛特等奖。并以小组第一名的好成绩获得进军微软总部美国西雅图的机会。

Imagine Cup 大赛始于 2003 年，旨在鼓励青年学生发挥想象和创新能力，投身科技创新。目前 Imagine Cup 已经成为世界上规模最大的学生科技竞赛，有来自 100 多个国家和地区超过 50 万名学生共同参与。Imagine Cup 2015 年中国区软件开发比赛于 2014 年 9 月启动，来自全国各个高校共 1 000 多支团队参赛。Geek&Dentist 团队历经初赛、校园赛、半决赛进入同类组 6 强，与包括中国科学院计算机研究所的博士研究生团队，北京大学研究生团队以及上海交通大学在内的诸多实力强劲团队在北京展开了激烈的角逐，最终获得小组第一名、“微软创新杯”中国区总决赛特等奖的好成绩。

Geek&Dentist 团队所研发的“eDentist”口腔诊断平台，通过将用户使用手机或外部摄影设备拍摄的口腔图片上传至 Azure 云平台进行数据处理，结合调查问卷分析用户口腔问题，提出针对性建议并为用户推荐附近的口腔医院。

第四军医大学牙体牙髓病科研究成果入选 Global Medical DiscoveryKey Scientific Article

2015 年初，第四军医大学口腔医学院牙体牙髓病科蒋文凯博士、吕海鹏讲师、王海婧博士为共同第一作者，倪龙兴教授和英国卡迪夫大学宋冰教授为共同通讯作者发表在 Cell and Tissue Research 杂志上的研究的成果 Activation of the NLRP3/caspase-1 inflammasome in human dental pulp tissue and human dental pulp fibroblasts 被 Global Medical Discovery（环球医药发现，https://globalmedicaldiscovery.com）选中并作为 Key Scientific Article 进行发布。

该研究首次发现了牙髓成纤维细胞内 NLRP3/caspase-1 炎症复合体的存在，并提出该炎症复合体可能在牙髓抵抗外界细菌入侵中发挥着重要的作用。文章阐明了该炎症复合体在牙髓组织中的表达分布，并初步明确了其在炎症发生时的激活方式，拉开了 NLRP3/caspase-1 在牙髓炎症发生发展机制探究的序幕，也为进一步针对临床转化医学的研究创造了条件。

Global Medical Discovery 成立于 2002 年，其目标是给读者提供关于医药开发的最新发现和突破，向广大读者介绍一流的科学家和医药界精英。该机构每周从全球超过 2 万篇文章中挑选不到 0.1% 的研究成果作为 Key Scientific Articles，每月平均点击率高达845 000 次，极大地扩大了科研成果在医药界的影响力，也有利于促进成果转化和新药开发。

中荷合作在新型钛合金口腔种植修复系统材料及产品研发上取得重大突破

国家国际科技合作专项项目“新型钛合金口腔种植修复系统材料及产品研发”承担单位四川大学通过与荷兰阿姆斯特丹牙医学术中心在种植体设计及表面改性领域开展合作，取得了一系列具有前瞻性的研究成果，在新型口腔种植体系统材料及表面处理领域的关键技术上实现了创新突破。

通过借助荷兰先进的种植体设计理念和种植体骨整合表面工程领域的经验，以及中方在国人牙颌解剖数据库建立和钛金属表面改性技术的优势，项目组开发设计出新型可调节角度的牙种植体、颧骨种植、颅颌面种植系统，研发出制备超亲水仿生形貌 TiO_2 涂层的新型种植体表面处理技术，该表面处理技术与现有国际上最领先的亲水表面处理技术相比具有明显优势。项目组还研制出具有国际先进水平的氧化锆牙科材料,可用于中国种植体系统产品的技术升级及更新换代,有助于形成具有市场竞争力的产品。

吉林大学口腔医院建院三十周年庆典

2015 年 5 月 15 日,吉林大学口腔医院三十周年庆典开幕。吉林大学党委副书记刘晓民、吉林大学医学部学部长李凡、中华口腔医学会会长王兴、北京大学口腔医院院长郭传瑸、口腔界兄弟院校代表、校友代表、离退休及老领导代表、原吉林大学口腔医院院长梁傥以及吉林大学口腔医院现任领导班子、科室代表等出席了庆典活动。开幕式由党委书记张志民主持。揭幕院训为:"精医精诚、至仁至善"。

院校联合"西部行"公益活动

2015 年 5 月 23—24 日,来自国内 4 所知名口腔医学院校的专家教授在"西部行"公益活动平台的组织下,为内蒙古近 150 余名基层口腔医生进行了口腔种植治疗计划、种植修复等内容的培训。此次授课专家均是中国口腔种植、修复专业知名专家,包括同济大学口腔医学院院长王佐林教授、山东大学口腔医学院院长徐欣教授、中国医科大学附属口腔医院邓春富教授、北京大学口腔医院的潘韶霞副教授。专家授课理论联系实际,学科交叉融合,并且多以病例分析为主,受到学员的热烈欢迎。培训间隙,来自省学会、目标医院、民营诊所等 10 余名代表就西部行项目的创新、深化等畅所欲言,献言献策。

周彦恒教授当选世界正畸联盟执委会执委

在美国旧金山召开的第 115 次美国正畸年会和世界正畸联盟执行委员会执委会议上,北大口腔医院正畸科周彦恒教授当选世界正畸联盟(World Federation of Orthodontists,WFO)执行委员会执委(Executive Committee Member,ECM)。这是中国正畸研究者和从业者首次担任世界正畸联盟执委会执委。本届执委会共有十位执委当选,任期五年(2015—2020 年),彰显了中国口腔正畸在国际口腔正畸界的重要地位。世界正畸联盟创建于 1995 年,是世界上唯一、也是最大的正畸行业协会和学术团体,目前拥有来自全世界的 104 个成员组织。世界正畸联盟不仅引领了世界范围内的口腔正畸学科的发展,而且也为制定国际口腔正畸教育的标准提供了方向。在中华口腔医学会口腔正畸专委会傅民魁教授、林久祥教授、许天民教授、赵志河教授等几代正畸研究者和从业者艰难的历程和艰苦卓绝的努力下,中国于 2008 年正式加入世界正畸联盟。中国学者成功当选作为世界正畸联盟议事机构和决策机构——执行委员会中的执委,填补了中国正畸史上的空白,也必将对中国口腔正畸学科的发展起到重要的推动作用。

金岩教授当选中国组织工程与再生医学分会主任委员

2015 年 6 月 5—7 日,为期三天的中国生物医学工程学会组织工程与再生医学分会换届改选会议暨第七届全国组织工程与再生医学大会在北京召开。期间,第四军医大学口腔医院组织工程中心主任、口腔医学研究所副所长金岩教授以优异的学术成就当选为新一届组织工程与再生医学分会主任委员。金岩教授是教育部"长江学者奖励计划"特聘教授、教育部"创新团队"牵头人、军队高层次科技创新人才工程领军人才、入选国家百千万人才工程,并授予有突出贡献中青年专家荣誉称号;担任中国组织工程与再生医学专业委员会主任委员、中国生物材料学会常务理事、中华口腔医学会口腔生物医学专业委员会侯任主委、国际组织工程与再生医学协会亚太区理事等学术职务。他长期从事组织工程与再生医学基础领域研究,在干细胞与组织器官的衰老与再生方面做出了突出贡献。近年来主持"863"计划重大专项、国家重大科学计划("973"计划)项目首席科学家、国家自然科学基金重点项目、国家自然科学基金重大国际合作研究项目、国家杰出青年基金以及军队后勤“十二五”重大项目首席科学家等十余项国家军队级重大项目；获国家科技进步一等奖 1 项，军队科技进步一等奖 2 项、陕西省科技进步一等奖 2 项；近五年在著名国际刊物发表 SCI 收录文章 177 篇（通讯作者 140 篇），累计影响因子 515；主编专著 5 部。

International Journal of Oral Science 最新影响因子公布

近日，美国 Thomson Reuter 发布最新期刊引文报告（Journal Citation Report, JCR），口腔疾病研究国家重点实验室、华西口腔医院主办英文专业期刊 International Journal of Oral Science（IJOS）最新影响因子（IF）2.531，连续 3 年位居 Q1 方阵（即 IF 前 25%），是亚洲排名第一的口腔医学英文期刊，进入世界权威口腔医学期刊行列。

Bone Research 首获影响因子

美国 ThomsonReuter 发布最新期刊引文报告（Journal Citation Report, JCR），由口腔疾病研究国家重点实验室、华西口腔医院主办的骨科学英文期刊 Bone Research 首获影响因子 1.31，成为亚洲排名第一的骨科学英文杂志。Bone Research 2013 年创刊，Bone Research 编委会由来国内外著名口腔科学、骨科学学者和专家，成为连接口腔科学和医学的重要桥梁。Bone Research 先后被 Pubmed Central, ScienceCitation Index-Expanded, Chemical Abstracts, Scopus 等国际知名数据库收录。2014 年，Bone Research 与自然出版集团（Nature Publishing Group, NPG）签订合作协议，成为 Nature 系列合作期刊，所有文章在 www.nature.com/boneres 开放获取。2014 年，Bone Research 入选教育部第二批“高校科技期刊精品工程”。

吴丹、王胜朝教授获总后勤部和平使命纪念章

2015 年，总后政治部专门下发通知，根据总政《关于颁发和平使命纪念章》的通知精神，为全军有突出贡献的同志颁发和平使命纪念章。其中，第四军医大学口腔医学院医教部教务科科长吴丹、口腔预防科主任王胜朝获此殊荣。据悉，和平使命纪念章是颁发给执行联合国维持和平行动、联合反恐、联合军演、援外活动等军事任务中做出突出贡献的军官、文职干部和士兵。吴丹同志赴塞拉利昂执行抗击埃博拉疫情任务，夜以继日、不畏艰险、冲锋在前，完满完成了上级交给的各项任务。王胜朝同志作为“口腔医疗队”成员，赴边疆、进戈壁、到哨卡，为基层官兵的口腔健康兢兢业业、任劳任怨，做出了应有奉献。

“干细胞在骨衰老与再生中的作用及关键信号分子调控”结题验收会召开

2015 年 8 月 8 日，由金岩教授担任首席科学家的国家重大科学研究计划项目“干细胞在骨衰老与再生中的作用及关键信号分子调控”结题验收会召开。会议邀请中国科学院广州生物医药与健康研究院裴端卿教授、美国南加州大学钟正明教授、美国约翰霍普金斯大学曹旭教授、浙江大学冯新华教授、南京大学孙凌云教授、第三军医大学陈林教授、四川大学陈谦明教授、第四军医大学杨安钢教授和韩骅教授等作为课题验收专家。学校科研部尹维宏部长，口腔医院陈吉华院长等领导出席会议。第三军医大学王正国院士、美国宾夕法尼亚大学施松涛教授、香港大学医学院周中军教授，以及各课题负责人及主要学术骨干 50 余人参加了会议。

本项目自 2011 年正式立项以来，在项目首席科学家金岩教授的带领下，各课题组间通力合作、协同攻关，发现了骨髓间充质干细胞功能异常与骨衰老和骨质疏松发生密切相关；同时深入研究了骨衰老过程中导致相关干细胞功能异常的分子机制，发现多个导致骨质疏松的关键基因和信号通路；建立了多种基于干细胞的骨质疏松治疗和骨再生策略。项目组发表 SCI 论文 90 余篇，其中影响因子 10 分以上 6 篇，5 分以上 40 篇，平均影响因子 5.3，出版书籍及教材 5 部，申请发明专利 27 项。整个项目为深入了解骨衰老的分子机制及制定防治策略奠定了坚实的基础。

南京大学医学院附属口腔医院和内蒙古呼市口腔医院签署西部行对口支援协议

2015 年 8 月 15 日，南京大学医学院附属口腔医院和内蒙古呼市口腔医院签署对口支援协议。同期，胡勤刚院长率领外科、牙体牙髓、牙周、黏膜等专业强大专家阵容举办为期两天的口腔临床技术培训班。这是在呼市口腔医院建院 30 周年之际，学会携手知名口腔医学院校助力西部口腔医学发展的又一举措。开幕式上，王兴会长、王渤秘书长、内蒙古卫计委尹赤林副主任、呼市白金祥副市长等领导到会致辞。同期，北京大学口腔医院周永胜书记代表医院与呼市口腔医院签署帮扶协议。对口支援协议签署后，南京大学医学院附属口腔医院将依托国家临床重点专科在三年内，通过举办免费培训、接收免费进修等方式促进呼市口腔医院各专业的快速发展。

南开大学口腔系同学成功立项中国牙病防治基金会重点资助项目

2015 年，南开大学口腔医学专业本科生 2011 级十名同学组成实践项目小组，成功申请到了“大学生暑期社会实践活动”短期重点项目资助，以进一步强化同学们社会责任感与实践能力的培养。今年的项目以“关爱母婴，呵护未来”为主题，围绕关爱妊娠期妇女及婴幼儿口腔卫生。此次社会实践活动旨在帮助孕妇建立良好的口腔卫生习惯，促进孕期全身健康，保证胎儿的健康发育，同时有效维护婴幼儿的口腔卫生，形成健康的乳牙列，为其今后长久的口腔健康打下良好的基础，具有较高的社会意义。

首获 UFI 认证，中国(西部)国际口腔设备与材料展览会暨口腔医学学术会议国际化获认可

由中国西部口腔医学协作组、四川省口腔医学会、陕西省口腔医学会、重庆市口腔医学会、四川大学华西口腔医学院、第四军医大学口腔医学院、重庆医科大学口腔医学院等西部省市自治区学会及各大院校联合主办的中国(西部)国际口腔设备与材料展览会暨口腔医学学术会议(以下简称“西展会”)日前通过国际展览业协会(UFI)的认证，这是西展会继荣获“2014 年度中国十佳品牌展会项目”称号后又获殊荣。标志着该展会国际化获得认可，同时成为国内首个被全球展览业协会认证的口腔行业展会，也是四川省首个被认证的会展项目。成为 UFI 认证展会，意味着在展览内容、国际化程度、展会品质等方面得到了国际认可，将促进西展会国际化与专业化的进一步提升。西展会得到了成都市博览局的特别支持，为加快成都建设具有国际影响力的中国会展名城的步伐贡献绵薄之力。

该展会创办于 2001 年，是中国西部地区规模最大、知名度最高的唯一专业口腔盛会。上届展会观展人数 38 681 人次，专业采购商 15 000 人，学术会代表 4 816 人，展览面积 26 000平方米，现场 10 个培训班培训了 632 名学员，产品展示突破 800 个展位。来自美国、德国、日本、法国、以色列、瑞士、韩国以及中国香港、台湾地区等的 415 家国内外口腔业界翘楚及来自国内外 22 206 位口腔医师汇聚成都。展会展品涵盖种植、修复、正畸、内外科、影像、消毒产品、护理、义齿加工、保健美容等口腔医疗的全产业链，万种精品展出，上千新品发布，成为西部一站式全产业链采购平台。

2015 年国际口腔医学本科生操作技能大赛举行

2015 年 7 月 16 日，由教育部高等学校口腔医学专业教学指导委员会主办，四川大学华西口腔医学院承办的 2015 年国际口腔医学本科生操作技能大赛隆重举行。来自中国、荷兰、美国、日本、泰国等 31 所国内外高等院校的近百名口腔医学本科生参加了大赛。

本次技能大赛设计了口腔临床技能相关的六个比赛模块，来自全国五所院校的 13 位评审专家分别对比赛进行了点评指导。最终，四川大学谢添等团队荣获团体一等奖，日本东北大学 TakatoshiNemoto 等团队荣获二等奖，美国加州大学旧金山分校 Ryan Mak 等团队荣获三等奖。此外，秦川岚、文博等同学获得了单项奖。同学们都表示很享受比赛的过程，并且从其他学校的同学们身上学习到了很多东西，大赛的举办既为同学们提供了展示专业技能的平台，又增进了海内外口腔学子的文化交流。

2015 年国家卫计委公益性行业科研专项“口腔黏膜潜在恶性疾患癌变早期诊断新体系多中心协同研究”项目启动会

2015 年 9 月 19 日，四川大学华西口腔医学院召开 2015 年国家卫计委公益性行业科研专项“口腔黏膜潜在恶性疾患癌变早期诊断新体系多中心协同研究”项目启动会，来自上海交通大学医学院附属第九人民医院等 10 个口腔医学院附属口腔医院的专家代表共 20 余人参加了会议。会上，于海洋副院长代表学院对该项目的成功申请表示祝贺，对项目的执行表示支持并期望项目取得圆满成功。项目负责人陈谦明教授简要介绍了项目的申请、修改、答辩、批复的主要过程。但红霞、江潞、周瑜副教授分别介绍了项目财务预算执行注意事项，项目目标任务、执行技术流程，病例随访与数据录入系统等情况。之后，与会专家就项目执行过程中的具体问题展开了深入热烈的讨论，并期待研究项目取得预期成果。

人　物

中国工程院院士

张志愿

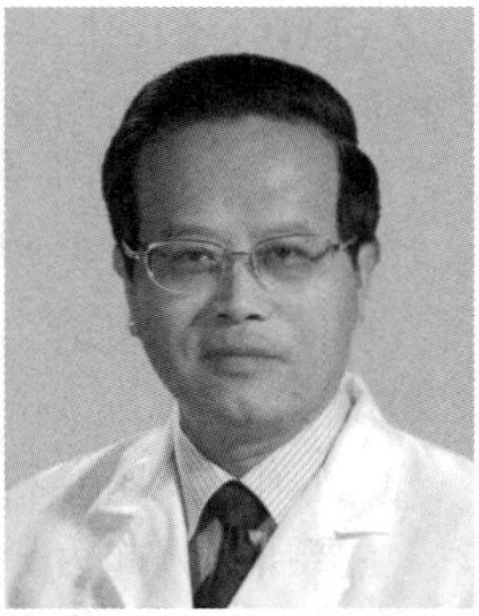

张志愿，男，1951年5月出生，1975年毕业于上海第二医学院口腔系，1991年获医学博士学位。上海交通大学特聘教授，主任医师，博士生导师；1998—2014年任上海交通大学医学院附属第九人民医院院长，现任国家级重点学科—口腔颌面外科学科带头人，科技部国家临床医学研究中心主任、上海市口腔医学重点实验室主任、中华口腔医学会副会长；中国抗癌协会常务理事，中国抗癌协会头颈肿瘤专业委员会名誉主委；国际牙科研究会(IADR)中国分会主席；英国爱丁堡皇家外科学院授予口腔颌面头颈肿瘤培训中心(中国唯一)主任。《上海口腔医学》主编，全国统编教材《口腔颌面外科学》《口腔科学》主编。擅长口腔颌面部肿瘤与血管畸形的诊断和手术治疗，已发表学术论文300余篇，主编专著11部。以第一完成人获得国家科学技术进步二等奖2项，教育部自然科学奖二等奖等省部级9项。2014年获何梁何利科学技术进步奖，曾被卫生部评为“卫生部有突出贡献的中青年专家”、全国优秀科技工作者、第四届中国医师奖、上海市领军人才、上海市十大科技精英、上海市高校教学名师奖，上海市“银蛇奖”特别荣誉奖等。

中国工程院2015年院士新增工作于1月启动，经过两轮评审会议和公示，各学部初选和全体院士终选等程序，共选举产生了70位新当选院士，其中医药卫生学部7人。著名口腔颌面外科专家、上海交通大学第九人民医院张志愿教授入选。

(上海交通大学口腔医学院供稿)

第七届国家卫生计生委突出贡献中青年专家

石冰

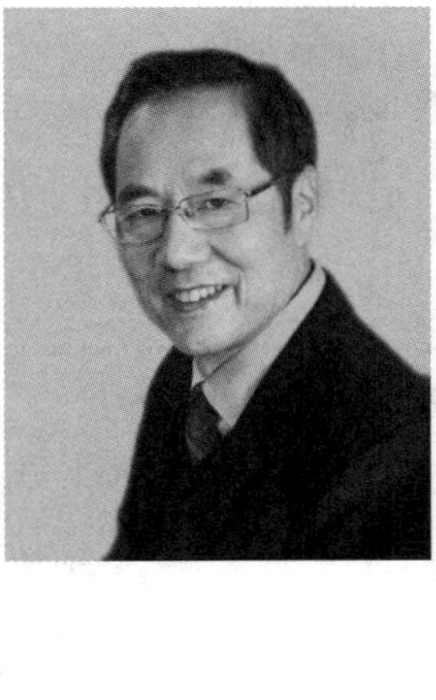

石冰，男，1964年2月出生。中国共产党党员，四川大学华西口腔医学院教授、博士研究生导师、四川省科学与技术带头人，四川省卫生技术领军人才，卫生计生委有突出贡献的中青年专家。现任四川大学华西口腔医学院及口腔医院副院长。兼任中华口腔医学会口腔颌面外科专业委员候任主任委员，美国微笑列车唇腭裂专家委员会国际委员，中国唇腭裂治疗联盟副主任委员，卫生部规划教材《口腔颌面外科学》编委，《国际口腔医学杂志》主编，《中华口腔医学杂志》《华西口腔医学杂志》等多本杂志的编委。《口腔颌面外科学》国家级精品课程负责人，新世纪百千万人才工程国家级人选，政府津贴获得者，国际牙医师学院院士。主要研究方向为先天性唇腭裂发病机制、生长发育变化规律和临床治疗新技术、新方法的研究。已获国家自然基金资助项目7次(重点项目1次),主编和主译出版了《唇腭裂修复外科学》《唇腭裂手术图谱》《唇腭裂综合治疗学》《Primary Cleft Lip and Palate Repair》。发表论文200余篇,SCI收录论文92篇。先后获中华医学奖(三等)和四川省科技进步奖(二等,三等)。两次荣获国家级教学成果奖。他创建的单侧唇裂梯式旋转下降法,唇弓重建双侧唇裂整复术,SF腭裂整复术,唇裂鼻畸形鼻翼软骨内固定与鼻中隔软骨成形术,隐形切口唇裂术后继发畸形整复术等新理论和技术已广泛应用于临床,他组建的唇腭裂治疗团队开展的唇腭裂序列治疗水平达到国际先进水平。

(四川大学华西口腔医学院供稿)

白玉兴

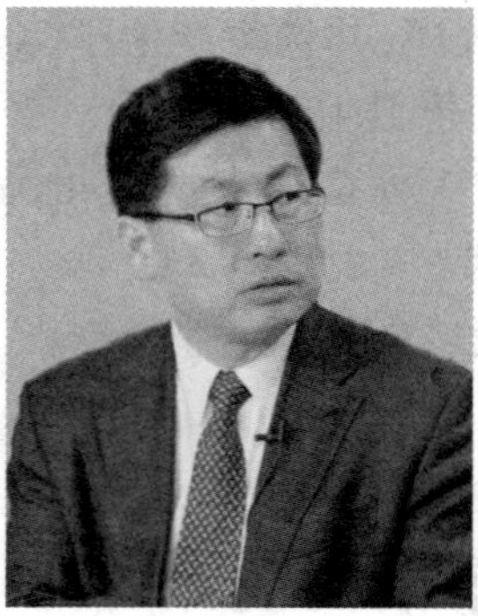

白玉兴,男,1967年2月出生于陕西省西安市。1990年本科毕业于华西医科大学口腔医学院,1995年获该校口腔医学博士学位。1999—2000年在日本东京医科齿科大学、2000—2001年在美国University of Illinois at Chicago进行博士后研究,并先后在University of Chicago、Harvard School of Dental Medicine, Harvard Medical School、University of Sydney进行研修和培训。现任首都医科大学附属北京口腔医院及口腔医学院院长、教授、主任医师、博士生导师。兼任中华口腔医学会理事、口腔正畸专委会候任主任委员、口腔计算机专委会副主任委员、口腔医疗服务分会常委及医疗质量管理学组副组长、北京口腔医学会副会长、北京口腔医学会正畸专委会主任委员、首都医科大学口腔科学系主任、北京市牙病防治所所长、北京口腔医学研究所所长、全牙再生及口腔组织功能重建北京市重点实验室主任等学术职务,担任《北京口腔医学杂志》主编以及《中华口腔医学杂志》《中华口腔正畸学杂志》等杂志的编委及美国正畸学杂志(AJO-DO)、Angle正畸学杂志等杂志的审稿专家,并为美国正畸协会(AAO)、世界正畸联盟(WFO)、国际牙科研究会(IADR)的国际会员。享受国务院政府特殊津贴。被评为国家卫生计生委有突出贡献中青年专家。先后承担国自然基金7项及多项其他国家级、省部级科研课题,获省部级科技奖6项,发表论文180余篇(其中SCI收录40篇),主编(译)论著10本,参编论著8本。获得国家发明专利4项,实用新型专利7项。主要研究方向为牙颌畸形诊断与治疗技术、牙颌畸形矫治机理的研究。在无托槽隐形矫治技术、功能矫形治疗技术、牙周病的正畸治疗等方面有较为深入的研究。"国产无托槽隐形矫治技术的研发与临床应用研究"获得《中华口腔医学会科技奖》二等奖。

(首都医科大学口腔医学院供稿)

孙长伏

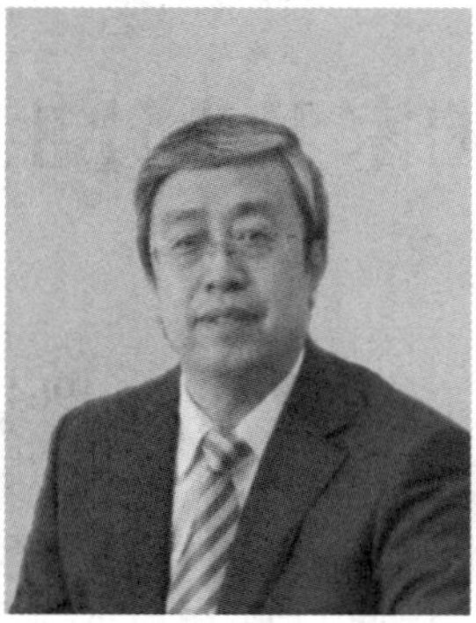

孙长伏,男,1962年7月出生。1985年毕业于中国医科大学,2000年破格晋升为教授、主任医师、博士研究生导师。现为中国医科大学口腔医学院副院长、口腔颌面-头颈外科主任,中华口腔医学会口腔颌面外科专业委员会常委,辽宁省口腔医学会常委,辽宁省口腔医学会口腔颌面外科专业委员会副主任委员、口腔颌面外科专业委员会口腔颌面-头颈肿瘤外科学组委员和涎腺学组委员,中国抗癌协会头颈肿瘤专业委员会常委，辽宁省头颈肿瘤专业委员会副主任委员，中华口腔医学会口腔颌面修复专业委员会委员，辽宁省口腔疾病重点实验室学术委员会委员。Oral Oncology，Tumor Biology，Chemotherapy 等 SCI 收录杂志的 International Reviewer，Annals of Oral Maxillofacial Surgery《中国口腔颌面外科杂志》《口腔医学》等杂志的编委和特约编委。先后两次以高级访问者和“客座教授”身份赴美国著名的 Texas 大学 M. D. Anderson 癌症中心头颈外科、整形外科学习和交流。20 多年来一直从事口腔颌面外科的临床、科研和教学工作。主要研究方向包括：口腔颌面-头颈肿瘤的诊断和治疗、口腔颌面-头颈缺损及畸形的功能性修复重建、涎腺疾病的诊断和治疗。先后主持国家自然科学基金及卫生部、省市科技项目 10 余项，主编由人民卫生出版社出版的《头颈部缺损修复与重建》一书，参编研究生规划教材《口腔颌面-头颈肿瘤学》等专著 3 部。以第一作者和通讯作者发表学术论文 120 余篇，其中 SCI 收录论文 47 篇。主持的项目获得辽宁省科技进步奖、省发明创造奖、教育部科技成果、省教育厅科技成果共计 8 项。先后指导博士、硕士研究生 44 名。获“国家卫生计生委突出贡献中青年专家”“省卫生系统诚信服务先进个人”“省优秀青年骨干教师”“沈阳市优秀医师”“沈阳高校优秀研究生导师”“九三沈阳市十大科技精英”“沈阳市劳动模范”等称号。

（中国医科大学口腔医学院供稿）

首届全国优秀护理部主任奖

赵佛容

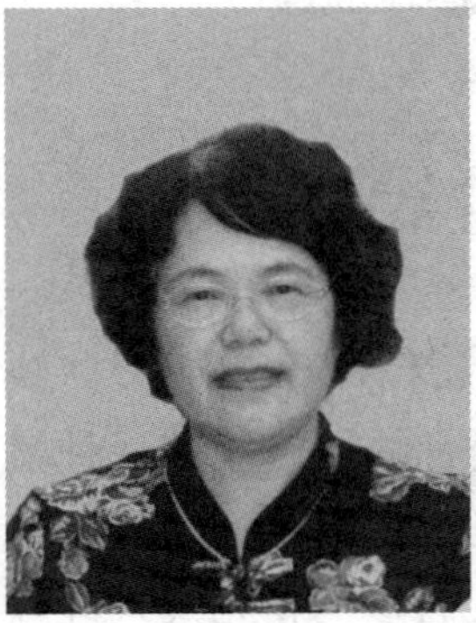

赵佛容，女，1958 年 4 月出生，四川剑阁人。护理学、法学本科双学历，教授，硕士生导师，四川大学华西口腔医院护理部主任，华西护理学院副院长。从事护理工作 30 多年，具有丰富的护理专业知识和管理、教学经验，主要从事护理管理、医院感染管理研究。现任中华护理学会口腔专业委员会副主任委员，中华口腔医学会护理专委会副主任，四川省护理学会口腔、五官护理专业委员会主任委员，四川省口腔医学会护理专业委员会主任委员，四川省护理学会常务理事，四川省医疗技术事故鉴定专家库成员，四川省卫生厅高级职称评审专家库成员。《中华护理杂志》《护理研究》《中华现代护理学》杂志编委。主编教材及参编书籍 20 余本(其中主编 5 本，副主编 5 本)。主编的国家“十一五”重点音像规划教材“口腔护理四手操作技术”、“口腔专科护理操作技术”第一集、第二集获四川省电教成果二等奖。主编的国家“十一五“教材《口腔护理学》获四川大学优秀教材一等奖。“口腔护理学系列教材建设”研究项目获四川大学教学成果一等奖。近年来发表文章 50 余篇。获国家专利 2 项，培养硕士研究生多人。

2015 年 5 月 29 日，由国家卫计委医院管理研究所和《中国护理管理》杂志社主办的中国护理管理大会暨“首届全国优秀护理部主任”颁奖仪式在昆明举行，赵佛容主任荣获“全国首届优秀护理部主任奖”。在全国综合医院和专科医院评选优秀护理部主任这在国内尚属首次。

（四川大学华西口腔医学院供稿）

全国岗位学雷锋标兵

王胜朝

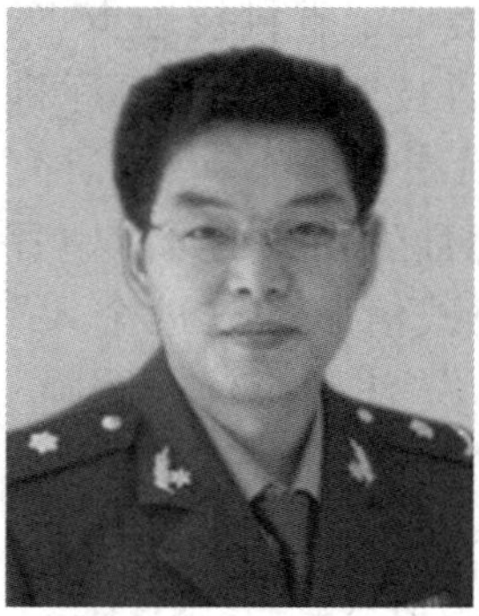

王胜朝，男，1972年7月出生。口腔医学博士，副教授、副主任医师，硕士生导师。现任第四军医大学口腔医院口腔预防科主任，中华口腔医学会口腔预防专委会委员，陕西省预防医学会口腔保健专委会副主任委员，陕西省医学会临床流行病专委会委员，西安市卫生人才评审专家，Journal of Investigative and Clinical Dentistry、Journal of Oral Science 等杂志审稿人。长期从事龋病、牙髓根尖周病的基础和临床防治技术研究。主持国家自然科学基金项目2项、陕西省社发攻关课题2项、横向合作项目3项；获国家教育技术成果三等奖1项、西安市教育技术一等奖1项；在国内外发表学术论文40余篇，SCI收录论文4篇；主编专著1部、参编专著3部；专利1项；培养硕士研究生3人。作为专业技术领队完成口腔健康军营行医疗队任务数十次，为基层官兵诊治口腔疾病数万人次，特别是2012年完成"我军舰艇部队官兵口腔疾患状况及治疗需求调查分析"课题，带领的课题组对海军官兵口腔疾病特点与规律研究有较多积累。在本课题中分工负责海勤口腔健康分级与就绪系统N-OHCRS及医疗救治策略研究。

在2015年"3·5"学雷锋日之际，中宣部命名并向全社会公布了第一批50个全国学雷锋活动示范点和50名全国岗位学雷锋标兵，王胜朝同志继被评为2014年度"陕西省岗位学雷锋标兵"后又脱颖而出，被评为"全国岗位学雷锋标兵"。

（第四军医大学口腔医学院供稿）

2015年新增列口腔医学博士研究生导师

陈良建

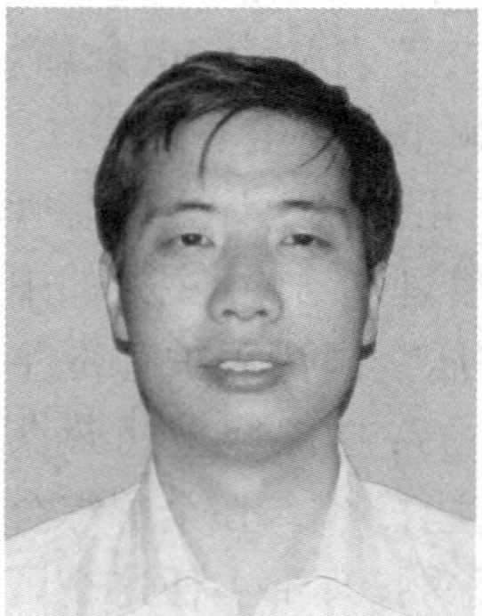

陈良建，男，1967年12月出生于湖南省攸县。主任医师、教授、博士生导师。本科毕业于湖南医科大学口腔医学系，硕士毕业于中南大学湘雅医学院口腔临床专业，博士毕业于中南大学粉末冶金院生物材料专业。1992年本科毕业后一直在中南大学湘雅三医院口腔科从事临床、教学和科研工作。从事口腔临床、教学和科研20多年，擅长牙体牙髓病、牙体缺损和牙列缺失修复，颌骨缺损修复和牙种植修复，在省内率先开展微创激光治疗三叉神经痛、后牙残冠铸造核桩修复和充气式硅橡胶赝复体修复上颌骨缺损。

研究方向：1）新型牙种植体的研发和临床；2）降解适配型多孔陶瓷与镁基复合植入材料的研究；3）上颌骨缺损即刻赝复体修复的研究与临床。主持"863"子项目1项、国家自然科学基金2项、国际合作重点项目1项、省部级科研项目10项，获多孔型钛牙种植体、充气式硅橡胶赝复体和可控降解全营养型镁基植入材料的国家发明专利授权各1

项,申请国家发明专利 4 项,发表学术论 43 篇,其中 SCI 收录 18 篇,EI 收录 17 篇,获湖南省科技发明二等奖和科技进步三等奖各 1 项,主编和参编专著 3 部。

(中南大学湘雅口腔医学院供稿)

陈嵩

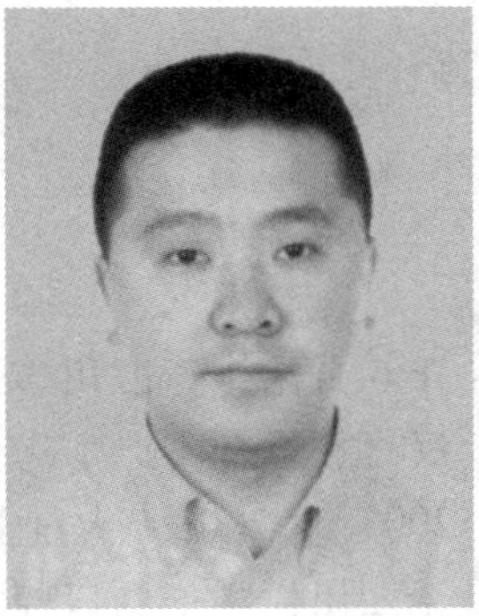

陈嵩,男,1973 年 8 月出生于贵州省贵阳市。1996 年毕业于华西医科大学口腔医学院,获口腔临床医学学士学位。2001 年毕业于四川大学华西口腔医学院,获口腔临床医学博士学位。2006—2007 年在美国印第安纳大学牙学院(IUSD)颅面生长发育研究中心和正畸学系进行访问研究。现任四川大学华西口腔医学院正畸系教授,主任医师,博士研究生导师。英国爱丁堡皇家外科学院口腔正畸专科院士(MOrth of RCSED),中华口腔医学会口腔正畸专业委员会专科会员及世界口腔正畸医师协会专科会员(WFO)。

主要研究方向为口腔正畸学基础与临床研究以及颞下颌关节病的病因及治疗。主持国家自然科学基金及四川省科技支撑计划等各类科研项目 4 项。以第一作者或通讯作者在国内外专业口腔正畸学杂志上发表 SCI 及 Medline 收录论文三十余篇,主编、参编国内外中、英文正畸学专著 8 部。Angle, AJO-DO 等国际专业正畸杂志审稿专家。

(四川大学华西口腔医学院供稿)

陈旭

陈旭,女,1972 年 2 月出生于辽宁省台安县。1994 年本科毕业于中国医科大学口腔医学系,2006 年在中国医科大学获得口腔临床医学博士学位。2008—2009 年在美国宾夕法尼亚大学牙医学院解剖与细胞生物学系做研修学者。现任中国医科大学口腔医学院/附属口腔医院副院长,儿童口腔医学教研室主任,教授、主任医师、博士研究生导师,辽宁省口腔医学重点学科带头人,辽宁省普通高等学校优秀青年骨干教师。兼任中华口腔医学会儿童口腔医学专业委员会常务委员,辽宁省口腔医学会常务理事,辽宁省口腔医学会儿童口腔医学专业委员会主任委员,国际牙医师学院院士。全国高等学校口腔医学类专业规划教材《儿童口腔医学》第 4 版编委,《中国实用口腔科杂志》编委。业务专长为儿童口腔各种疾病的诊疗,在国内率先开展儿童牙齿疾病全麻治疗和年轻恒牙牙髓血管再生治疗。研究方向为牙齿的生长发育及年轻恒牙牙髓再生的应用基础研究。在国内外发表学术论文 60 余篇,培养硕士研究生 20 名。

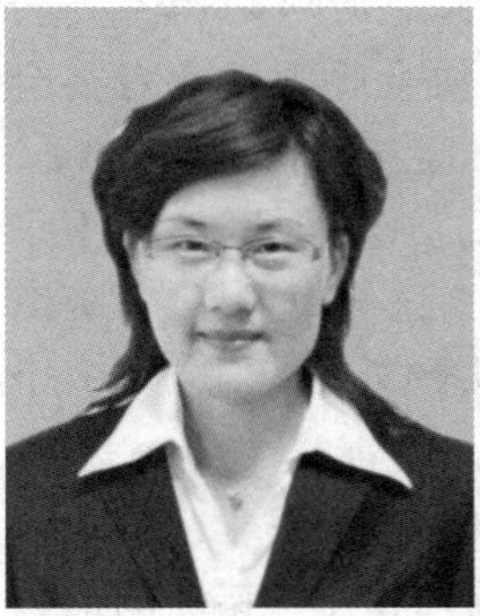

(中国医科大学口腔医学院供稿)

高雪梅

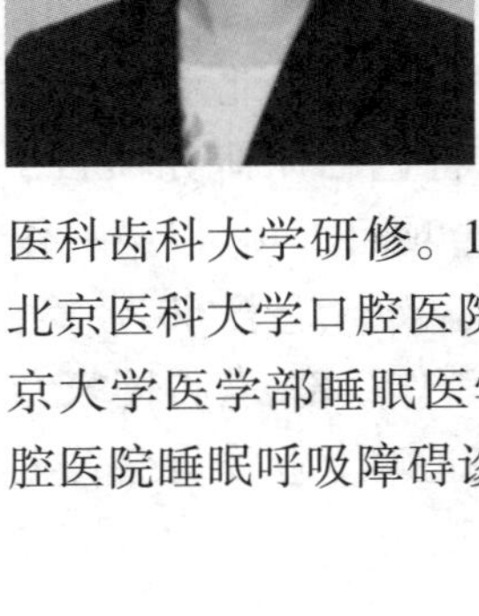

高雪梅,女,1967 年 9 月出生于北京市。1992 年本科毕业于北京医科大学口腔医学系(6 年制),1998 年获得北京医科大学博士学位(同等学力)。2001—2002 年于日本东京医科齿科大学研修。1992 年和 1998 年留校北京医科大学口腔医院正畸科至今。现任北京大学医学部睡眠医学中心副主任,北大口腔医院睡眠呼吸障碍诊疗中心副主任。中国睡眠研究会副理事长，睡眠呼吸障碍专委会副主任委员，中国医师协会睡眠医学专委会常委，中华口腔医学会口腔正畸专委会常委，中华医学会科普工作委员会委员等。《中华口腔正畸学杂志》副主编，《健康世界》常务编委，及《中华耳鼻咽喉头颈外科杂志》等多个学术杂志编委。

主要研究方向为口腔睡眠医学。擅长睡眠疾患的口腔诊治和成人和儿童错𬌗畸形的正畸矫治。发表中英文文章 70 余篇，参编参译专著 10 部，获教育部科技进步二等奖、三等奖各 1 项，中华医学科技二等奖 1 项，持国家实用新型专利 2 项。主持国自然基金、首发基金、首都特色基金、教育部留学回国基金等项目。

江久汇

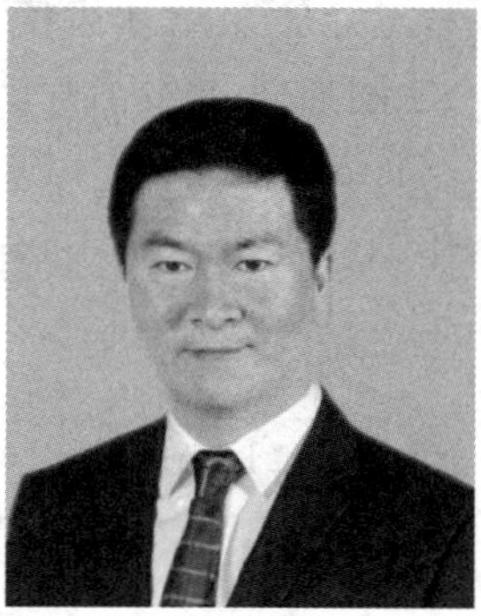

江久汇，男，1972 年 5 月出生于陕西省宝鸡市。1994 年本科毕业于西安医科大学（现西安交通大学）口腔医学院，2000 年在首都医科大学口腔医学院获得口腔临床医学硕士学位，2004 年在北京大学口腔医学院获得口腔临床医学博士学位。2005—2006 年在田纳西州立大学牙科学院博士后访问学习口腔正畸。现任北京大学口腔医学院主任医师，教授，博士生导师。

主要研究方向为口腔正畸学的临床及基础研究及转化研究。作为项目负责人主持国家自然科学基金面上项目 2 项，北京市科委项目一项，北京市首都特色临床研究项目 1 项，北京市自然科学基金项目 1 项，以第一作者或通讯作者发表核心期刊论著 60 余篇，SCI 论文 10 余篇，参编著作 2 部，获得国家专利 4 项。兼任中华口腔正畸专业委员会首批专科会员，世界正畸联盟会员，国家自然科学基金委员会评审专家，北京市海淀区医疗事故鉴定委员会专家，英国爱丁堡皇家外科学院正畸学院士，美国 Charles H. Tweed 基金会中国大陆籍首位国际教官，Angle Orthodontist 杂志、American Journal of Orthodontics and Dentofacial Orthopedics 杂志、中华口腔正畸学杂志等的审稿人。

（北京大学口腔医学院供稿）

李娟

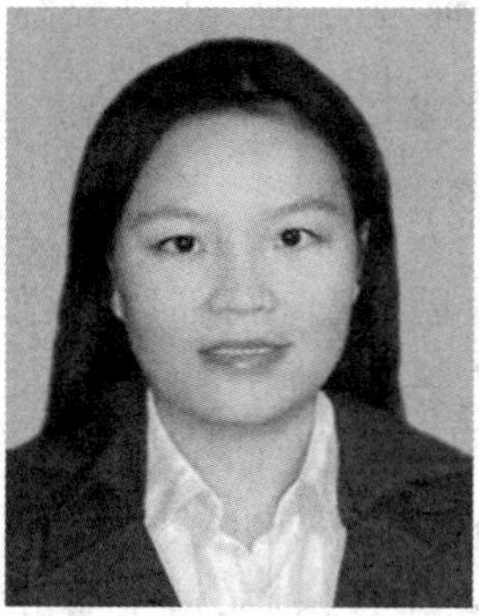

李娟，女，1979 年 6 月出生于四川省汉源县。分别于 2003 年、2008 年毕业于四川大学华西口腔医学院，获口腔临床医学学士以及博士学位；2010 年于美国 Charles H. Tweed International Foundation 进修方丝弓理论以及技术；2013—2014 年于美国哥伦比亚大学牙学院进修，并在颅颌面研究中心进行颌骨发育的研究。现任华西口腔医学院副教授，博士研究生导师。

主要研究方向是骨及软骨组织工程、生物力学以及正畸美学。担任国家自然科学基金评审专家，Stem cells、Biomaterials、J CELL MOL MED、ANGLE ORTHOD、AM J ORTHOD DENTOFAC 等二十多个国际杂志审稿人。主持和参与国家自然科学基金项目 8 项、省部级项目 3 项，发表第一作者/通讯作者 SCI 学术论文 20 余篇。

（四川大学华西口腔医学院供稿）

李燕

李燕，女，1974 年 5 月出生于四川省德阳市。2001—2007 年在四川大学华西基础与法医学院攻读医学微生物学硕士、博士学位。

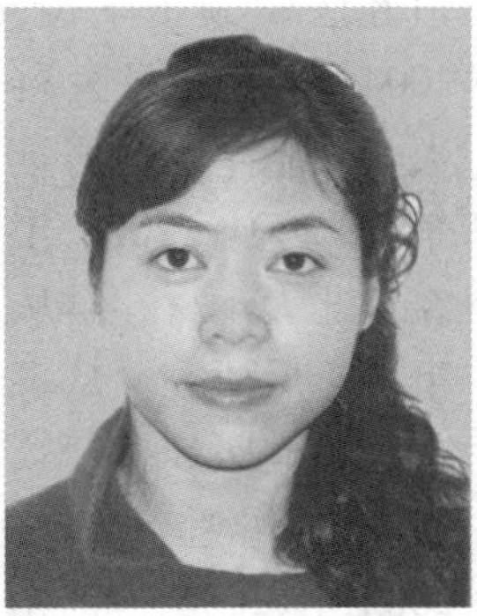

毕业后在华西口腔医院口腔疾病研究国家重点实验室工作。2009 年到美国亚利桑那州立大学进行师资培训，2011 年赴美国加州大学洛杉矶分校牙学院和俄克拉荷马大学做访问学者。现任华西口腔医学院基础医学系教授、博士生导师。

主要研究方向为口腔微生物学与口腔肿瘤基因治疗：1）口腔微生物组的宏基因测序与功能基因芯片研究；2）EB 病毒介导细胞 DNA 应激沉默和端粒酶 TCAB1 转录激活的研究。目前已发表 SCI、MEDLINE 论文二十余篇，参编高等学校本科生教材及著作 7 部。其中，在《实用口腔微生物学图谱》中负责图片的采集和主编工作。主持国家自然科学基金青年基金 1 项，国家自然基金面上项目 1 项。四川省科技厅支撑项目 1 项。参与多项国家自然科学基金、“十二五”、“973”前期、国际合作项目、国家自然基金重点项目等重大项目的研究工作。兼任中华口腔医学会口腔生物学专业委员会常务委员、四川省口腔医学会委员，《华西口腔医学杂志》审稿专家。

（四川大学华西口腔医学院供稿）

梁宇红

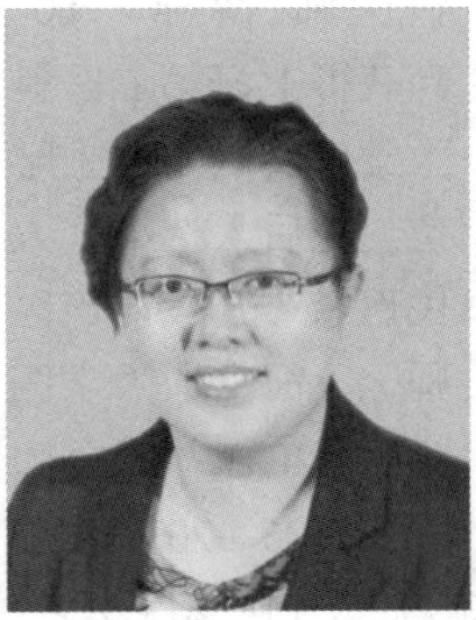

梁宇红，女，1969 年 9 月出生于新疆伊宁市，陕西洋县人。教授，主任医师，博士生导师。毕业于北京大学口腔医院，获得医学博士学位，并于荷兰自由大学/阿姆斯特丹大学牙科研究中心（ACTA）获得 PhD 学位。现任职于北京大学口腔医院牙体牙髓科，兼任北大国际医院口腔中心主任。参与编写《牙体牙髓病学》长学制教材、《实用口腔科学》第四版、《医师资格考试指南》《医师资格考试技能指南》。参与完成多项国家、省部级科研项目，在国内外期刊发表文章 20 余篇。担任学术团体和任职：中华口腔医学会牙体牙髓病学专委会常务委员，北京市医疗事故鉴定专家，国家医师资格考试考官、命审题专家，口腔类别外国医师在京行医资格考官，北京大学口腔医院伦理委员会评审委员，并担任 CJDR、现代口腔医学杂志审稿人。

主要研究方向为根管治疗疗效及关键技术研究，牙髓根尖周病影像学研究。业务专长于牙髓根尖周病诊断和治疗，擅长利用先进的三维影像学技术诊治复杂疑难牙髓根尖周病，在疑难根管治疗以及并发症处理方面经验丰富，在显微牙科治疗方面具有独到经验。

（北京大学口腔医学院供稿）

林开利

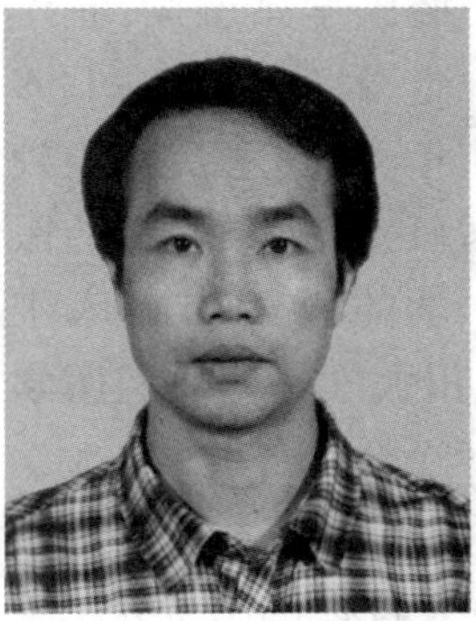

林开利，男，1975 年 3 月出生于福建古田。1998 年毕业于漳州师范学院（现闽南师范大学）化学系，2001 年于华东师范大学获得物理化学硕士学位，2008 年于华东师范大学获得纳米物理学博士学位。2001 年 7 月至 2015 年 4 月任职于中国科学院上海硅酸盐研究所，从事生物医用材料、骨组织工程领域的基础与应用开发研究，历任研究实习员、助理研究员、副研究员（硕士生导师）、研究员（博士生导师）。2015 年 4 月起在同济大学口腔医学院、上海市牙组织修复与再生工程技术研究中心工作，任教授、博士生导师。兼任英国皇家化学会 RSC Advances 期刊副主编，上海市口腔医学会口腔材料专业委员会副主任委员，中国生物材料学会青年委员会委员，中国医促会骨科分会委员，上海市生物医学工程学会生物材料专业委员会委员。

主要从事口腔颅颌面及骨科生物材料的基础与应用转化研究。主持国家自然科学基金2项、上海市科委重点项目4项、上海市卫计委重点项目等国家和省部级科研项目10余项。获得省部级人才奖励3项。合著出版生物医学工程领域英文专著3部，获授权中国发明专利9项，起草国家医疗器械行业标准2项，发表学术论文120余篇，其中第一或通讯作者论文50余篇、第一或通讯作者SCI封面论文7篇。

（同济大学口腔医学院供稿）

刘来奎

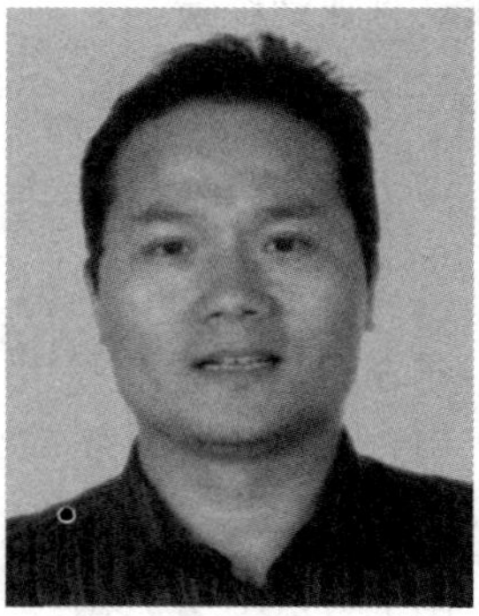

刘来奎，男，1970年8月出生于安徽省无为县。1989—1994年于安徽医科大学口腔医学系就读，获学士学位；1994—1999年于安徽省芜湖卫校口腔医院从事口腔医学的教学与临床工作。1999—2004年于四川大学华西口腔医学院攻读博士学位；2004年至今于南京医科大学口腔医学院从事教学与科研工作。

主要从事口腔癌侵袭转移机制研究。主持或承担国家自然基金面上项目4项；主持或承担省级科研项目4项。发表论文20余篇，其中，SCI收录10篇，指导研究生15人。

（南京医科大学口腔医学院供稿）

刘奕

刘奕，女，1964年10月出生于河北省。教授、主任医师、博士研究生导师。1988年毕业于中国医科大学，1995年获中国医科大学

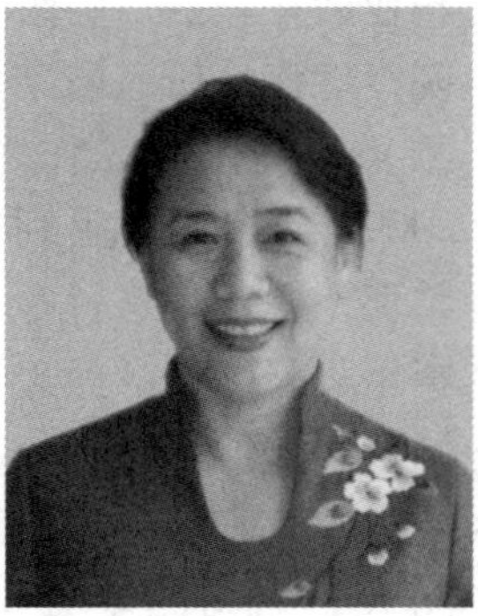

口腔医学硕士学位，2004年获中国医科大学细胞生物学博士学位，2004—2008年在东北大学材料学从事博士后研究。从事口腔正畸医疗、教学、科研工作近30年。2002年、2006年曾先后两次赴韩国学习Tweed技术。2001年在日本神户大学从事mTOR及其底物信号转导的分子生物学研究，在国际上率先开始了有关PI3K/Akt/mTOR信号通路对正畸牙齿移动调控作用的相关研究。现任中国医科大学附属口腔医院奉天门诊部主任，辽宁省口腔医学会理事，沈阳市政协委员，中国民主促进会会员。

主持辽宁省及沈阳市各类科研课题10项，发表学术论文110篇，其中SCI 16篇。获辽宁省科学技术进步奖、沈阳市科学技术进步奖10项。培养研究生30余名。获中国医科大学2011—2012年度三八红旗手、2013年沈阳市五一巾帼先进个人、2013年中国医科大学附属口腔医院优秀科技工作者等荣誉称号。

（中国医科大学口腔医学院供稿）

陆尔奕

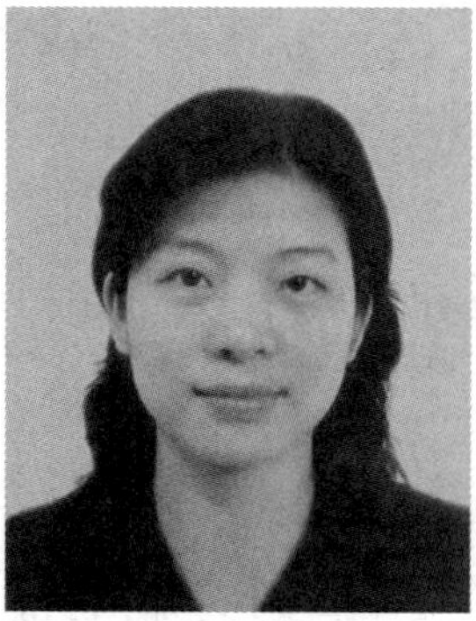

陆尔奕，女，1971年2月出生于上海市，江苏无锡人。主任医师，博导。2004年获得上海第二医科大学口腔医学博士学位。先后入选第九人民医院“优秀青年医师”、上海交通大学医学院“百人计划”等人才计划。2005年赴美国哈佛大学牙医学院访问学习，2006—2007年荣获全额奖学金赴美国哈佛大学牙医学院学习，并担任主治医师的工作，从事口腔修复和口腔

种植的临床工作和部分实验室工作。

近年来专注于牙槽骨骨代谢调控的分子机制和促进骨整合的口腔种植体表面改性研究。近 5 年发表在学科权威期刊的 SCI 论文 12 篇，其中 10 篇是通讯作者和共同通讯作者。曾主持市级以上课题 4 项，2012 年 10 月申请获得美国 Amgen Inc. 研究机构开放课题 1 项。2015 年获批国家自然科学基金项目 1 项。授权实用新型专利 2 项，申请发明专利 1 项。2003 年 11 月担任上海第九人民医院科教处副处长，分管学科和实验室、基地平台，2009 年 1 月担任科研处处长。期间发表管理类论文 5 篇，其中通讯作者 3 篇。

（上海交通大学口腔医学院供稿）

孙红英

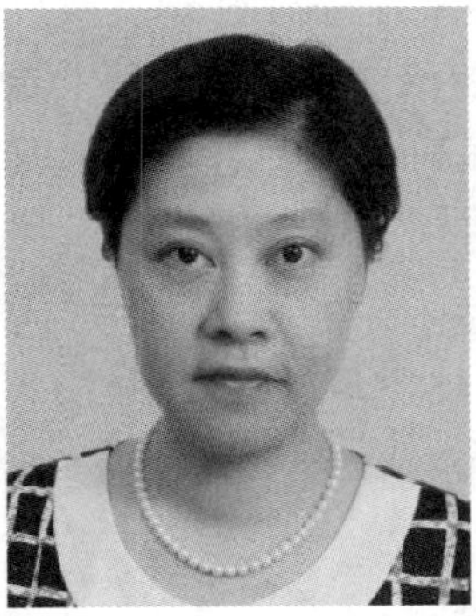

孙红英，女，1962 年 11 月出生于重庆，籍贯上海。1984 年毕业于华西医科大学口腔医学系，2003 年复旦大学研究生毕业；2006 年美国 TUFTS 大学访问学者。2003 年晋升主任医师，硕士生导师。长期从事牙体、牙周、口腔黏膜病等疑难杂症诊治；齿槽外科、种植牙、固定、活动义齿修复治疗；并在癌前病变、颌面部肿瘤及全身系统性疾病口腔表征的免疫综合治疗和光动力治疗方面具有一定特色。

主要研究方向：口腔光动力学研究，口腔黏膜病学（癌前病变及癌变的病理机制及综合诊治的应用基础研究），领衔主持及参与科研项目 12 项（国家自然科学基金 2 项，国家中医药局"十一五"科技攻关基金 1 项，上海市攻关科研基金 1 项、上海市自然科学基金 4 项、上海市医学引导基金 1 项、复旦大学科创基金 3 项）；在国内外率先建立稳定可重复的人 OLP 角质形成细胞体外模型，此模型可作为国际公认理论-慢性炎症导致癌症的模型，为后继癌前病变、癌变的病理机制研究及治疗靶点奠定了实验平台；相关研究已在国内外发表科研论文 20 余篇，其中 SCI 收录 6 篇。主持完成复旦大学教学研究项目 1 项。培养专业研究生 20 名。

（复旦大学华山医院供稿）

孙志军

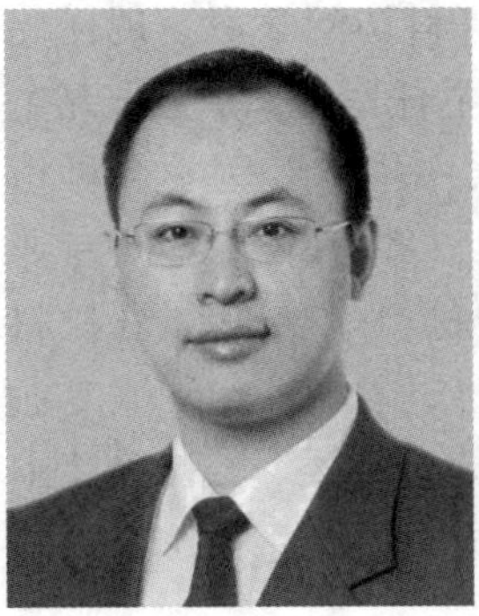

孙志军，男，1978 年 3 月出生，山东烟台长岛县人。主任医师，教授，博士生导师。1995—2000 年就读于滨州医学院口腔医学系，2003 年获武汉大学口腔医学院口腔医学硕士学位，导师为赵怡芳教授，2006 年毕业于武汉大学口腔医学院，获得口腔专业博士学位，并留校工作。2007 年破格晋升副主任医师、副教授。2009—2012 年在美国国立卫生研究院国立牙科及颅颌面研究所（NIDCR/NIH）细胞及发育生物学实验室从事博士后研究工作。

主要研究方向：口腔鳞状细胞癌的发病机制及分子靶向治疗。特别是研究免疫逃逸在口腔癌发生、进展中的作用及分子机制。主持国家自然科学基金 4 项，在口腔及头颈肿瘤领域发表第一作者或通讯作者 SCI 论文 45 篇。2013 年获批教育部新世纪人才及武汉大学珞珈（青年）学者。2014 年起担任 SCI 杂志 Oral Diseases 编委。现为中华口腔医学会口腔颌面外科委员会委员，中国抗癌协会头颈肿瘤专业委员会委员。擅长口腔颌面及头颈肿瘤疑难病的诊治，口腔颌面软、硬组织缺损修复重建，组织间近距离 I125 粒子植入术治疗头颈恶性肿瘤，分子靶向药物治疗及新型抗肿瘤免疫治疗。

（武汉大学口腔医学院供稿）

唐志辉

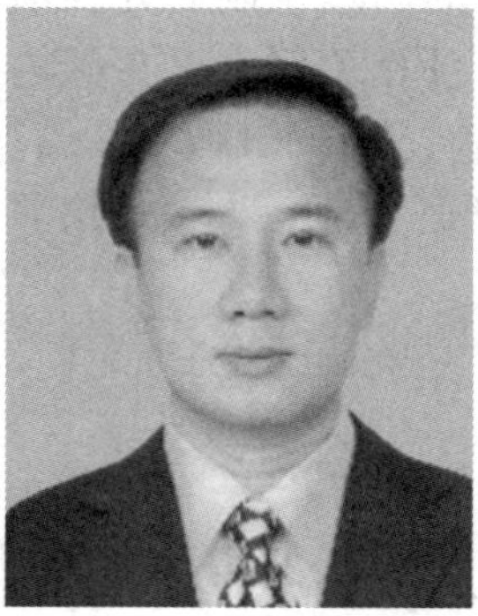

唐志辉，男，1970年1月出生于广西柳州。1993年、1999年毕业于北京大学口腔医学院，分别获口腔医学学士、博士学位，2013年在美国密歇根大学牙医学院牙周科访问学习。现任北京大学口腔医院教授、主任医师、博士研究生导师、第二门诊部主任，中华口腔医学会种植专业委员会常委，中华口腔医学会牙周专业委员会委员，中国生物材料学会骨修复材料与器械分会委员，北京口腔医学会种植专业委员会和牙周专业委员会常委，九三学社中央医药卫生委员会委员，政协朝阳区十二届委员会委员。

研究方向主要集中在3D打印个性化种植牙、生物活性植骨材料和种植体周围病诊治等方面。获科技部、北京市科委、国际牙种植学会等国内、国际科研基金十余项，发明专利5项。作为第一作者或通讯作者在国际、国内核心期刊杂志上发表了20余篇论文（SCI 15篇），参编教材《口腔医学导论》和《口腔种植学》，主办了30余期牙种植国家级继续教育课程。

（北京大学口腔医学院供稿）

陶人川

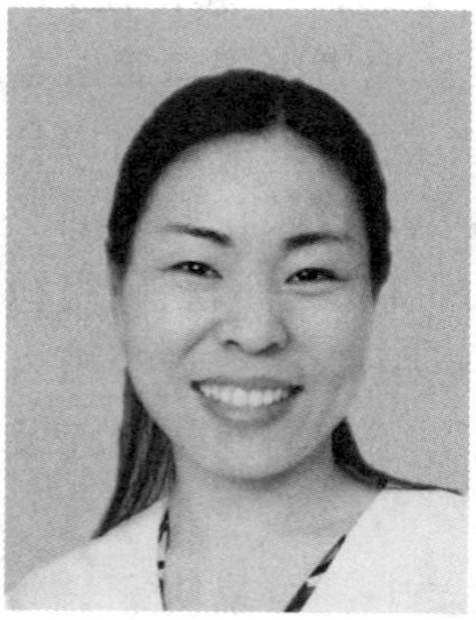

陶人川，女，博士，1973年9月出生于重庆市垫江县。1990—2000年在华西医科大学口腔医学院学习，并于2000年6月获口腔医学博士学位。2000年7月起在广西医科大学口腔医学院工作，先后留学美国华盛顿大学和法国高等公共卫生研究院培训。目前为广西医科大学口腔医学院、附属口腔医院教授，博士生导师，副院长兼牙周粘膜科主任，挂职广西医科大学研究生院副院长。任中华口腔医学会口腔黏膜病委员会常务委员，中华口腔医学会牙周病专业委员会委员，中华口腔医学会口腔医学教育专业委员会委员，国际牙医师学院院士（FICD），第十一届全国青联委员，广西高校青年骨干教师培养工程第一批人选，广西高校优秀人才资助计划获得者，广西医科大学校级名师。

主要研究方向为口腔病原微生物及抗感染免疫研究，以及艾滋病等全身疾病口腔表征研究。先后主持国家自然科学基金课题4项，广西区科技厅重点课题1项，以及其他部省级基金4项，以及多项厅局级科研及教改课题。撰写50余篇专业论文在国内外学术专业期刊发表。先后参编教材或专著2部。获美国专利1项。获广西科学技术进步奖二等奖1项，广西医药卫生适宜技术推广奖一等奖1项。广西高校教学成果特等奖1项。

（广西医科大学附属口腔医院供稿）

温秀杰

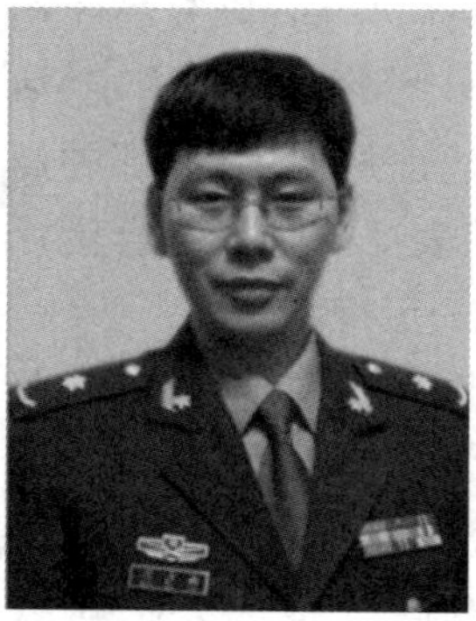

温秀杰，男，1973年5月出生于辽宁省本溪市。1998年本科毕业于第四军医大学口腔医学院，2003年、2011年先后在第三军医大学获得口腔临床医学专业硕士学位和生物医学工程专业博士学位。2003—2004年在第四军医大学口腔医学院学习口腔正畸临床技术。现任第三军医大学大坪医院口腔科副主任，副教授、副主任医师，博士研究生导师，中国整形美容协会口腔整形美容分会委员、重庆市口腔医学会理事、重庆市口腔医学会正畸专委会委员、重庆市口腔医学会生物医学专委会委员、《中国循证医学杂志》编委。

主要研究方向为牙发育机制与组织再生的研究。临床上主攻口腔正畸，擅长微种植体支抗矫治骨性双颌前突、埋伏阻生牙导萌等。主持国家自然基金面上项目 2 项、国家重点实验室开放基金 2 项、重庆市自然基金 1 项。以第一或通讯作者发表论文 40 余篇(其中 SCI 论著 8 篇)，获得省部级二等奖 2 项、三等奖 1 项，获得国家发明专利 1 件、实用新型专利 4 件。

(第三军医大学大坪医院供稿)

吴建勇

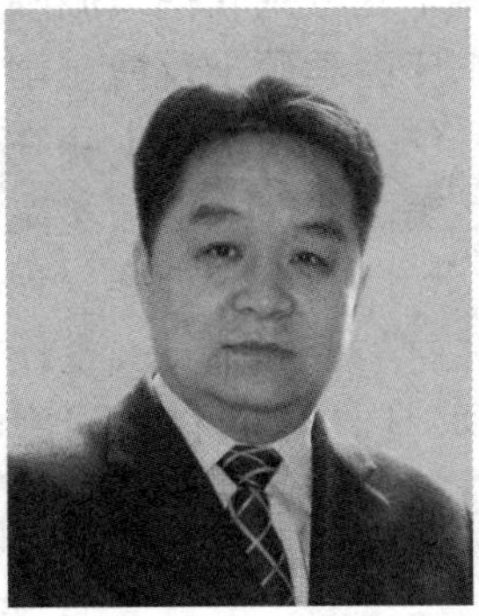

吴建勇，男，1963 年 6 月出生，浙江丽水人。教授、主任医师、博士研究生导师。1987 年 7 月毕业于上海第二医科大学(现上海交通大学)口腔医学院，获口腔医学学士学位；1987 年 7 月至 1990 年 7 月于宁夏卫生学校口腔教研室任教；1993 年 7 月于上海第二医科大学(现上海交通大学)口腔医学院毕业获口腔正畸学硕士学位；2005 年 12 月毕业于北京大学口腔医学院获口腔正畸学硕博士学位；1993 年 7 月至 2016 年 2 月于南昌大学口腔医学院、南昌大学附属口腔医院工作，担任主任医师，教授，副院长。现任上海交通大学附属新华医院口腔科主任、中华口腔医学会正畸专业委员会常委、中华口腔医学会专家资源库成员、世界正畸联盟(WFO)会员、美国正畸学会(AAO)会员。目前受聘为美国 CASE 大学客座副教授、美国 Tweed 矫正协会国际临床教官。近年来先后荣获"江西省跨世纪学科带头人""江西省高等学校中青年学科带头人""江西省卫生系统学术和技术带头人""全省卫生科技工作先进个人""南昌大学优秀研究生导师"等称号。

主持建立了江西省唯一的口腔正畸形态学和生物力学实验室，紧跟国内外发展趋势，积极组织开展与口腔正畸相关的临床及基础研究，目前主要研究方向为错𬌗畸形的综合矫治研究、口腔正畸的生物力学研究。主持完成的方丝弓矫治技术、直丝弓矫治技术、Twin-Block 功能矫治技术、多曲方丝弓矫治技术、TWEED 矫治技术等在江西省的引进工作，填补了省内空白，达国内领先水平。主持承担了各类课题 10 余项，发表论文 40 余篇，SCI 收录论文 2 篇，其中参与国家"863"课题 1 项，以第一主研身份参加了国家自然科学基金项目 1 项，主持国家自然科学基金项目 2 项。主持的课题"磁吸引力 Twin-block 矫治技术的临床应用研究"荣获江西省科技进步三等奖；获国家实用新型专利一项；主编《经典方丝弓矫治技术：弓丝弯制与基本训练大全》《经典方丝弓矫治技术 技术原理与操作步骤详解》著作两部。

(中山大学光华口腔医学院供稿)

吴训伟

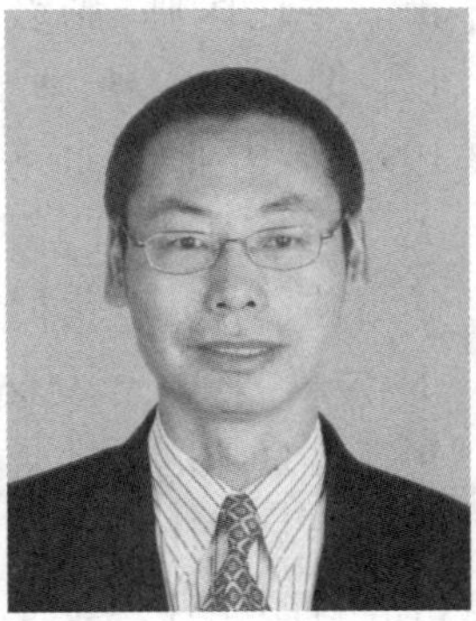

吴训伟，男，1971 年 6 月出生于浙江开化。教授，研究员，博士生导师。1999 年本科毕业于浙江大学(原浙江医科大学)；1996 年硕士毕业于复旦大学(原上海医科大学)；2001 年博士毕业于复旦大学。2001—2006 年在德国马普生化研究所作博士后；2006—2010 年在哈佛大学医学院麻省总医院作博士后；2010—2012 年在美国 Aderans 研究所担任研究员；2012—2014 年在哈佛大学医学院麻省总医院担任讲师;2015 年 1—5 月任济南大学教授;2013 年至今在济南磐升生物技术有限公司担任工程师;2015 年 6 月至今在山东大学担任研究员、博士生导师。

主要从事皮肤发育、皮肤干细胞、皮肤癌和皮肤再生方面的研究。成功研发出用培养的人的皮肤干细胞种在老鼠身上,长出人的完整皮肤和毛发来。这是世界上首次成功地用体外培养的人的细胞再生出完整的人的皮肤来。这项技术在美国申报了专利,并是第一发明人,将该成果在国内进行转化。先后发表 SCI 收录研究论文 30 多篇,其中 10 篇论文影响因子在 10 分以上,总计影响因子 220 分。SCI 论文被他引 1 615 次,单篇最高被引 222 次,H 指数(h-index)达到 23。目前主持国家自然科学基金面上项目和山东省泰山学者基金项目等共 6 项。最近 5 年重点开展皮肤和毛发再生新技术及其应用研究,期间申报专利 6 项,包括美国 1 项,中国 5 项,其中 3 项已授权。

(山东大学口腔医学院供稿)

夏斌

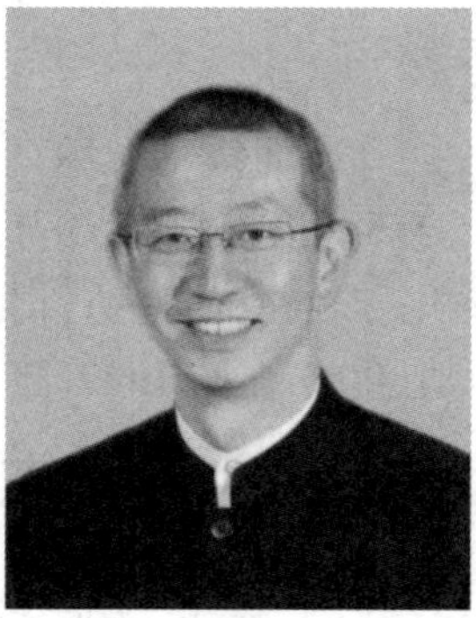

夏斌,男,1972 年生于云南省昆明市。主任医师,副教授,博士生导师。1995 年毕业于北京大学口腔医学院,留学日本 2003 年获博士学位,2007—2009 年在北京师范大学研究生课程班学习儿童心理发展与健康。现任北京大学口腔医院儿童口腔科副主任。兼任中华口腔医学会儿童口腔医学专业委员会常委,北京口腔医学会儿童口腔医学专业委员会常委,北京口腔医学会镇静镇痛专委会常委。

主要研究方向:儿童龋病综合防治,儿童口腔临床行为管理,儿童牙外伤治疗。参编口腔医学专著多部,在国内外专业杂志上发表文章 40 余篇。目前承担省部级科研项目四项。作为主要执笔人参与中华口腔医学会《笑气/氧气吸入镇静术应用操作指南(试行)》及卫生部《全身麻醉及镇静下儿童牙齿治疗技术》行业标准的制订。

(北京大学口腔医学院供稿)

谢晓莉

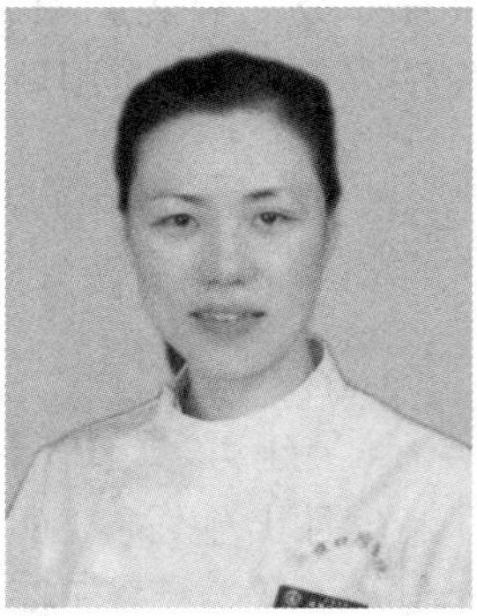

谢晓莉,女,1964 年 7 月出生于湖南省长沙市。1985 年本科毕业于衡阳医学院五官系,2004 年、2010 年在中南大学湘雅医学院分别获得口腔临床医学硕士及博士学位。2010—2011 年在美国耶鲁大学医学院访问学习,从事多囊肾分子病理学研究。现任中南大学湘雅口腔医(学)院副院长,主任医师,教授,博士生导师,牙体牙髓科教研室主任,特诊科主任,口腔美容中心主任。兼任中华口腔医学会牙体牙髓病学专委会委员,中华口腔医学会老年口腔医学专委会委员,中华口腔医学会人文与道德建设专委会委员。《口腔医学研究》杂志编委。

主要研究方向为牙髓及根尖周病的基础及临床研究,口腔生物材料。擅长牙体牙髓疑难病例的诊治、口腔疾病激光治疗、牙体美容治疗、微创种植、前牙美学种植,拔牙位点保存,上颌窦内、外提升术,各类水平和垂直向骨缺损的骨增量,牙龈结缔组织转瓣或游离移植技术等。对难治性根尖周炎、钙化根管治疗及显微根管治疗有独到之处。主持国家科技惠民计划项目 1 项,省自然基金项目 1 项,省部级课题 12 项。发表论文 40 余篇,主编著作 2 部,参编著作 6 部。作为第一完成人获湖南省科技进步奖三等奖 1 项。

(中南大学湘雅口腔医学院供稿)

徐艳

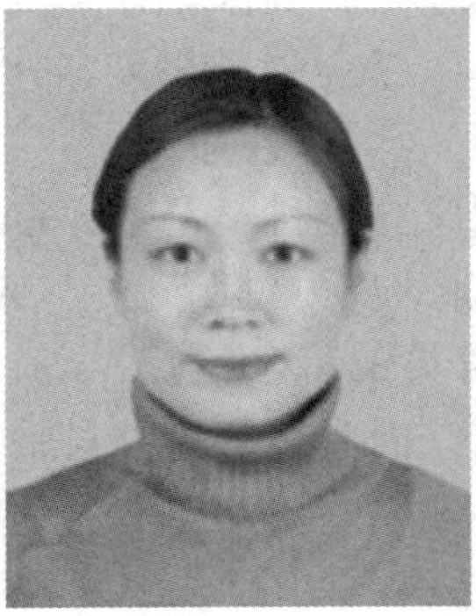

徐艳，女，1972年2月出生。1991—2001年就读于四川大学华西口腔医学院，医学博士。江苏省医学重点人才，南京医科大学口腔医学院/附属口腔医院教授、主任医师、博士研究生导师、副院长，兼任中华口腔医学会牙周病学专业委员会常务委员、中华口腔医学会口腔生物医学专业委员会常务委员，江苏省口腔医学会牙周病学专业委员会副主任委员，江苏省口腔医学会理事，《口腔医学》、《中国实用口腔科杂志》、《口腔生物医学》等杂志编委等。

研究方向：牙周病病因及防治的基础与临床研究。主要成果：主持国家自然科学基金项目3项、省部级科研项目4项、市厅级科研项目9项；以第一作者或通讯作者身份发表论文40余篇，其中SCI收录11篇；主编、参编专著2部；获国家发明专利1项；作为第一完成人获江苏省教学成果二等奖1项。

（南京医科大学口腔医学院供稿）

于大海

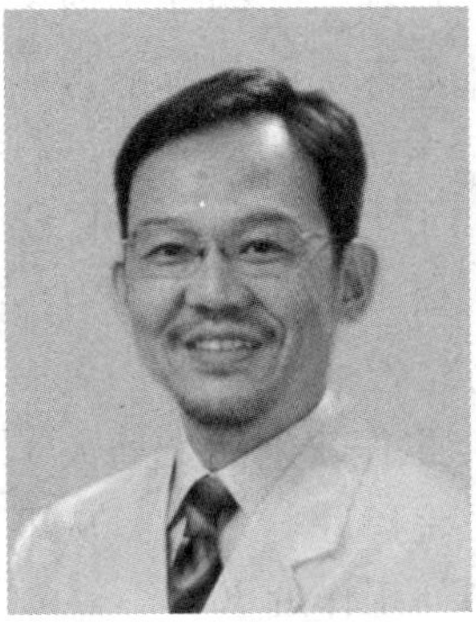

于大海，男，汉族，1968年8月出生于广西南宁，河南西峡县人。中国共产党党员，博士，教授，博士研究生导师。1992年（本科）、2000年（博士）毕业于华西医科大学，获博士学位。历任广西医科大学口腔医学院、附属口腔医院口腔颌面外科副主任、综合二门诊主任、民主路门诊主任。从事口腔颌面外科的教学、临床和科研工作20余年。

研究方向有口腔颌面部肿瘤淋巴道转移机理和治疗研究、颞颌关节发育机理的研究等。为广西医科大学口腔颌面外科学口腔肿瘤学术带头人，广西卫生厅口腔颌面外科学口腔肿瘤学术带头人。主持国家自然科学基金3项，省级课题6项。发表论文40余篇，专著1部，获得国家留学基金资助，赴芬兰访问学者一年。2007年获卫生部先进个人，2007年主持的科研项目（VEGF基因转染恢复放疗后血管生成的实验研究）获得广西科技进步三等奖一项，2014年获得国家发明专利一项（一种小鼠口腔癌及淋巴道转移模型的构建方法）。目前在国家自然科学基金以及广西自然科学基金资助下，进行4NQO诱发小鼠口腔癌淋巴道高转移模型播散细胞与转移关系的研究，以及微环境与转移靶向性的研究。并同时进行缺氧与髁突关节负荷、生长发育的研究。

（广西医科大学口腔医学院供稿）

于金华

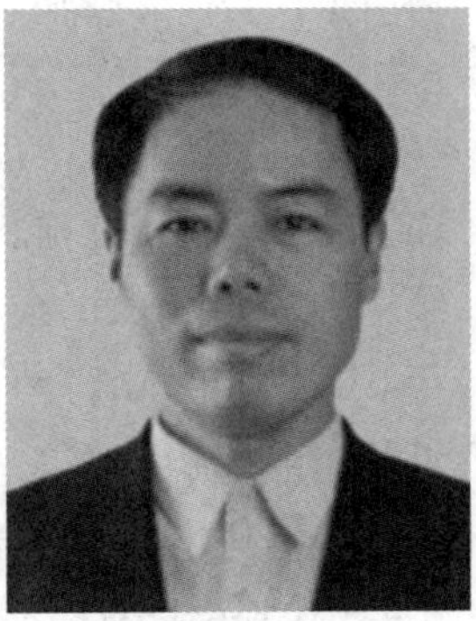

于金华，男，1971年3月出生，江苏盐城人。1993年7月本科毕业于北京大学口腔医学院，2001年6月硕士毕业于南京医科大学口腔医学院，2007年6月博士毕业于第四军医大学口腔医学院。1993年8月到南京医科大学口腔医学院工作，现为南京医科大学口腔医学院牙体牙髓科主任医师，教授，博士生导师，江苏省医学重点人才，江苏省“青蓝工程”中青年学术带头人，国家临床重点专科牙体牙髓科的主要学术骨干，南京医科大学口腔医学研究所副所长，江苏省口腔疾病研究重点实验室副主任，中华口腔医学会口腔生物医学专业委员会委员，中华口腔医学会牙体牙髓病学专业委员会委员，江苏省口腔医学会牙体牙髓病学专业委员会委员，中国生物医学工程学会组织工程与再生医学分会青年委员，江苏省住院医师规范化培训专家委员会委员，江苏省住院医师规范化培训口内专家组组长。兼任 Scientific Reports、Tissue Engineering 等 20 余种国际专业期刊的审稿专家。

研究方向为干细胞与牙组织再生，牙体牙髓疾病机制研究。业务专长于全瓷固位钉牙体修复，临床牙髓再生，牙体微创治疗。研究成果包括：主持或承担包括国家自然科学基金重点项目在内的各类科研项目 16 项，获江苏省科学技术奖 1 次、江苏省医学科技奖 1 次。主编著作 1 部，参编研究生规划教材 3 部、专著 3 部。发表专业学术论文 120 余篇，其中 SCI 论文 44 篇。

（南京医科大学口腔医学院供稿）

张海钟

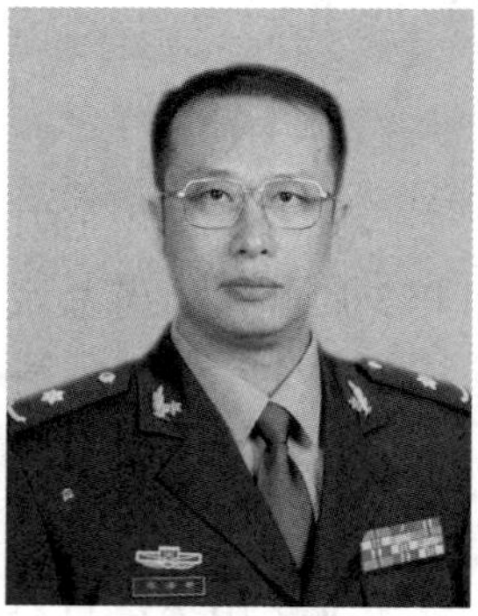

张海钟，男，1966 年 10 月出生，江苏南京人。主任医师、教授，博士研究生导师。毕业于协和医科大学，获医学博士学位，博士学历。从事口腔颌面外科工作 20 余年。1985 年入学南京医科大学获学士学位，1992 年入解放军总医院口腔颌面外科获硕士学位 2002 年国家公派去德国慕尼黑大学附属 INNENSTADT 医院口腔颌面外科中心高级访问学者，意大利罗马 SAPIENZA 大学医学院口腔颌面外科中心访问学者。2013—2014 年由国家公派赴美国密歇根大学总医院、哈佛大学 MGH 医院访问学者。担任《中国修复与重建杂志》《口腔生物医学杂志》《中华老年口腔医学杂志》《中华医学美学美容杂志》编委，《International Journal of Oral and Maxillofacial Surgery》《British Journal of Oral and Maxillofacial Surgery》审稿人。中华口腔医学会口腔医学计算机专业委员会常委，中华医学会整形与美容分会常委，北京口腔医师协会常务理事，全军科技进步奖评审专家，国家自然科学基金评审专家。中央电视台《健康之路》顾问。

擅长脸面部创伤骨折的手术治疗，导航下精准修复治疗；口腔颌面头颈肿瘤外科治疗，脸面部微创整形美容手术治疗。作为项目负责人获得国家自然科学基金课题，首都医学发展科研基金课题，北京市自然科学基金课题，科技部医药卫生科学数据共享网子课题等课题多项。获得国家发明专利 2 项，实用新型专利 3 项。以第一作者获得军队科技进步二等奖 1 项。以第一作者发表论文 53 篇，主编《口腔疾病病案分析》科学出版社 2009 年出版。参加《老年口腔病学》，《口腔科进修医师必读》，《口腔医学科技词典》的编写。2010 年被评为解放军总医院优秀研究生导师。

（解放军医学院供稿）

张修银

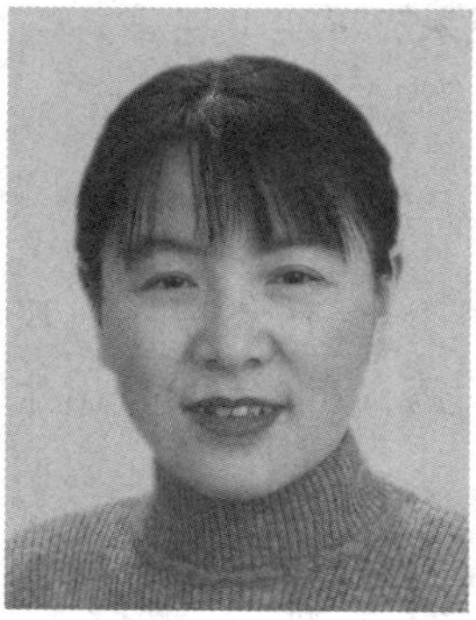

张修银，女，湖北芜湖人。1986 年 7 月于武汉大学口腔医学院取得学士学位，1991 年 7 月于上海交通大学医学院取得硕士学位，1994 年 7 月于上海交通大学医学院取得博士学位。1986—1988 年工作于湖北省仙桃市第一人民医院口腔科，1991 年至今工作于上海交通大学医学院附属第九人民医院口腔修复科。从事口腔修复医疗、教学和科研工作近 30 年。

主要从事口腔生物材料、生物力学和口腔修复领域的 CAD/CAM 系统的研究。近 10 年来还从事瓷修复体的无损检测和微裂纹的机理研究、金瓷、金塑、全瓷修复体的界面研究和牙科修复的色彩学研究、口腔材料生物相容性研究和复合树脂的增强增韧研究等。负责和完成国家自然科学基金 6 项，上海市教委基金重点项目 1 项，面上项目 1 项，上海市科委重点项目两项，校、院人才基金 2 项，负责或实施上海市和上海交通大学医学院、口腔医学院教学课题 8 项，成果鉴定和登记 3 项，国家发明专利 1 项。发表论文 100 余篇，参编专著 7 部。临床从事固定、活动、全口修复，医疗以固定、美学、微创修复和修复引导下的种植技术见长。擅长新材料新技术的应用，如：全瓷冠、嵌体、贴面、桥和种植修复等。

（上海交通大学口腔医学院供稿）

张志民

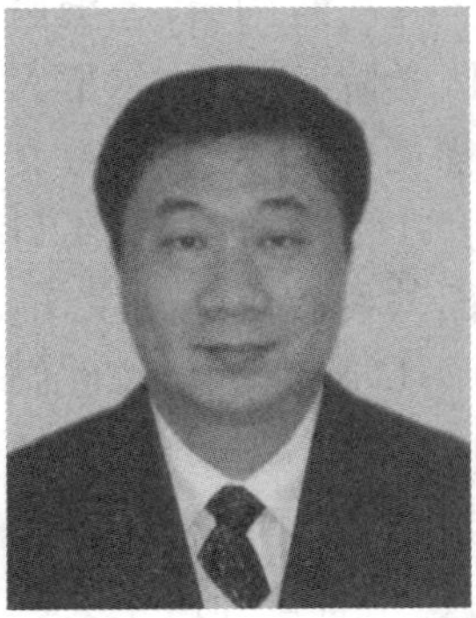

张志民，男，汉族。生于 1963 年，吉林省农安县人。1986 年毕业于白求恩医科大学留校工作；2010 年毕业于吉林大学口腔医学院获得博士学位，2004 年晋升为教授、主任医师；1999 年遴选为硕士生导师；2014 年遴选为博士生导师；1999 年任口腔内科副主任；2003 年任牙体牙髓病科主任；2004 年任副院长；2010 年任院党委书记兼副院长；现任吉林大学口腔医学院教授、主任医师、博士研究生导师、吉林大学口腔医院党委书记。兼任中华口腔医学会理事会理事，中华口腔医学会医师分会委员，中华口腔医学会口腔医疗服务分会委员，中华口腔医学会牙体牙髓病专业委员会常务委员，吉林省口腔医学会副会长，吉林省口腔医学会牙体牙髓专委会主任委员，吉林省医学会口腔医师协会副主任委员，长春市医学会口腔专科委员会主任委员，中国老年学会老年医学委员会长春分会口腔科学专业委员会主任委员。《口腔医学研究》《中国实用口腔科杂志》《吉林大学学报（医学版）》等杂志的编委。

主要从事龋病病因学和牙髓生物学研究，主持国家自然科学基金面上项目和省科技厅项目等 10 项，发表学术论文 78 篇，其中 SCI 收录 8 篇。在致龋菌中新检测出耐酸相关基因片段 6 条，已登陆美国 GenBank。获得吉林省科技进步二等奖 1 项，三等奖 2 项，长春市科技进步二等奖 1 项。参编“十二五”规划数字教材《牙体牙髓病学》，副主编《老年医学分册》《五官科经典病例》，参编《现代口腔治疗学》，2012 年获吉林省卫生系统有突出贡献中青年专业技术人才称号。

（吉林大学口腔医学院供稿）

赵玉鸣

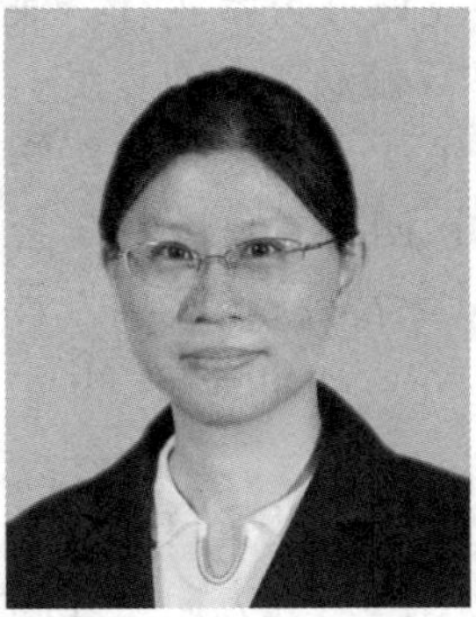

赵玉鸣，女，1970 年 5 月出生于北京。1995 年毕业于北京医科大学口腔医学院获得硕士学位（七年制学硕连读），1999 年至 2003 年毕业于英国伦敦大学国王学院获得口腔医学博士学位，2010 年于美国南加州大学颅颌面生长发育中心访问学习。现任北京大学口腔医学院儿童口腔科主任医师、副教授，博士生导师。中华口腔医学会会员，中华口腔医学会儿童口腔医学专业委员会委员，外事秘书。北京医学会医疗损害责任技术鉴定专家。

主要研究方向为儿童牙颌生长发育异常的诊治及相关遗传学研究，牙源性干细胞的应用性研究。发表学术论文 30 余篇，其中 SCI 论文十余篇。主持国家级科研项目 1 项，省部级科研项目 2 项；参与国家级科研项目 3 项，省部级科研项目 3 项。以第三完成人获得 2011 年北京市科学技术三等奖。担任北京市自然科学基金评审专家。

（北京大学口腔医学院供稿）

郑黎薇

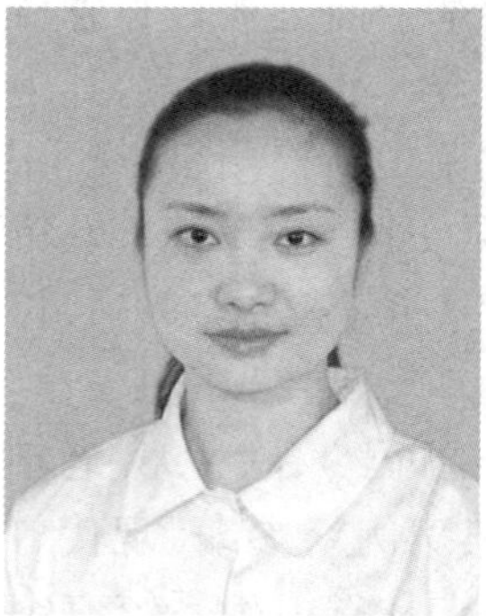

郑黎薇，女，1982 年 11 月出生于四川省成都市。2007 年毕业于四川大学华西口腔医学院，获口腔医学硕士学位，2011 年获口腔医学博士学位，留校任教。2008 年公派赴美国加州大学旧金山分校进行联合培养博士研究，2012 年赴美国约翰霍普金斯大学医学院进行博士后研究。现任四川大学华西口腔医学院副教授、副主任医师、博士研究生导师，华西口腔医学院院长助理、学科建设办公室主任。兼任中华口腔医学会牙体牙髓病学专业委员会青年委员，四川省口腔医学会口腔生物医学专业委员会副主任委员，四川省口腔医学会牙体牙髓病学专业委员会常委，国际华人骨研学会 Senior Advisor 及 Committee of Membership 理事。

主要从事牙体牙髓病学及儿童口腔医学临床医疗、教学和科研工作，研究方向为牙髓及骨细胞生物学，牙发育及牙再生。擅长牙髓根尖周病及儿童口腔疾病的综合诊治。现负责国家自然科学基金 2 项，教育部高校博士点基金等省部级项目 6 项，先后参与国家科技部国际合作项目、"十二五"科技攻关项目等纵向研究课题。近五年发表相关科研论文 40 余篇，其中 SCI 收录 20 余篇，中文核心期刊 10 余篇，参编中英文专著 3 部。2011 年获中华口腔医学会口腔医学青年人才奖，2012 年获四川大学"大学生课外科技实践活动优秀指导老师"称号，2013 年获四川大学"优秀本科指导教师"称号，2014 年获四川大学"青年骨干教师"称号，2015 年获四川省杰出青年基金及四川大学优秀青年基金资助。

（四川大学华西口腔医学院供稿）

周青

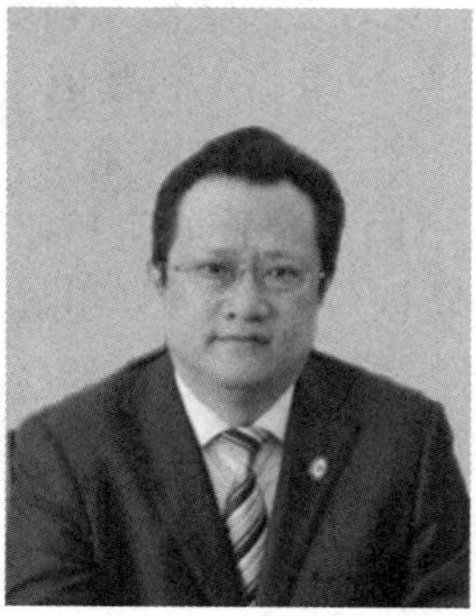

周青，男，1965 年 1 月出生于吉林省长春市。博士研究生毕业，教授、主任医师、博士生导师，享受国务院特殊津贴专家，辽宁省特聘教授，中国医科大学附属口腔医院首席专家；1987 年毕业于中国医科大学口腔医学系。曾先后赴美国 UCLA 牙医学院、纽约-长老会医院、奥地利维也纳大学医学院、瑞士伯尔尼大学口腔医学系和日本福冈齿科大学学习交流。现任中国医科大学口腔医学院/附属口腔医院副院长、口腔颌面外科教研室副主任。目前主要学术任职：中华口腔医学会口腔颌面外科专委会委员，中华口腔医学会颞下颌关节疾病及殆学专委会委员，辽宁省口腔医学会秘书长/常务理事，辽宁省口腔医学会颞下颌关节疾病专业委员会主任委员，中国口腔颌面外科杂志、中国实用口腔科杂志编委。

先后主持辽宁省及沈阳市科技项目 7 项，获辽宁省政府科技进步一等奖、二等奖、沈阳市科技进步一等奖、二等奖各 1 项及国家实用新型专利技术 1 项。参编研究生规划教材等学术专著 4 部，发表学术论文 40 余篇，获"辽宁省百千万人才工程"百人层次人选。专业特长和研究方向：牙及牙槽外科、颞下颌关节病、唾液腺疾病及颌面部神经疾患的治疗等。培养硕士研究生 10 余名。

（中国医科大学口腔医学院供稿）

名医榜

丁一

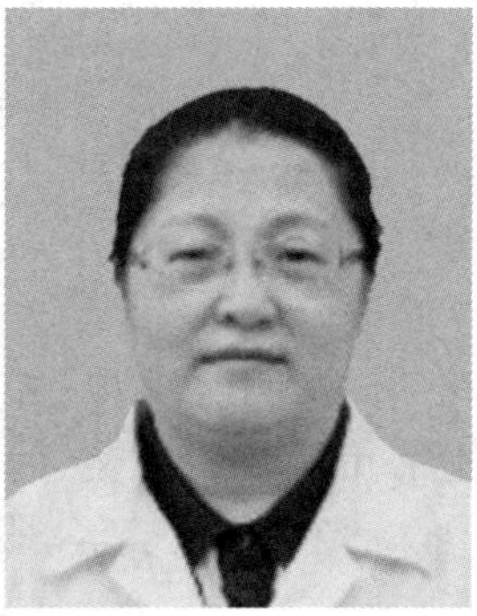

丁一，女，1963年6月出生于四川省成都市。博士，四川大学华西口腔医院牙周科主任、教授、主任医师、研究生导师，现任中华口腔医学会牙周病专业委员会常委，四川省口腔医学会牙周病学专业委员会副主任委员，国际牙医师学院（中国区）院士（FICD）。1984年毕业于华西医科大学口腔医学院，获学士学位；1989年获硕士学位，毕业后留校从事牙周病病因及防治的医疗、教学和科研工作；1997年和1999年先后到香港大学牙学院和美国加州大学牙学院旧金山分校访问学习，2007年获医学博士学位。长期致力于牙周病病因及防治的研究。多次参加国际学术会议，在国内外刊物上发表学术论文70余篇，参加编写卫生部规划教材《口腔临床药物学》第四版等专著2部，主审专著1部。主持和完成了国家级和部省级科研项目6项，负责多项横向课题的研究，参与了多项新药临床验证的工作。擅长口腔内科常见疾病-龋病、牙髓根尖周病的诊断和治疗，尤其是牙周病、牙周-牙髓联合病变的诊治。

2015年9月21日，由成都商报四川名医主办，省中医药管理局、省医学会和省医师协会荣誉支持，“妙手仁心·好医生评选”活动揭晓，经过患者网投、同行评价、专家评议等环节，丁一教授最终从5 000多名医生中脱颖而出，获评“十大金牌口碑好医生”。

（四川大学华西口腔医学院供稿）

卢利

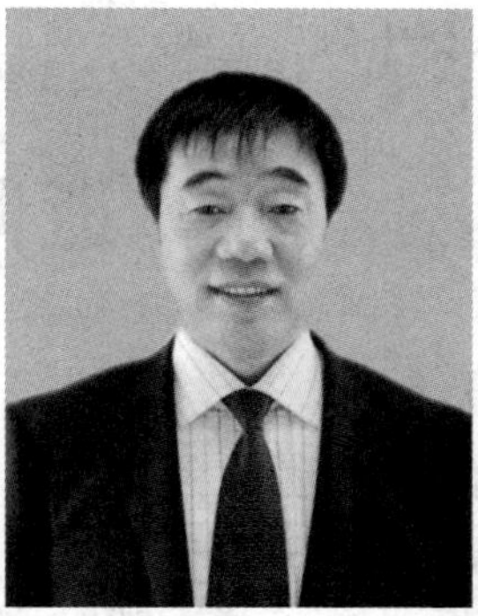

卢利，男，1957年8月出生于辽宁锦州。教授、主任医师、博士研究生导师。1984年毕业于中国医科大学口腔医学系，并于1988年和1996年在中国医科大学分别获得口腔医学硕士和博士学位。2007年先后赴日本冈山大学齿学部和美国德克萨斯大学西南医学中心访问交流。

现任中国医科大学附属口腔医院院长，卫计委国家临床重点专科口腔颌面外科主任，辽宁省口腔医学重点学科带头人，辽宁省口腔疾病重点实验室主任，辽宁省口腔疾病转化医学研究中心主任。中国医科大学附属口腔医院首席专家，终身教授，首届辽宁名医，国际牙医学院院士。兼任教育部高校教学指导委员会委员，高等学校口腔医学专业教材评审委员会委员，中华口腔医学会口腔医疗服务分会常务委员；中华口腔医学会理事，亚洲口腔颌面外科医师协会理事，中华口腔医学会口腔颌面外科专业委员会副主任委员；中国医师协会口腔医师分会常委；辽宁省口腔医学会会长，辽宁省口腔颌面外科专业委员会主任委员。《中国实用口腔科杂志》主编、《现代口腔医学杂志》副主编，《中国口腔颌面外科杂志》《口腔颌面外科杂志》《中国医科大学学报》《中国美容整形外科杂志》《Annals of Oral and Maxillofacial Surgery》等编委。主编和参编著作、卫计委统编口腔医学教材5部。承担国家、省、市科研课题11项；

获得辽宁省科技进步奖三项,数字化技术和微创外科技术在颌面外科中的应用获 2014 年辽宁省科技进步奖一等奖。主持 3 项辽宁省教委教改课题。专业特长和研究方向为口腔颌面外科:正颌外科、颌面创伤骨折、口腔癌和肿瘤外科治疗等。在国内外发表学术论文 100 余篇,培养硕士、博士研究生 40 余名。

为加快医学高端人才队伍建设、树立医疗卫生行业高层次人才典范,辽宁省卫计委于 2015 年启动了首届"辽宁名医"遴选工作,入选 30 名专家。卢利教授获得首届"辽宁名医"称号。

(中国医科大学附属口腔医院供稿)

逝世人物

张涤生(1916—2015)

中国整形外科和修复重建外科的奠基人、卓越的医学家、教育家、科学家,中国工程院院士,上海市劳动模范,上海交通大学医学院终身教授,一级教授,上海交通大学医学院附属第九人民医院原院长、上海市整复外科研究所原所长、名誉所长、上海交通大学医学院附属第九人民医院整复外科原主任张涤生院士因病医治无效于2015 年 8 月 19 日 21 时 18 分在上海逝世,享年 100 岁。

张涤生教授,1916 年 6 月出生于吉林省长春市,江苏无锡人。在 20 世纪 60 年代,和国际同步开展显微外科的动物实验,成功进行皮瓣的游离移植,为国内第一人,后于 1973 年应用于临床得到成功。把整复外科传统的皮瓣带蒂移植转变成为游离移植,起了国际性的带头作用。他应用烘绑疗法治疗丝虫病后遗症肢体象皮肿,开创了中国淋巴医学新专业;在 1976 年开展了中国首例颅面畸形矫正手术,掀开了中国颅面外科新篇章。他在临床上开展了许多国内外首创性疑难手术,如应用肠段移植修复食道闭塞、大网膜移植治疗头皮缺损;跖趾关节移植治疗颞颌关节强直、胸骨裂心脏外露手术。特别是他发明应用前臂皮瓣进行一期阴茎再造手术,被国际上誉为"张氏阴茎再造术"。张涤生教授为提高国际整复外科学术水平做出了许多突出的贡献,先后获得国家级、部级及上海市科技成果一、二、三等奖共 28 项,发明奖 1 项;并获得上海市劳动模范、上海市医学荣誉奖、何梁何利科技进步奖和工程院光华科技奖等。

王模堂(1922—2015)

中国著名的口腔医学家、口腔医学教育家、口腔颌面外科学专家,中国口腔颌面外科界"华西三王"之一、四川大学华西口腔医学院王模堂教授因病于.2015 年 5 月 30 日中午 12 时在成都逝世,享年 93 岁。

王模堂教授,1922 年 5 月出生,四川乐山人,1949 年毕业于华西协合大学牙学院,获美国纽约州立大学牙医学博士学位。毕业后留校一直从事教学、医疗、科研工作,曾先后担任助教、讲师、副教授、教授,硕士、博士研究生导师,口腔颌面外科教研室主任,中国头颈肿瘤外科学会名誉副主席。他是国内外著名的颌面外科学专家,是华西医科大学口腔医学院颌面外科的奠基人和学术带头人之一,60 多年来为本专业的建设发展做了重大贡献。他长期坚持在医疗、教学、科研工作第一线,曾成功地诊治了口腔颌面外科不少疑难怪症,在国内口腔颌面外科创新开展了不少难度极高的手术。如 20 世纪 50 年代开展了口腔颌面部肿瘤及颈淋巴联合清扫术;80 年代又突破口腔颌面外科手术禁区,开展了恶性肿瘤的颅颌面联合切除术,并在临床过程中不断改进唇腭裂的手术治疗方法。他擅长于先天性唇腭裂的手术治疗,不断创新改进手术和治疗方式,与正畸专业医师合作,矫治术后畸形。他领导的科研小组,在国内首先建立了唇腭裂患者的外科、正畸、耳鼻喉科及语音学等的协同治疗。他率先应用生物活性玻璃陶瓷人工骨修复颌骨缺损取得了良好效果,并在全国推广应用填补了国内空白。王模堂教授曾多次参加编写全国高等医学院校统编教材《口腔颌面外科学》,主编的《口腔外科手术学》获卫生部全国科学大会奖。1991年,参加并且编写了中国第一部《口腔种植学》专著。

"模主任"堪为一代名医、医德楷模、外科神手,一生救死扶伤、淡泊名利。从教60多年来呕心沥血,在口腔医学界享有崇高威望。

章魁华(1925—2015)

中国著名口腔医学专家、口腔医学教育家、中国口腔颌面外科开拓者、北京大学口腔医学院院务委员、原工会主席、口腔颌面外科原副主任、口腔颌面外科研究室原副主任章魁华教授因病医治无效,于2015年2月2日凌晨1时在北京逝世,享年89岁。

章魁华教授,1925年10月23日出生于四川省简阳县。1950年毕业于华西协合大学牙医学院牙医学系,获牙医学博士学位。1952—1954年在北京医学院附属第一医院普通外科进修。1982—1983年在丹麦哥本哈根及奥胡斯皇家牙科学院做访问学者。历任北京医学院口腔医院口腔颌面外科助教、住院医师、讲师、主治医师,副教授,教授、主任医师,口腔颌面外科副主任。1983年加入九三学社,两届担任主委。1993年开始享受国务院颁发的政府特殊津贴待遇。

章魁华教授的主要研究方向是口腔黏膜癌前病变、口腔癌。20世纪70年代末建立了口腔颌面外科研究室和实验动物实验室,率先开展了口腔肿瘤的基础研究,先后建立了三个口腔癌细胞系及口腔癌动物模型,对口腔肿瘤发生机制及癌前病变逆转开展了系列研究。出版的代表性专著和著译有:《口腔医学的科学基础》《英汉口腔医学辞典》《口腔颌面外科学》《成形外科学讲座》等。发表论文各有80余篇。1998年参与创建了中华口腔医学会英文会刊——中国牙科研究杂志(Chinese Journal of Dental Research)。章魁华教授的一生都献给了口腔医学事业。

刘鼎新(1925—2015)

中国著名口腔医学专家、口腔医学教育家、口腔病理学专家,中国口腔组织病理学的奠基人之一,北京大学口腔医学院口腔病理研究室刘鼎新教授因病医治无效,于2015年7月14日0时10分在北京逝世,享年90岁。

刘鼎新教授,1925年生于天津市。1944年考入国立北京大学医学院,1948年加入中国共产党。1950年毕业于北京医学院口腔系并留校工作。1953年和1956年分别任口腔系首任党支部书记、党总支书记,同时任口腔系秘书,兼管教学、科研工作。他与郑麟蕃教授、吴奇光教授等老一辈口腔病理工作者共同努力,让北医口腔病理室不断成长。1958年10月至1960年9月刘鼎新教授赴莫斯科口腔医院基础部同位素室进修放射线同位素示踪技术,并任留学生第五支部书记。回国后先后在北京医学院口腔病理研究室及生物物理和细胞生物学教研室工作,主要研究方向为采用核医学中放射自显影方法进行细胞生物学研究。他在国内率先开展此项研究,涉及领域广泛,所创立和应用的研究方法以及取得的研究成果受到国内外同行的高度评价。在口腔病理研究室工作期间,他主持开展了氟化物防龋的实验研究,为临床应用提供了理论数据。历任北京医学院口腔内科主任、口腔医学研究所副所长。

他为中国口腔病理学事业、口腔医学教育事业的发展贡献了毕生精力。

徐治鸿（1933—2015）

中国著名口腔医学专家、口腔医学教育家、著名口腔黏膜病学专家，我国中西医结合治疗口腔黏膜病的开创者和学科带头人，北京大学口腔医学院口腔黏膜科徐治鸿教授，因病医治无效，于2015年6月14日10时44分在北京逝世，享年82岁。

徐治鸿教授于1933年出生，北京人。1957年毕业于北京医学院口腔医学系，毕业后被分配至北京医学院口腔医院工作。至今从事口腔内科医疗、教学和科研工作近60年。1978年任北京医学院口腔医院讲师；1983年5月晋升为副主任医师、副教授；1987年9月晋升主任医师，1990年12月晋升教授。1981年，应日本大阪齿科大学邀请访问并讲学。1984年6月加入中国共产党。徐治鸿教授擅治口腔扁平苔藓、复发性口疮、干燥综合征、天疱疮、白塞氏综合征等口腔疑难病症。曾担任北京大学口腔医学院中医黏膜科主任、中华口腔医学会口腔中西医结合学会名誉主任委员、《中国中西医结合杂志》《现代中医药》（中国香港）、《北京口腔医学》等杂志编委。1992年起享受国务院特殊津贴。

1961年，徐治鸿教授参加了北京医学院组织的半脱产中医学习班。1973年，徐治鸿教授主持的中国第一个口腔中医、口腔中西医结合诊室正式成立。作为中国口腔中西医结合的引领者和奠基人，组建了北大中医黏膜科并长期担任科主任，创建和领导了中华口腔医学会口腔中西医结合学组，最早主编出版了《中西医结合口腔黏膜病学》《口腔咽喉病辨证论治》及《实用中医口腔病学》等专著，有力地推动了中国中西医结合和口腔黏膜病学事业的发展。

傅民魁（1937—2015）

中国著名口腔医学专家、口腔医学教育家、著名口腔正畸学专家，口腔正畸学的开拓者和学科带头人，口腔正畸专业委员会的创立人，原北京医科大学口腔医学院副院长、北京大学口腔医学研究所副所长、口腔正畸科主任，第八、九、十届全国政协委员傅民魁教授因病医治无效，于2015年10月14日晚21时45分在北京逝世，享年78岁。

傅民魁教授，1937年7月23日出生于上海，1960年毕业于北京医学院口腔医学系后留校工作。1961—1964年师从毛燮均教授。1981—1983年公派赴美国西北大学牙医学院正畸科留学。历任北京医科大学口腔医学院主治医师、讲师、副主任医师、副教授、主任医师、教授、博士生导师。中华口腔医学会口腔正畸专业委员会创立人及第一、二届主任委员及第三届名誉主任委员。《口腔正畸学》《中华口腔正畸学杂志》创刊人兼总编辑，《中华口腔医学杂志》前总编辑、名誉总编辑。他在国内率先引进X线头影测量方法，建立了中国人正常殆的X线头影测量值。最早将高效先进的方丝弓固定矫治技术引入中国，并在全国各地加以大力推广。率先研制开发了国产方丝弓矫正器的系列材料，参与研发的"正颌外科计算机诊断、模拟手术及面像预测系统"是国内最早的计算机预测系统。傅民魁教授是中国口腔固定矫治技术和X线头影测量诊断技术的奠基人。

人物特载

中国唇腭裂治疗先驱与大师——宋儒耀教授

中华口腔医学会中国唇腭裂联盟　宋　涛

宋儒耀(1914.11—2003.02),辽宁海城人,1982 年加入中国农工民主党,1985 年加入中国共产党。他是中国整形外科奠基人之一。第五、六届全国政协委员,第七届全国政协常务委员,政协医药卫生组副组长。历任中国农工民主党中央委员、常委、咨监委常委。美国整形与再造外科学会终身会员,国际整形与再造外科学会理事会理事,国际美容整形外科杂志地区编辑,中华整形外科学会主任委员、名誉主任委员,《中华整形与烧伤外科杂志》总编辑、名誉总编辑,首任《中华口腔科杂志》总编辑,中国残疾人协会理事会理事,博士生导师,享受国务院颁发的政府特殊津贴。2003 年逝世,享年 89 岁。

一、从医生涯

宋儒耀教授师从美国著名整形外科和颌面外科大师 Robert Ivy。1939 年毕业于成都华西大学医牙学院,获牙医学博士学位;1948 年毕业于美国宾夕法尼亚大学医学进修学院,获医学科学博士学位;1951 毕业于成都华西大学医牙学院,获医学博士学位。他是北京协和医学院整形外科一级教授。他于 1948 年在美国学习五年回国后,在成都华西大学任教,是华西大学口腔医院院长,是中国第一位整形与颌面外科教授。他于 1951 年率领西南整形外科医疗队参加抗美援朝,出色地治疗了大批凝固汽油弹烧伤和炸伤伤员,在中国战伤史上开始了整形外科一页。志愿军卫生部给记个人大功一次,给其领导的医疗队立集体一等功。

他于 1957 年创建了当今世界上规模最大的整形外科专科医院。同年他完成狗的断肢再植和自体肾脏移植,为我国最早开始的这项研究工作。他把整形外科需要多次手术才能完成器官再造的传统方法改变为只需一次手术即能完成全鼻、全耳、眼睑、唇、腭、阴茎、阴道、乳房等器官的再造,其再造成的器官和多次手术一样良好。这是整形外科历史上的一次革命,为此他曾于 1983 年被美国面部整形与再造外科学院授予最高荣誉“金锯奖”。他还在整形外科多个领域发明、改进了多种手术方法,如面部和手部大面积整张皮片移植,改进 PICKRELL 氏肛门括约肌再造,改进交腿皮瓣移植术,额肌部分移植治疗严重上睑下垂等。提鼻中隔肌和耳上动脉是他在解剖学上的新发现。

在唇腭裂治疗方面,他于 1963 年和 1982 年提出鼻底三角瓣手术(倒置的 Tennison 手术)以后,时常用该法修复单侧完全唇裂。他认为 Simonart 带及其遗迹是宝贵的上皮组织,不应该轻易将其抛弃,正好用它修复鼻小柱侧面的创面。于是在近中侧没有旋转组织瓣所产生的空隙,在外侧不需要推进组织瓣的新原则和根据这个新原则形成的新方法即已成立。他于 1993 年在北京召开的唇腭裂研究会上提出此法。以后,他又于 1998 年在 Plastic and Reconstructive Surgery 杂志和《中华整形与烧伤外科杂志》以“鼻小柱侧面皮瓣修复法”为题,发表此法,受到高度评价。他是中国第一位整形与颌面外科教授，也是在中国正式讲授唇腭裂修复术和用 Langenbeck 手术治疗腭裂的第一人。他于 1965 年仿照正常的发音机制，创出“上提手术”。此手术的特点是其咽后瓣的蒂部位于咽喉壁的两侧，保留了来自内侧的运动神经。他在实施手术时，又按照患者的年龄、腭部的情况和功能代偿的习惯等条件的不同，对上提手术作适当的改变，即一式、二式、三式、四式和五式手术。经过这些手术治疗的患者，在手术后大多都有一定的语言效果，有些还有良好的语言效果。

二、学术著作

自 1948 年以来，宋儒耀教授出版过整形外科著作五部，著有《唇裂与腭裂的修复》《手部创伤的整形外科治疗》《临床整形外科学》（英文版）《乳房整形外科学》《一期再造论文集》（英文），并主编了《美容整形外科学》《口腔学》等。

《唇裂与腭裂的修复》一书荣获 1996 年度卫生部医药卫生杰出科技著作科技进步三等奖；《美容整形外科学》（主编）一书荣获北方十省市（区）第六届优秀科技图书一等奖。宋儒耀教授发表科学论文 300 余篇。

宋儒耀教授的心中装着的永远都是人民的健康。宋儒耀教授为中国整形外科事业奋斗奉献了一生，他不懈的努力和追求、永不停止的创新精神，也为后人树立了光辉的典范。宋儒耀教授已经成为国内外整形外科领域内最为杰出的代表人物之一，成为 20 世纪众多医学领域的医学群星中极少数的巨星之一；宋儒耀教授也是为新中国整形外科事业的成长做出无可估量贡献的老一辈医学家团体之中，影响最大、功勋最为卓著的杰出代表人物，是新中国爱国留学归国人员中最具代表性的国家医学建设者，是新中国历史上伟大的整形外科学家，并在抗美援朝战争中作为医疗队领队为伤员的生命与健康做出了重大贡献。他的一生都奉献给了中国的整形外科事业，他对工作兢兢业业，做人光明磊落，是德才兼备的一代名医。

索　引